Budo ist der beste Freund, den sich der achtjährige Max vorstellen kann. Eben weil er sich ihn nur vorstellt. Doch eines Tages wird Max nicht länger an ihn glauben und Budo wird aufhören zu existieren. So weit ist es jedoch noch nicht. Denn Max ist anders als die anderen Jungen: Er mag es nicht, wenn man ihn berührt, er liebt es, Dinge zu ordnen, er schaut Menschen ungern in die Augen. Kein Wunder, dass die Schule ein einziger Spießrutenlauf für ihn ist. Als die Lehrerin Mrs Patterson ein verdächtiges Interesse an Max bekundet, spitzt sich die Situation jedoch zu, so dass Budo eine dramatische Entscheidung treffen muss. Klug, schräg, spannend und oft umwerfend komisch erzählt Matthew Dicks davon, dass man beileibe nicht echt sein muss, um ein wahrer Freund zu sein.

Matthew Dicks hat am Trinity College in Hartford, Connecticut, studiert und arbeitet als Grundschullehrer. Auf Deutsch erschienen bisher »Der gute Dieb« (2009) und »99 Sommersprossen« (2010). Er lebt mit seiner Frau, zwei Kindern, einem Hund und einer Katze in Newington, Connecticut.

MATTHEW DICKS

DER BESTE FREUND, DEN MAN SICH DENKEN KANN

Aus dem amerikanischen Englisch von
Cornelia C. Walter

Berlin Verlag Taschenbuch

MIX
Papier aus verantwortungsvollen Quellen
FSC® C019821

Oktober 2014
Die Originalausgabe erschien 2012 unter dem Titel
Memoirs of an Imaginary Friend bei St. Martin's Press, New York

Umschlaggestaltung: ZERO Werbeagentur, München, unter Verwendung
des Originallayouts von HAUPTMANN & KOMPANIE, Zürich
Illustration von © Kim Becker
Gesetzt aus der Monotype Walbaum von Greiner & Reichel, Köln
Druck und Bindung: C. H. Beck, Nördlingen
Printed in Germany
ISBN 978-3-8333-0965-6

www.berlinverlag.de

Für Clara

1. Kapitel

Was ich weiß, ist das:

Mein Name ist Budo.

Ich bin seit fast sechs Jahren am Leben.

Fast sechs Jahre sind eine lange Zeit für einen wie mich.

Max hat mir meinen Namen gegeben.

Max ist das einzige Menschwesen, das mich sehen kann.

Max' Eltern nennen mich einen imaginären Freund.

Ich mag Mrs Gosk, die Lehrerin von Max.

Die andere Lehrerin von Max, Mrs Patterson, mag ich nicht.

Ich bin nicht imaginär.

2. Kapitel

Was imaginäre Freunde angeht, habe ich Glück. Ich bin schon viel länger am Leben als die meisten. Ich kannte mal einen imaginären Freund namens Philippe. Der war im Kindergarten der imaginäre Freund von einem von Max' Klassenkameraden. Den gab's nicht mal eine Woche. Flutschte eines Tages in die Welt, sah bis auf die fehlenden Ohren ziemlich menschlich aus (vielen imaginären Freunden fehlen die Ohren) und war ein paar Tage später weg.

Ich habe auch Glück, dass Max so viel Fantasie hat. Ich kannte mal einen imaginären Freund namens Chomp, der war bloß ein Fleck an der Wand. Bloß ein wuscheliger, schwarzer Batzen ohne richtige Form. Chomp konnte sprechen und an der Wand hoch- und runterrutschen, weil er aber zweidimensional war wie ein Blatt Papier, konnte er sich selber nie loslösen. Er hatte nicht wie ich Arme und Beine. Er hatte nicht mal ein Gesicht.

Imaginäre Freunde kriegen ihr Aussehen durch die Fantasie ihres Menschfreundes. Weil Max ein sehr kreativer Junge ist, habe ich zwei Arme, zwei Beine und ein Gesicht. Mir fehlt kein einziger Körperteil, und damit bin ich in der Welt der imaginären Freunde eine Seltenheit. Den meisten imaginären Freunden fehlt irgendwas, und manche sehen auch überhaupt nicht menschlich aus. Wie Chomp.

Zu viel Fantasie kann aber auch schlecht sein. Einmal bin ich einem imaginären Freund namens Pterodactyl begegnet, bei dem waren die Augen an zwei so länglichen grünen Antennen dran. Sein Menschfreund fand das wahrscheinlich cool, aber der arme Pterodactyl konnte nichts genau fokussieren. Zu mir sagte er, ihm wäre ständig schlecht und er würde dauernd über seine eigenen Füße stolpern, die bloß als wuschelige Schatten an seinen Beinen hafteten. Sein Menschfreund war so versessen gewesen auf Pterodactyls Kopf und diese Augen, dass er sich vom Bauch abwärts nichts mehr hatte einfallen lassen.

Das ist nicht ungewöhnlich.

Ich habe auch Glück, weil ich beweglich bin. Viele imaginäre Freunde kleben an ihren Menschfreunden fest. Manche haben Leinen um den Hals. Manche sind bloß ein paar Zentimeter groß und werden in Manteltaschen gesteckt. Und manche sind nichts weiter als ein Fleck an der Wand, wie Chomp. Aber dank Max kann ich mich selbstständig bewegen. Ich kann sogar mal von Max weggehen, wenn ich will.

Das allzu oft zu machen wäre aber womöglich gesundheitsschädlich.

Solange Max an mich glaubt, existiere ich. Leute wie Max' Mom und meine Freundin Graham sagen, das ist es ja gerade, was mich imaginär macht. Aber das stimmt nicht. Kann ja sein, dass ich Max' Fantasie brauche, um zu existieren, doch ich habe auch meine eigenen Vorstellungen und mein eigenes Leben außerhalb von ihm. Ich bin an Max genauso gebunden wie ein Astronaut mit Schläuchen und Kabeln an sein Raumschiff. Wenn das Raumschiff explodiert und der Astronaut stirbt, heißt das nicht, dass er imaginär war. Es heißt bloß, dass seine Beatmungsmaschine abgetrennt wurde.

So ist es auch bei mir und Max.

Ich brauche Max, um zu überleben, bin aber trotzdem ein eigenständiges Wesen. Ich kann sagen und machen, was mir passt. Manchmal streiten Max und ich uns sogar, aber nie über was Ernstes. Bloß über so Sachen wie welche Fernsehsendung wir gucken oder welches Spiel wir spielen sollen. Es ziemt sich aber für mich (den Ausdruck hat Mrs Gosk der Klasse letzte Woche beigebracht), wenn irgend möglich bei Max zu bleiben, damit der immer unbedingt an mich denkt. Und weiter an mich glaubt. Ich will nicht plötzlich *aus den Augen, aus dem Sinn* sein, was Max' Mom manchmal sagt, wenn Max' Dad vergisst, zu Hause anzurufen, weil er sich verspätet. Sollte ich allzu lange weg sein, hört Max womöglich auf, an mich zu glauben, und wenn das passiert, na dann … futsch!

3. Kapitel

Max' Lehrerin in der ersten Klasse sagte mal, Stubenfliegen würden etwa drei Tage leben. Da frage ich mich, was wohl die Lebensspanne von einem imaginären Freund ist? Vermutlich auch nicht viel mehr. Dann bin ich in der Welt der imaginären Freunde ja schon steinalt.

Max hat sich mich ausgedacht, als er vier Jahre alt war, und so habe ich, ganz einfach, schwupps, angefangen zu existieren. Als ich zur Welt kam, wusste ich bloß das, was Max wusste. Ich kannte die Farben, ein paar Zahlen und die Namen von vielen Gegenständen, wie etwa Tisch, Mikrowelle und Flugzeugträger. Mein Kopf war voll mit Sachen, die so ein vierjähriger Junge eben wusste. Aber Max stellte sich mich viel älter vor, als er selbst war. Wahrscheinlich als Teenager. Vielleicht sogar noch ein bisschen älter. Oder vielleicht war ich auch einfach ein Junge mit dem Hirn von einem Erwachsenen. Schwer zu sagen. Ich bin zwar nicht viel größer als Max, aber definitiv anders. Als ich zur Welt kam, hatte ich die Dinge besser im Griff als Max. Ich wurde aus Sachen schlau, die ihn noch verwirrten. Ich konnte Lösungen für Probleme sehen, und Max nicht.

Vielleicht werden alle imaginären Freunde so geboren. Keine Ahnung.

Max erinnert sich nicht mehr an den Tag, an dem ich zur Welt kam, weiß also auch nicht mehr, was er sich damals gedacht hat. Weil er sich mich aber älter und vernünftiger ausgedacht hat, konnte ich viel schneller lernen als Max. An meinem ersten Tag konnte ich mich schon viel besser konzentrieren und klarer denken, als das Max heute gelingt. Ich weiß noch, wie sich seine Mutter an dem Tag bemühte, ihm das Zählen von geraden Zahlen beizubringen, und er es einfach nicht kapierte. Ich habe es sofort gelernt. Es hat mir eingeleuchtet, weil mein Hirn für die geraden Zahlen bereit war. Das Hirn von Max aber nicht.

Glaube ich wenigstens.

Ich schlafe außerdem nicht, weil Max sich nicht vorgestellt hat, dass ich Schlaf brauche. Deshalb habe ich mehr Zeit zum Lernen. Und weil ich auch nicht die ganze Zeit mit Max verbringe, habe ich vieles gelernt, was Max noch nie gesehen oder gehört hat. Nachdem er ins Bett gegangen ist, sitze ich mit Max' Eltern im Wohnzimmer oder in der Küche, und wir sehen fern oder ich höre ihnen einfach zu, wie sie reden. Manchmal gehe ich auch woandershin: Zu der Tankstelle, die nie schließt, denn dort sind die Leute, die ich auf der Welt am liebsten habe, abgesehen von Max und seinen Eltern und Mrs Gosk. Oder ich gehe ein Stückchen weiter in Doogies Hotdog-Restaurant oder auf die Polizeiwache oder früher auch ins Krankenhaus (jetzt nicht mehr, denn dort ist Oswald, und der macht mir Angst). Und wenn wir in der Schule sind, gehe ich manchmal ins Lehrerzimmer oder in ein anderes Klassenzimmer, und manchmal gehe ich sogar ins Direktorat, bloß um mal zu hören, was so los ist. Ich bin nicht schlauer als Max, weiß aber viel mehr als er, weil ich länger wach bin als er und an Orte gehe, wo Max nicht hinkann. Das ist gut. Manchmal kann ich Max helfen, wenn er mal was nicht so gut versteht.

Letzte Woche etwa, als Max sich ein Erdnussbutter-Gelee-Sandwich machen wollte und das Geleeglas nicht aufkriegte. »Budo!«, sagte er. »Ich krieg es nicht auf.«

»Aber klar doch«, sagte ich. »Dreh andersrum. Nach links ist's auf im Nu. Nach rechts ist's wieder zu.«

Manchmal höre ich, wie Max' Mom das leise vor sich hin sagt, bevor sie ein Glas aufmacht. Es klappte. Max kriegte das Glas auf. Er war aber so aufgeregt, dass er es auf den Fliesenboden fallen ließ, wo es in tausend Stücke zersprang.

Die Welt kann so kompliziert sein für Max. Selbst wenn er was richtig hinkriegt, kann es immer noch schiefgehen.

Ich lebe an einem seltsamen Ort in der Welt. Ich lebe in dem Raum zwischen den Leuten. Die meiste Zeit bin ich bei Max in der Kinderwelt, verbringe aber auch viel Zeit mit Erwachsenen wie Max' Eltern, den Lehrerinnen und meinen Freunden von der Tankstelle, bloß dass die mich nicht sehen können. Max' Mom würde es *auf zwei Hochzeiten tanzen* nennen. Das sagt sie zu Max, wenn er sich bei etwas nicht entscheiden kann, was oft vorkommt.

»Willst du das blaue Eis oder das gelbe?«, fragt sie, und Max erstarrt. Gefriert förmlich wie ein Eis am

Stiel. Max muss einfach an zu viel denken, wenn er auswählt.

Ist rot besser als gelb?

Ist grün besser als blau?

Welches ist kälter?

Welches schmilzt am schnellsten?

Wie schmeckt grün?

Wie schmeckt rot?

Schmecken verschiedene Farben verschieden?

Ich wünschte, Max' Mom würde einfach die Wahl für ihn treffen. Sie weiß, wie schwer er sich tut. Aber wenn sie ihn wählen lässt und er nicht kann, dann suche ich manchmal für ihn aus. Dann flüstere ich: »Nimm blau«, und er sagt: »Ich nehme blau«, und fertig. Schluss mit dem Tanzen auf zwei Hochzeiten.

So ungefähr ist es, mein Leben. Ich tanze auf zwei Hochzeiten. Ich lebe in der gelben Welt und in der blauen Welt. Ich lebe mit Kindern, und ich lebe mit Erwachsenen. Ich bin nicht direkt ein Kind, aber auch nicht direkt erwachsen.

Ich bin gelb *und* blau.

Ich bin grün.

Ich kenne mich auch mit Mischfarben aus.

4. Kapitel

Max' Lehrerin heißt Mrs Gosk. Ich mag Mrs Gosk sehr gern. Mrs Gosk geht mit einem Zollstock herum, den sie Schlagstock nennt und mit dem sie Schüler bedroht. Dazu spricht sie mit einem aufgesetzten britischen Akzent, aber die Kinder wissen, dass sie sie bloß zum Lachen bringen will. Mrs Gosk ist sehr streng und verlangt von ihren Schülern, dass sie fleißig sind, würde aber nie einen Schüler schlagen. Trotzdem ist sie eine superstrenge Lady. Man muss aufrecht dasitzen und still seine Aufgaben machen, und wenn ein Kind sich schlecht benimmt, sagt sie: »Schande! Schande! Schande! Jetzt kennt dich jedes Kind im Lande!« und: »Mit dem Unsinn, junger Mann, kommst du erst durch, wenn Schweine fliegen können!« Die anderen Lehrerinnen sagen, Mrs Gosk ist altmodisch, aber die Kinder wissen, sie ist streng, weil sie sie lieb hat.

Max mag nicht viele Leute, aber Mrs Gosk mag er.

Letztes Jahr hatte er Mrs Silbor als Lehrerin. Die war auch streng, und bei ihr mussten die Kinder so fleißig sein wie bei Mrs Gosk. Man merkte aber, dass sie die Kinder nicht so lieb hatte wie Mrs Gosk, und darum war auch keiner so fleißig wie in diesem Jahr. Schon komisch, da gehen Lehrer jahrelang aufs College, um Lehrer zu werden, aber die einfachen Dinge lernen manche von ihnen nie. Zum Beispiel, wie man Kinder zum Lachen bringt. Und wie man ihnen vermittelt, dass man sie lieb hat.

Mrs Patterson kann ich nicht leiden. Die ist gar keine richtige Lehrerin, sondern Hilfslehrerin, also eine, die Mrs Gosk dabei hilft, sich um Max zu kümmern. Weil Max anders ist als die anderen Kinder, verbringt er nicht den ganzen Tag bei Mrs Gosk. Manchmal arbeitet er mit Mrs McGinn im Lernzentrum, zusammen mit anderen Kindern, die auch spezielle Hilfe brauchen, und manchmal arbeitet er mit Mrs Riner, der Logopädin, und manchmal spielt er mit anderen Kindern in Mrs Humes Büro Spiele. Und mit Mrs Patterson liest er manchmal und macht Hausaufgaben.

Soweit ich weiß, kann niemand sagen, wieso Max anders ist als die übrigen Kinder. Sein Vater behauptet, Max ist eben ein Spätzünder, aber wenn er das sagt, wird Max' Mom so sauer, dass sie mindestens einen Tag lang nicht mit ihm redet.

Keine Ahnung, wieso alle Max so kompliziert finden. Max mag Menschen nun mal nicht so gern wie andere Kinder es tun. Er mag Menschen schon, aber es ist eine andere Art von mögen. Er mag sie von Weitem. Je weiter man von ihm wegbleibt, desto mehr wird Max einen mögen.

Max will auch nicht gern angefasst werden. Wenn jemand Max anfasst, dann wird die ganze Welt hell und zitterig. So hat er es mir mal beschrieben.

Ich fasse Max nicht an, und Max fasst mich nicht an. Vielleicht kommen wir deshalb so gut miteinander aus.

Außerdem versteht es Max nicht, wenn Leute etwas sagen, aber etwas anderes meinen. Wie letzte Woche, da las Max in der Pause gerade ein Buch, und ein Viertklässler kam vorbei und sagte: »Schau mal an, das kleine Genie.«

Max sagte nichts, denn er wusste, wenn er was sagte, würde der Viertklässler bleiben und ihn weiter hänseln. Ich weiß aber, dass Max ganz durcheinander war, weil es sich so anhörte, als ob der Junge sagte, Max sei schlau, dabei war er einfach bloß gemein. Es war sarkastisch gemeint, aber Sarkasmus begreift Max nicht. Dass der Junge gemein war, wusste Max bloß deshalb, weil dieser Junge zu Max immer gemein ist. Er konnte nicht begreifen, wieso der Junge ihn Genie nannte, denn ein Genie genannt zu werden, ist doch normalerweise was Positives.

Menschen sind für Max verwirrend, und es ist anstrengend für ihn, sie um sich zu haben. Darum muss Max in Mrs Humes' Büro mit Kindern aus anderen Klassen Spiele machen. Er findet das eine Riesenzeitverschwendung. Er hasst es, um ein Monopolybrett herum auf dem Fußboden sitzen zu müssen, denn auf dem Boden zu sitzen ist nicht so bequem wie auf einem Stuhl. Mrs Hume bemüht sich aber, Max das Spielen mit anderen Kindern beizubringen, damit er begreift, was sie meinen, wenn sie sarkastisch sind oder rumblödeln. Denn Max begreift es einfach nicht. Wenn Max' Mom und Dad streiten, behauptet Max' Mom, sein Dad könne den Wald vor lauter Bäumen nicht sehen. So ist Max, bloß ist es bei ihm die ganze Welt. Wegen all der kleinen Dinge, die ihm in die Quere kommen, kann er die großen Dinge nicht sehen.

Heute fehlt Mrs Patterson. Wenn eine Lehrerin fehlt, heißt das normalerweise, sie ist krank oder ihr Kind ist krank oder in ihrer Familie ist jemand gestorben. Einmal ist bei Mrs Patterson jemand in der Familie gestorben. Das weiß ich, weil die anderen Lehrerinnen manchmal nette Sachen zu ihr sagen wie zum Beispiel: »Wie kommst du denn zurecht, Liebes?«, und weil sie manchmal untereinander flüstern, wenn sie nicht im Zimmer ist. Das ist aber schon lange her. Wenn Mrs Patterson fehlt, bedeutet das normalerweise, es ist Freitag.

Weil für Mrs Patterson keine Ersatzlehrkraft da ist, dürfen Max und ich heute den ganzen Tag bei Mrs Gosk bleiben. Darüber bin ich glücklich. Ich mag Mrs Patterson nicht. Max mag sie auch nicht, aber eben so, wie er die meisten seiner Lehrerinnen auch nicht mag. Er sieht nicht, was ich sehe, weil er vor lauter Bäumen den Wald nicht sieht. Mrs Patterson ist aber anders als Mrs Gosk und Mrs Riner und Mrs McGinn. Ihr Lächeln ist nie echt. In ihrem Kopf geht immer was anderes vor, als in ihrem Gesicht zu sehen ist. Ich glaube nicht, dass sie Max mag, aber sie tut so als ob, und das ist noch viel grusliger, als wenn sie ihn einfach nicht mögen würde.

»Hallo, Max, mein Junge!«, sagt Mrs Gosk, als wir ins Klassenzimmer kommen.

Max mag es nicht, wenn Mrs Gosk ihn *mein Junge* nennt, weil er doch gar nicht *ihr* Junge ist. Er hat ja schon eine Mutter. Er will Mrs Gosk aber nicht bitten, ihn nicht mehr *mein Junge* zu nennen, denn sie darum zu bitten wäre schwerer, als sich jeden Tag anzuhören, wie sie ihn *mein Junge* nennt.

Max würde lieber zu allen nichts sagen als zu einer Person etwas.

Max begreift nicht, wieso Mrs Gosk ihn *mein Junge* nennt, aber er weiß, dass sie ihn lieb hat. Er weiß, dass Mrs Gosk nicht gemein ist. Bloß verwirrend.

Ich würde Mrs Gosk gern sagen, sie soll Max nicht *mein Junge* nennen, aber Mrs Gosk kann mich ja nicht sehen oder hören, und ich kann gar nichts machen, damit sie mich sieht oder hört. Imaginäre Freunde können in der Menschwelt nichts anfassen oder bewegen. Ich kann also kein Marmeladenglas aufmachen, keinen Bleistift aufheben und auf keiner Tastatur tippen. Sonst würde ich Mrs Gosk einen Zettel schreiben und sie bitten, Max nicht *mein Junge* zu nennen.

Ich kann gegen die reale Welt anrempeln, aber anfassen kann ich sie nicht.

Trotzdem habe ich Glück, denn als Max mich ausgedacht hat, da stellte er sich vor, dass ich durch Türen und Fenster durchkann, auch wenn die geschlossen sind. Ich glaube, es hat damit zu tun, dass er befürchtete, wenn seine Eltern abends die Zimmertür zumachten, würde ich womöglich draußen vor dem Zimmer festsitzen. Max mag nämlich nur einschlafen, wenn ich auf dem Stuhl neben seinem Bett sitze. Das bedeutet, ich kann durch Türen und Fenster laufen und überallhin, durch Wände und Fußböden aber nicht. Durch Wände und Fußböden kann ich nicht, weil Max sich mich nicht so vorgestellt hat. Auf die seltsame Idee wäre nicht mal Max gekommen.

Es gibt imaginäre Freunde, die wie ich durch Türen und Fenster können, und manche können sogar durch Wände, die meisten können aber durch gar nichts durch und sitzen dann lange irgendwo fest. So ist es Puppy passiert, einem sprechenden Welpen, der vor ein paar Wochen über Nacht im Kabuff des Hausmeisters festsaß. Für seine Menschfreundin, ein Kindergartenkind namens Piper, war es eine schlimme Nacht, weil sie keine Ahnung hatte, wo Puppy steckte.

Noch schlimmer war es aber für Puppy, denn so verschwinden imaginäre Freunde nämlich manchmal für immer: in einen Schrank eingesperrt. Ein Junge oder ein Mädchen schließt den imaginären Freund aus Versehen (oder manchmal auch *absichtlich aus Versehen*) im Wandschrank oder im Hängeschrank oder im Keller ein, und dann futsch! Aus den Augen, aus dem Sinn. Vorbei ist es mit dem imaginären Freund.

Die Fähigkeit, durch Türen zu passieren, kann manchmal lebensrettend sein.

Heute will ich aber im Klassenzimmer bleiben, denn Mrs Gosk liest im Unterricht *Charlie und die Schokoladenfabrik* vor. Mir gefällt es, wenn Mrs Gosk vorliest. Sie hat eine ganz dünne Flüsterstimme, und darum müssen sich alle Kinder vorbeugen und absolut still sein, damit sie was hören. Für Max ist das ganz toll, Geräusche lenken ihn nämlich ab. Wenn Joey Miller mit dem Bleistift auf seine Schulbank haut oder Danielle Ganner mit den Füßen auf dem Boden tippelt, was sie andauernd macht, dann hört Max nur den Bleistift oder die Füße. Er kann Geräusche nicht ignorieren wie die anderen Kinder. Wenn Mrs Gosk vorliest, müssen aber alle absolut still sein.

Sie sucht immer die besten Bücher aus und erzählt die besten Geschichten aus ihrem eigenen Leben, die sich irgendwie auf das Buch beziehen. Wenn Charlie

Bucket was Verrücktes anstellt, erzählt Mrs Gosk uns, wie ihr Sohn Michael mal was Verrücktes angestellt hatte, und wir lachen uns alle schief. Max sogar manchmal auch.

Max lacht nicht gern. Manche Leute meinen, es liegt daran, dass er Dinge eben nicht komisch findet, aber das stimmt nicht. Max begreift nicht alles, was komisch ist. Wortspiele und Ratefragen durchschaut er nicht, weil sie was anderes bedeuten, als sie sagen. Wenn ein Wort ganz viele verschiedene Sachen bedeuten kann, fällt es ihm schwer zu entscheiden, welche Bedeutung er wählen soll. Er begreift auch nicht, wieso Wörter unterschiedliche Sachen bedeuten, je nachdem, wann man sie verwendet. Das kann ich gut nachempfinden. Mir gefällt es nämlich auch nicht.

Andere Sachen findet Max dagegen zum Piepen. Zum Beispiel, wenn Mrs Gosk uns erzählt, wie Michael einem fiesen Schulhoftyrann mal zum Spaß zwanzig Pizzen samt Rechnung geschickt hat. Als darauf ein Polizist zu ihnen nach Hause kam, um Michael einen Schreck einzujagen, da sagte Mrs Gosk, um ihrem Sohn eine Lehre zu erteilen, er solle ihn ruhig mitnehmen. Über die Geschichte mussten alle lachen. Sogar Max. Weil sie einen Sinn hatte. Sie hatte einen Anfang, eine Mitte und einen Schluss.

Heute bringt Mrs Gosk uns auch was über den Zweiten Weltkrieg bei. Steht zwar nicht im Lehrplan, meint Mrs Gosk, sollte es aber. Die Kinder finden es toll, und Max findet es besonders toll, denn er hat ja andauernd Kriege und Gefechte und Panzer und Flugzeuge im Kopf. Manchmal denkt er tagelang an nichts anderes. Wenn es in der Schule nur um Krieg und Gefechte ginge und nicht um Mathe und Schreiben, dann wäre Max der beste Schüler auf der ganzen Welt.

Heute bringt Mrs Gosk uns was über Pearl Harbor bei. Am 7. Dezember 1941 haben die Japaner Pearl Harbor bombardiert. Mrs Gosk sagt, die Amerikaner waren auf die geheime Attacke nicht vorbereitet, weil sie sich nicht vorstellen konnten, dass uns die Japaner von so weit weg angreifen würden.

»Amerika fehlte es an Fantasie«, sagte sie.

Wenn Max 1941 gelebt hätte, wäre vielleicht alles anders gelaufen, denn er hat eine ausgezeichnete Fantasie. Ich wette, Max hätte sich Admiral Yamamotos Plan perfekt vorstellen können, mit den Mini-U-Booten und den Torpedos mit Holzruder und dem allem. Er hätte die amerikanischen Soldaten vor dem Plan warnen können, denn darin ist Max gut. Er kann sich Sachen vorstellen. Bei ihm ist innen drin immer so viel los, dass er sich nicht groß drum kümmert, was außen herum vor sich geht. Das verstehen die Leute einfach nicht.

Darum ist es auch gut, dass ich möglichst immer in seiner Nähe bin. Manchmal achtet er nicht genügend auf seine Umgebung. Letzte Woche wollte er gerade in den Bus einsteigen, als ihm ein heftiger Windstoß das Schulzeugnis aus der Hand und zwischen die Busse Nummer 8 und 53 wehte. Er rannte los, um es zu holen, schaute sich aber nicht nach links und rechts um, also schrie ich: »Max Delaney! Halt!«

Immer wenn ich Max auf etwas aufmerksam machen will, benutze ich seinen Nachnamen. Das habe ich von Mrs Gosk gelernt. Es funktionierte. Max blieb stehen, und das war auch gut so, denn in dem Moment fuhr ein Auto am Schulbus vorbei, was eigentlich verboten ist.

Graham meinte, ich hätte Max das Leben gerettet. Graham ist, soweit ich weiß, gerade die dritte imaginäre Freundin in der Schule, und sie hat das Ganze gesehen. Graham ist zwar ein Mädchen, hat aber einen Jungennamen. Sie sieht fast so menschlich aus wie ich, bloß dass bei ihr die Haare hochstehen, als würde jemand auf dem Mond an jeder Strähne einzeln ziehen. Die bewegen sich nicht. Die sind hart wie Stein. Graham hörte, wie ich Max zuschrie, er solle stehen bleiben, und nachdem Max dann wieder in der Reihe stand, kam sie zu mir rüber und sagte: »Budo! Du hast Max gerade das Leben gerettet! Der wäre von dem Auto zerquetscht worden!«

Da sagte ich Graham aber, ich hätte auch mein eigenes Leben gerettet, denn wenn Max je sterben würde, dann würde ich ja auch sterben.

Stimmt's?

Glaube ich jedenfalls. Ich habe noch keinen imaginären Freund kennengelernt, dessen Menschfreund gestorben ist, bevor er verschwand. Von daher bin ich mir also nicht sicher.

Ich glaube aber, ich würde schon. Sterben, meine ich. Wenn Max sterben würde.

5. Kapitel

»Glaubst du, dass ich real bin?«, frage ich.

»Ja«, sagt Max. »Gib mir mal die blaue Doppelzange da.«

Eine Doppelzange ist ein Legoteil. Max hat für alle Legoteile Namen.

»Kann ich nicht«, sage ich.

Max mustert mich. »Ach ja, hab ich ganz vergessen.«

»Wenn ich real bin, wieso bist du dann der Einzige, der mich sehen kann?«

»Keine Ahnung.« Max klingt irritiert. »Ich glaube, dass du real bist. Wieso fragst du mich andauernd?«

Es stimmt. Ich frage ihn viel. Das mache ich mit Absicht. Ich werde nicht ewig leben, das weiß ich. Aber ich werde so lange leben, wie Max an mich glaubt. Wenn ich Max also zwinge, beharrlich zu behaupten, dass ich real bin, dann wird er wohl länger an mich glauben.

Ich weiß natürlich, wenn ich ihn andauernd frage, ob ich real bin, dann bringe ich ihn womöglich auf die Idee, dass ich imaginär bin. Das ist das Risiko. Aber so weit, so gut.

Mrs Hume sagte mal zu Max' Mutter, es sei »nicht ungewöhnlich, dass Kinder wie Max imaginäre Freunde haben. Die bleiben oft länger bestehen als die imaginären Freunde anderer Kinder.«

Bestehen bleiben. Der Ausdruck gefällt mir.

Ich bleibe bestehen.

Max' Eltern streiten mal wieder. Max hört es nicht, weil er im Keller Videospiele spielt und seine Eltern einander im Flüsterton anschreien. Sie klingen wie Leute, die so lange geschrien haben, dass ihre Stimme weg ist, was ja auch beinahe stimmt.

»Mir egal, was die Scheißtherapeutin meint«, sagt Max' Dad, und seine Backen werden beim Flüsterschreien ganz rot. »Er ist ein normales Kind … bloß eben einfach ein Spätzünder. Er spielt mit Spielsachen. Er treibt Sport. Er hat Freunde.«

Da irrt sich Max' Dad. Außer mir hat Max keine Freunde. Die Kinder in der Schule mögen Max entweder oder sie hassen Max oder sie ignorieren Max, aber befreundet ist keiner mit ihm, und ich glaube auch nicht, dass er einen von denen zum Freund haben möchte. Am glücklichsten ist Max, wenn man ihn in Ruhe lässt. Sogar durch mich fühlt er sich manchmal gestört.

Sogar die Kinder in der Schule, die ihn mögen, behandeln Max anders. Wie zum Beispiel Ella Barbara. Die liebt Max, aber so, wie ein Kind eine Puppe oder einen Teddybären liebt. Sie nennt ihn »mein kleiner Max« und möchte ihm seine Lunchbox in die Kantine tragen oder ihm vor der Pause den Reißverschluss am Mantel zumachen, obwohl sie weiß, dass Max solche Sachen auch selber kann. Max hasst Ella. Jedes Mal, wenn sie ihm helfen oder ihn auch nur anfassen will, zuckt er gequält zusammen, kann ihr aber nicht sagen, sie soll aufhören, denn für Max ist es leichter, gequält zusammenzuzucken und zu leiden, als zu protestieren. Mrs Silbor schickte Ella und Max zusammen in die dritte Klasse, weil sie glaubte, sie würden einander guttun. Das sagte sie jedenfalls beim Elternabend zu Max' Mom. Max mag Ella ja guttun, weil sie mit ihm spielen kann wie mit einer Puppe, aber Ella tut Max ganz bestimmt nicht gut.

»Er ist aber kein Spätzünder. Hör endlich auf damit«, sagt Max' Mom in dem Ton, den sie immer anschlägt, wenn sie ruhig bleiben will, was ihr aber schwerfällt. »Ich weiß, es macht dich ganz fertig, John, aber so ist es nun mal. Sollen sich sämtliche Experten denn irren?«

»Das ist ja das Problem«, sagt Max' Dad, und seine Stirn wird ganz rot und fleckig. »Nicht jeder Experte ist dieser Meinung, das weißt du genau!« Seine Worte klingen wie Gewehrfeuer. »Die haben doch keine Ahnung, was mit Max los ist. Wieso soll meine Vermutung also weniger wert sein als die Meinungen von einem Haufen Experten, die sich sowieso nicht einig sind?«

»Wie man es nennt, ist nicht wichtig«, gibt Max' Mom zurück. »Was auch immer nicht in Ordnung ist mit ihm, er braucht jedenfalls Hilfe.«

»Ich kapier das einfach nicht«, sagt Max' Dad. »Gestern Abend hab ich im Garten hinten mit ihm Fangen gespielt. Ich bin mit ihm zelten gegangen. Seine Noten sind gut. Er macht keinen Ärger in der Schule. Wieso wollen wir an dem armen Kerl herumdoktern, wo er doch überhaupt nichts hat?«

Max' Mom fängt an zu weinen. Sie blinzelt, und ihre Augen füllen sich mit Tränen. Ich mag es gar nicht, wenn sie weint, und Max' Dad auch nicht. Ich selber habe zwar noch nie geweint, aber es sieht schlimm aus.

»John, er mag uns nicht umarmen. Er ist unfähig, mit anderen Leuten Blickkontakt herzustellen. Er rastet aus, wenn wir sein Bett frisch beziehen oder die Zahnpastasorte wechseln. So verhält sich kein normales Kind. Ich will damit nicht sagen, er braucht Medikamente. Ich sage nicht, dass er nicht irgendwann mal erwachsen wird und normal. Er braucht einfach professionelle Hilfe, um mit all seinen Herausforderungen fertigzuwerden. Und zwar, bevor ich wieder schwanger werde. Solange wir uns ganz auf ihn konzentrieren können.«

Max' Dad dreht sich um und knallt beim Hinausgehen die Fliegengittertür hinter sich zu. *Knack, knack, knack* macht sie, dann bewegt sie sich nicht mehr. Früher dachte ich immer, wenn Max' Dad von einem Streit weglief, Max' Mom hätte gesiegt. Dann würde sein Dad den Rückzug antreten, so wie Max' Spielzeugsoldaten den Rückzug antreten. Ich dachte, er würde sich ergeben. Aber auch wenn er derjenige ist, der den Rückzug antritt, heißt das nicht immer, dass er sich auch ergeben hat. Er hat schon oft den Rückzug angetreten, die Tür zugeknallt, so dass sie *knack, knack* machte, ohne dass sich was ändert. Es ist, als hätte Max' Dad auf der Fernbedienung die Pausetaste gedrückt. Der Streit macht Pause, ist aber nicht vorbei.

Max ist übrigens der einzige Junge, den ich kenne, bei dem die Spielzeugsoldaten entweder den Rückzug antreten oder sich ergeben.

Alle anderen Jungs lassen sie stattdessen sterben.

Ich bin nicht sicher, ob Max zum Therapeuten gehen sollte, und, um ehrlich zu sein, ich weiß nicht mal so recht, was ein Therapeut eigentlich macht. Über manches, was die machen, weiß ich Bescheid, aber nicht über alles, und das ist es ja gerade, was mich nervös macht. Max' Mom und Dad werden sich deswegen wahrscheinlich immer wieder streiten, und obwohl keiner von beiden sagt: »Okay, ich geb's auf!« oder »Du hast recht!«, wird Max schließlich zum Therapeuten gehen, denn am Ende gewinnt fast immer Max' Mom.

Ich glaube, Max' Dad irrt sich, wenn er meint, Max sei ein Spätzünder. Ich verbringe fast den ganzen Tag mit Max und sehe, wie anders er ist verglichen mit den Kindern in seiner Klasse. Max lebt auf der Innenseite, und die anderen Kinder leben auf der Außenseite. Das macht ihn so anders. Max hat keine Außenseite. Max besteht komplett aus Innenseite.

Ich will nicht, dass Max zum Therapeuten geht. Therapeuten sind Leute, die einen mit List und Tücke dazu kriegen, die Wahrheit zu sagen. Die können einem in den Kopf gucken und wissen alles, was man denkt, und wenn Max an mich denkt, wenn er mit dem Therapeuten redet, dann wird der Therapeut ihn mit List und Tücke dazu kriegen, über mich zu reden. Dann redet er Max vielleicht ein, er soll nicht mehr an mich glauben.

Trotzdem tut mir Max' Dad leid, auch wenn Max' Mom diejenige ist, die jetzt weint. Manchmal würde ich Max' Mom gern sagen können, sie soll zu Max' Dad netter sein. Sie ist der Boss im Haus, sie ist aber auch der Boss von Max' Dad, und ich glaube, das ist nicht gut für ihn. Dadurch fühlt er sich klein und dumm. Zum Beispiel, wenn er am Mittwochabend mit Freunden Poker spielen will, denen aber nicht einfach zusagen kann, dass er kommt. Da muss er erst Max' Mom fragen, ob es in Ordnung ist, dass er spielt, und er muss es zur rechten Zeit fragen, wenn sie gut gelaunt ist, sonst darf er womöglich nicht spielen.

Dann sagt sie vielleicht: »Ich könnte dich an dem Abend wirklich zu Hause brauchen«, oder »Habt ihr denn nicht erst letzte Woche gespielt?« Oder schlimmstenfalls sagt sie vielleicht einfach: »Na gut«, was in Wirklichkeit heißt: »Es ist nicht gut, und das weißt du auch, und wenn du trotzdem gehst, bin ich mindestens drei Tage sauer auf dich!«

Da fällt mir ein, dass Max ja um Erlaubnis bitten müsste, wenn er einen Freund besuchen wollte, falls Max mal mit jemand anderem spielen wollte als mit mir, was er aber nicht will.

Ich verstehe nicht, wieso Max' Dad um Erlaubnis bitten muss, aber was ich gar nicht verstehe, ist, wieso Max' Mom ihn dazu bringen will, um Erlaubnis zu bitten. Wäre es nicht besser, wenn Max' Dad sich einfach aussuchen könnte, was er macht?

Doppelt schlimm ist es, weil Max' Dad Restaurantmanager in einem Burger King ist. Max hält es für einen der besten Jobs der Welt, und wenn ich Double-Bacon-Cheeseburger und Pommes frites essen würde, wäre ich vermutlich der gleichen Meinung. Aber in der Erwachsenenwelt ist Restaurantmanager bei Burger King überhaupt kein toller Job, und das weiß Max' Dad. Das merkt man daran, dass er den Leuten nicht von seinem Job erzählen will. Er fragt andere nie nach ihrem Job, was ja eigentlich die allerbeliebteste Erwachsenenfrage ist. Wenn er jemandem sagen muss, was sein Job ist, schaut er auf die Füße und sagt: »Ich leite ein Restaurant.« Ihm den Namen *Burger King* zu entlocken, das ist, wie wenn man Max dazu kriegen wollte, sich zwischen Nudelsuppe mit Huhn und Gemüsesuppe mit Rindfleisch zu entscheiden. Er setzt alles daran, die beiden Wörter nicht aussprechen zu müssen.

Max' Mom ist ebenfalls Managerin. Sie leitet Leute in einem Geschäft namens Aetna, ich werde aber nicht schlau daraus, was die machen. Jedenfalls definitiv keine Double-Bacon-Cheeseburger. Einmal war ich bei ihr auf der Arbeit, weil ich rauskriegen wollte, was sie den ganzen Tag macht, aber da sitzen bloß alle in winzigen Kisten ohne Deckel vor Computern. Oder sie sitzen in stickigen Zimmern um Tische herum, wippen mit den Füßen und gucken auf die Uhr, während irgendjemand Altes über Sachen redet, die keinen interessieren.

Aber obwohl es langweilig ist und sie keine Double-Bacon-Cheeseburger machen, merkt man, dass Max' Mom einen besseren Job hat, denn die Leute in ihrem Gebäude tragen Hemd und Krawatte oder ein Kleid, und nicht die Standarduniform. Im Gegensatz zu Max' Dad beklagt sie sich auch nie, die Leute würden klauen oder nicht zur Arbeit kommen. Manchmal fängt Max' Dad auch um fünf Uhr morgens an zu arbeiten, oder er arbeitet die ganze Nacht durch und kommt erst morgens um fünf nach Hause. Komisch, denn obwohl der Job von Max' Dad viel schwerer zu sein scheint, verdient Max' Mom mehr Geld, und die Erwachsenen meinen, sie hat einen viel besseren Job. Sie schaut nie auf die Füße, wenn sie erzählt, was sie macht.

Ich bin froh, dass Max die beiden diesmal nicht streiten gehört hat. Manchmal hört er es, da vergessen sie das Flüstergeschrei. Und manchmal streiten sie sich auch im Auto, wo es egal ist, ob man flüsterschreit oder nicht. Wenn sie sich streiten, wird Max traurig.

»Sie streiten sich wegen mir«, sagte er beim Legospielen mal zu mir. Da redet Max nämlich am liebsten über ernste Dinge. Dabei schaut er mich nicht an, sondern baut einfach seine Flugzeuge und Festungen und Schlachtschiffe und Raumschiffe, während er redet.

»Nein, tun sie nicht«, sagte ich. »Die streiten sich, weil sie Erwachsene sind. Erwachsene streiten gern.«

»Nein, die streiten bloß über mich.«

»Nein«, sagte ich. »Gestern Abend haben sie sich darüber gestritten, welche Fernsehsendung sie gucken sollen.«

Ich hatte gehofft, Max' Dad würde gewinnen, damit wir die Krimisendung gucken konnten, aber er hat verloren, und wir mussten irgendeine blöde Liedersendung anschauen.

»Das war kein Streit«, erwiderte Max. »Das war eine Meinungsverschiedenheit. Das ist ein Unterschied.«

Dies waren Mrs Gosks Worte. Mrs Gosk sagt, es ist okay, wenn man anderer Meinung ist, das heißt aber nicht, dass man streiten darf. »Eine Meinungsverschiedenheit kann ich vertragen«, sagt sie gern vor der Klasse. »Aber ich kann es nicht ausstehen, wenn in meinem Beisein gestritten wird.«

»Die streiten bloß, weil sie nicht wissen, was für dich am besten ist«, sagte ich. »Sie versuchen herauszufinden, was richtig ist.«

Max musterte mich eine Weile. Erst sah er wütend aus, dann verwandelte sich sein Gesicht und wurde weicher. Er sah traurig aus. »Wenn die anderen Wörter verdrehen, damit es mir besser geht, dann fühle ich mich bloß noch schlechter. Und wenn du es machst, geht es mir am schlechtesten.«

»Tut mir leid«, sagte ich.

»Schon gut.«

»Nein«, sagte ich. »Was ich gesagt habe, tut mir nicht leid. Weil es stimmt. Deine Eltern wollen wirklich herauskriegen, was richtig ist. Ich meinte: Tut mir leid, dass deine Eltern sich wegen dir streiten, und wenn es bloß deswegen ist, weil sie dich lieben.«

»Ach.« Max lächelte. Es war kein richtiges Lächeln, denn Max lächelt nie wirklich. Aber seine Augen gingen ein bisschen weiter auf, und er neigte den Kopf ein ganz klein wenig nach rechts. Das ist Max' Version von einem Lächeln. »Danke«, sagte er, und ich wusste, dass es ein echtes Danke war.

6. Kapitel

Max ist in der Klokabine. Er macht Stinkerchen, was er außerhalb von zu Hause nicht gern macht. In einer öffentlichen Toilette macht er fast nie Stinkerchen. Doch es ist Viertel nach eins, und es sind noch zwei Stunden Unterricht, und er konnte es nicht mehr halten. Er versucht jeden Abend vor dem Schlafengehen Stinkerchen zu machen, und wenn es nicht geht, versucht er es morgens vor der Schule noch mal. Er hat heute früh gleich nach dem Frühstück schon sein Geschäft gemacht, das hier ist also ein Bonus-Stinkerchen.

Max hasst Bonus-Stinkerchen. Max hasst alle Überraschungen.

Wann immer Max in der Schule Stinkerchen macht, benutzt er nach Möglichkeit die Behindertentoilette neben dem Schwesternzimmer, damit er allein ist, aber heute musste der Hausmeister dort Kotze vom Fußboden aufwischen, denn wenn ein Kind sagt, ihm ist schlecht, dann schickt die Schwester es auf diese Toilette.

Wenn Max das normale Klo benutzen muss, stelle ich mich vor die Tür, um ihn zu warnen, falls jemand kommt. Er mag es nicht, wenn sonst noch jemand im

Klo ist, wenn er gerade Stinkerchen macht, mich inbegriffen. Aber noch weniger mag er es, wenn er überrascht wird, ich darf also reinkommen, aber bloß, wenn es ein Notfall ist.

Ein Notfall heißt, jemand kommt und muss aufs Klo.

Wenn ich ihm sage, dass jemand kommt, hebt Max die Füße vom Boden hoch, damit ihn niemand sieht, und wartet, bis der Raum wieder leer ist, bevor er sein Geschäft erledigt. Wenn er Glück hat, kapiert der andere gar nicht, dass Max auf der Toilette ist, außer der muss ebenfalls Stinkerchen machen und klopft an die Kabinentür. Dann stellt Max die Füße wieder auf den Boden und wartet, bis der andere geht.

Eins von Max' Problemen mit dem Stinkerchen ist, dass er lange dafür braucht, auch zu Hause auf dem eigenen Klo. Jetzt ist er schon zehn Minuten drin und braucht wahrscheinlich noch eine ganze Weile. Womöglich hat er noch nicht einmal angefangen. Drapiert vielleicht noch sorgfältig seine Hosen über die Turnschuhe, damit sie den Boden nicht berühren.

In dem Moment sehe ich Unheil den Gang entlangkommen. Tommy Swinden hat soeben sein Klassenzimmer am anderen Ende des Korridors verlassen und steuert in meine Richtung. Unterwegs wischt er die Landkarten der dreizehn Kolonien von der Anschlagtafel vor Mrs Veras Klasse herunter. Lachend schubst er die Papiere vor sich her über den Fußboden. Tommy Swinden ist in der Fünften und kann Max nicht leiden.

Er konnte Max noch nie leiden.

Aber jetzt kann er Max noch weniger leiden. Vor drei Monaten brachte Tommy Swinden sein Schweizer Armeemesser mit in die Schule, um vor seinen Freunden damit anzugeben. Er stand am Rand des Wäldchens und spitzte gerade einen Stock an, um den anderen Jungs zu zeigen, wie scharf sein Messer war. Max sah das Messer und sagte es der Lehrerin. Max weiß nun aber nicht, wie man so etwas im Stillen macht. Er rannte auf Mrs Davis zu und rief: »Tommy Swinden hat ein Messer! Ein Messer!« Eine Gruppe von Kindern hörte Max, und ein paar von den Kleinen, noch mehr in Angst versetzt, rannten schreiend weg. Tommy kriegte einen Haufen Ärger. Er wurde für eine Woche von der Schule verwiesen, durfte für den Rest des Schuljahrs den Bus nicht benutzen und musste nach der Schule so einen Kurs machen, in dem man Kinderstube lernt.

Das ist ein Haufen Ärger für einen Fünftklässler.

Obwohl Mrs Davis und Mrs Gosk und die übrigen Lehrerinnen alle zu Max sagten, er hätte es richtig gemacht, als er das Messer meldete (weil in der Schule keine Waffen erlaubt sind und das eine sehr strenge Regel ist), machte sich doch keine von ihnen die Mühe, Max beizubringen, wie man richtig petzt, ohne dass es der gesamte Spielplatz mitkriegt. Das kapiere ich einfach nicht. Mrs Hume verbringt so viel Zeit damit, Max beizubringen, wie man wartet, bis man an der Reihe ist, und wie man um Hilfe bittet, aber niemand nimmt sich die Zeit, Max etwas so Wichtiges beizubringen. Wissen die Lehrer denn nicht, dass Tommy Swinden Max dafür umbringen wird, dass er ihm so viel Ärger eingehandelt hat?

Vielleicht wissen sie es nicht, weil das Lehrpersonal in Max' Schule hauptsächlich weiblich ist und früher selber in der Schule nie Ärger hatte. Von denen hat vielleicht keine ein Messer mit auf den Spielplatz gebracht oder im Klo Stinkerchen-Probleme gehabt. Vielleicht wissen die gar nicht, wie es ist, als Kind jede Menge Ärger zu haben, und vermutlich verbringen sie deshalb ihre Mittagspause damit, dass sie Sachen sagen wie: »Ich weiß gar nicht, wie dieser Tommy Swinden auf die Idee kommt, ein Messer mit in die Schule zu bringen.«

Ich weiß, wie er auf die Idee gekommen ist. Er dachte, dann würden seine Freunde vielleicht aufhören, ihn Tommy Trottel zu nennen, weil er nicht lesen kann, wenn er ihnen nämlich zeigte, wie man mit dem Schweizer Armeemesser einen Stock zurechtschnitzt. So was machen Kinder nämlich. Die versuchen, ihre Probleme mit solchen Dingen wie Schweizer Armeemessern zu überspielen.

Ich glaube aber nicht, dass die Lehrerinnen das begreifen, und das ist vermutlich der Grund, wieso niemand Max beigebracht hat, wie man einer Lehrerin sagt, dass ein Fünftklässler ein Messer hat, ohne dass gleich die ganze Welt davon erfährt. Und jetzt steuert Tommy Swinden, der Junge aus der fünften Klasse, der nicht lesen kann und ein Messer besitzt und doppelt so groß ist wie Max, auf das Klo zu, in dem Max sitzt und Stinkerchen machen will.

»Max!«, sage ich, während ich durch die Tür zum Toilettenraum gehe. »Da kommt Tommy Swinden!«

Max stöhnt laut auf, und seine Turnschuhe verschwinden aus dem Spalt zwischen Klowand und Fußboden. Ich will durch die Klotür gehen und mich neben ihn stellen, damit er nicht allein ist, aber ich darf ja nicht. Er hätte es nicht gern, wenn ich ihn auf der Toilette sitzen sehe, und er weiß, dass ich ihm draußen vor der Kabine nützlicher bin, wo ich sehen kann, was er nicht sieht.

Tommy Swinden, so groß wie der Kunstlehrer und fast so breit wie der Turnlehrer, kommt in den Toilettenraum und geht zu einem der Pissoirs an der Wand hinüber. Er wirft einen kurzen Blick unter die Kabinen, sieht keine Füße und denkt wahrscheinlich, er ist allein. Dann schaut er wieder zur Toilettentür, direkt durch mich hindurch, und greift kurz nach hinten, um sich die Unterhose aus der Poritze zu ziehen. So was sehe ich ganz oft, weil ich viel Zeit mit Leuten verbringe, die glauben, sie wären allein. Wenn einem die Unterhose in der Poritze klemmt, sagt man dazu *Arsch frisst Hose*, und es ist bestimmt nicht sehr angenehm. Bei mir hat noch nie der Arsch die Hose gefressen, weil sich Max meinen Hintern nicht so ausgedacht hat. Zum Glück.

Tommy Swinden dreht sich wieder zu dem Pissoir um und pinkelt. Als er fertig ist, schüttelt er sein Ding ein bisschen, bevor er den Knopf zumacht und den Reißverschluss an seiner Jeans wieder hochzieht. Nicht so, wie ich es mal bei einem gesehen habe, der auf der Behindertentoilette neben dem Schwesternzimmer sein Ding geschüttelt hat, als Max sagte, ich soll mal nachschauen, ob jemand drin ist. Keine Ahnung, was der Junge da gemacht hat, aber es war mehr als bloß ein Schütteln. Ich glotze nicht gern rein zu Leuten, die gerade auf dem Klo sind, besonders wenn sie an ihrem Ding rumzupfen, aber Max hasst es, an die Klotür zu klopfen, weil er selber nie weiß, was er sagen soll, wenn jemand bei ihm an die Tür klopft. Früher sagte er: »Max macht Stinkerchen!«, aber das gab Ärger, als einer es der Lehrerin gesteckt hat.

Die Lehrerin sagte zu Max, es sei ungehörig, zu sagen, dass man Stinkerchen macht. »Nächstes Mal, wenn jemand klopft, sagst du einfach, *ich bin hier drin*«, erklärte sie Max.

»Aber das klingt ja blöd«, sagte er. »Der andere weiß doch gar nicht, wer *ich* ist. Ich kann doch nicht einfach sagen, *ich* bin hier drin.«

»Na gut«, sagte die Lehrerin in einem Ton, den Lehrer immer anschlagen, wenn sie Kindern was Blödes raten, weil sie frustriert sind und nicht mehr weiterreden wollen. »Dann sagst du eben, wer du bist.«

Wenn jetzt also jemand an die Klotür klopft, sagt Max: »Besetzt von Max Delaney!« Dann lachen die Leute entweder oder gucken mit einem komischen Gesichtsausdruck auf die Tür.

Kann ich ihnen nicht verdenken.

Tommy Swinden ist fertig und steht jetzt am Waschbecken. Er greift nach dem Wasserhahn und will gerade am Knopf drehen und den ganzen Toilettenraum mit dem Geräusch von laufendem Wasser erfüllen, als aus der Kabine, in der Max sich versteckt, ein Plumpsen zu hören ist.

»Hä!«, macht er und beugt sich wieder herunter, um nachzusehen, ob in den Kabinen Füße zu sehen sind. Weil er keine entdeckt, geht er an die erste Kabine und hämmert mächtig an die Tür. So mächtig, dass die ganze Kabine wackelt. »Ich weiß, dass du da drin bist!«, sagt er. »Ich kann dich durch die Ritzen sehen!«

Ich glaube nicht, dass Tommy weiß, dass der da hinter der Tür Max ist, denn die Ritzen zwischen Tür und Wand sind so schmal, dass er kein komplettes Gesicht sehen kann. Aber das ist ja das Gute dran, wenn man zu den größten Kindern in der Schule gehört. Dann kann man an eine Klotür hauen, ohne sich darum zu scheren, wer dahinter steckt, denn man kann ja schließlich so ziemlich jedes Kind in der Schule vertrimmen.

Das muss man sich mal vorstellen, wie sich das anfühlt.

Weil Max nicht antwortet, haut Tommy noch mal an die Tür. »Wer da drin ist, will ich wissen!«

»Sag nichts, Max!«, rufe ich von meinem Platz neben der Tür herüber. »Er kann nicht rein. Irgendwann muss er gehen!«

Doch ich irre mich, denn als Max auch beim zweiten Mal nicht antwortet, lässt sich Tommy auf alle viere nieder und steckt den Kopf unter der Tür durch.

»Max, der Vollidiot«, sagt er, und ich kann hören, wie er grinst. Gar nicht nett. Ganz schön fies. »Ich glaub's nicht, du bist es. Mein Glückstag. Was ist los? Hast du's nicht halten können?«

»Nein«, schreit Max, und ich kann schon die Panik in seiner Stimme hören. »Es war schon halb draußen!«

Diese Situation ist nur noch schlimm.

Max sitzt in einer öffentlichen Toilette fest, einem Ort, der ihm sowieso schon Angst macht. Seine Hosenbeine schlingern ihm um die Knöchel, und er ist vermutlich noch nicht fertig mit Stinkerchen. Tommy Swinden ist auf der anderen Seite der Kabinentür und will Max bestimmt was antun. Sie sind allein. Bis auf mich natürlich, aber bei dem, was ich an Hilfe bieten kann, könnten sie genauso gut allein sein.

Am meisten Angst macht mir die Art, in der Max Tommy geantwortet hat. In seiner Stimme lag mehr als Panik. Da war furchtbare Angst. So wie im Film, in dem Moment, wenn die Leute den Geist oder das Monster erblicken. Max hat gerade ein Monster unter der Klotür durchgucken sehen und hat furchtbare Angst. Er ist vielleicht fast schon blockiert, und das ist nie gut.

»Mach die Tür auf, du Schwachkopf.« Tommy zieht den Kopf ein und steht auf. »Ergib dich, dann kriegst du bloß eins auf die Kugel.«

Ich weiß nicht, was das heißen soll, stelle mir aber vor, wie Tommy Swinden den Kopf von Max wie eine Kegelkugel über den Boden im Toilettenraum rollt.

»Besetzt von Max Delaney!«, schreit Max mit Kreischstimme wie ein kleines Mädchen. »Besetzt von Max Delaney!«

»Letzte Chance, du Vollidiot. Mach auf oder ich komm rein!«

»Besetzt von Max Delaney!«, kreischt Max wieder. »Besetzt von Max Delaney!«

Wieder auf allen vieren, will Tommy Swinden schon unter der Tür durchkriechen, und ich weiß nicht, was ich machen soll.

Max braucht mehr Hilfe als die meisten Kinder in seiner Klasse, und ich.bin immer für ihn da, immer bereit, ihm beizustehen. Sogar an dem Tag, als er Tommy Swinden verpetzte, war ich da und sagte, er soll flüstern, flehte ihn an: »Langsam! Nichts überhasten! Hör auf zu schreien!« An dem Tag wollte Max nicht auf mich hören, denn da war ein Messer in der Schule, und eine so wichtige Regel war gebrochen worden, dass er sich nicht beherrschen konnte. Als wäre die ganze Welt kaputtgegangen, und er müsste eine Lehrerin finden, die sie wieder reparierte. Damals konnte ich ihn nicht aufhalten, aber ich habe es versucht.

Zumindest wusste ich da, was zu tun war.

Aber jetzt weiß ich es nicht. Tommy Swinden ist drauf und dran, unter der Tür durchzukriechen und in eine winzige Klokabine einzudringen, in der Max festsitzt. Wahrscheinlich hockt er auf der Klobrille, die Knie an die Brust gepresst, Hosenbeine um die Knöchel, reglos vor Schreck. Wenn er noch nicht weint, wird er es bald tun, und wenn Tommy unter der Tür durch ist, wird Max vermutlich schreien, einen hohen, atemlosen Schrei, der sein Gesicht rot malt und seine Augen mit Tränen füllt. Er wird seine Hände zu Fäusten ballen und die Arme vors Gesicht schlagen, die Augen zumachen und diese dünnen, fast stummen Schreie ausstoßen, bei denen ich immer an einen fiependen Hund denken muss. Mit viel Luft, aber fast tonlos.

Bevor jemand von den Lehrern kommt, wird Tommy Swinden Max eins auf die Kugel geben, was auch immer das heißt. Und obwohl eins auf die Kugel kriegen sicher für jedes Kind schlimm ist, wird es für Max noch viel schlimmer sein, weil Max nun mal so ist. Max merkt sich alles ewig. Er vergisst nie. Und selbst die winzig kleinsten Sachen können ihn für immer verändern. Was *eins auf die Kugel geben* auch immer heißen mag, es wird Max auf immer und ewig verändern. Das weiß ich, und ich habe keine Ahnung, was ich machen soll.

»Hilfe!«, will ich schreien. »Hilft jemand meinem Freund?«

Aber nur Max würde es hören.

Tommys Kopf verschwindet unter der Kabinenwand, und ich rufe. »Wehr dich, Max! Wehr dich! Lass ihn nicht rein!«

Keine Ahnung, was mich dazu bringt, das zu sagen. Ich wundere mich, was für Wörter da aus meinem Mund kommen. Es ist keine tolle Idee. Es ist nicht schlau, ja nicht mal originell. Es ist bloß das Einzige, was noch zu machen ist. Max muss sich wehren, sonst kriegt er eins auf die Kugel.

Tommys Kopf und Schultern sind jetzt unter der Kabinenwand durch, und ich kann sehen, dass er Hüften und Beine gleich in einer raschen Bewegung durchziehen wird, und dann ist er bei Max drin, steht über dessen kleinem, zitterndem Körper und tut ihm gleich was an. Gibt ihm gleich eins auf die Kugel.

Ich stehe wie ein Tölpel draußen vor der Kabine. Ein Teil von mir will reingehen, sich neben meinen Freund stellen, doch Max mag es nicht, wenn jemand ihn nackt oder beim Stinkerchen sieht. Ich bin genauso blockiert wie Max.

Dann ertönt wieder ein Schrei, und diesmal ist es nicht Max. Diesmal ist es Tommy, der schreit. Es ist nicht Max' angsterfülltes, eingeschlossenes Schreien. Es ist eine andere Art von Schrei. Wissender. Nicht panisch oder verängstigt, sondern der Schrei von einem, der nicht fassen kann, was gerade passiert ist. Tommy schreit und will gleichzeitig etwas sagen, er versucht aufzustehen, vergisst dabei die Tür über sich und knallt mit dem Rücken gegen die Unterseite der Tür, schreit daraufhin wieder auf, diesmal vor Schmerzen. Dann fliegt die Tür auf und Max steht da, die Hosen fast hochgezogen, aber Knopf und Reißverschluss noch offen, und hält Tommys Kopf zwischen den Beinen eingeklemmt.

»Lauf!«, schreie ich, und Max rennt los, tritt dabei

Tommy auf die Hand, worauf der wieder losschreit. Max rennt an mir vorbei, zerrt sich unterwegs die Hosen hoch, dann ist er aus der Tür. Ich hinterher. Statt links zu seinem Klassenzimmer läuft er nach rechts, schließt beim Laufen die Hose.

»Wo willst du hin?«

»Ich muss noch mal aufs Klo«, sagt er. »Vielleicht ist das Schwesternklo jetzt sauber.«

»Was ist mit Tommy passiert?«, frage ich. »Was hast du gemacht?«

»Ich hab ihm Stinkerchen auf den Kopf gemacht«, sagt Max.

»Du hast Stinkerchen gemacht, während jemand anderes im Klo war?«, frage ich.

Ich kann es nicht fassen. Die Tatsache, dass er Tommy Swinden auf den Kopf gekackt hat, ist unfassbar, aber dass er in Gegenwart eines anderen Menschwesens ein Stinkerchen zuwege gebracht hat, ist sogar noch erstaunlicher.

»Bloß ein kleines«, sagt Max. »Ich war fast fertig, als er reinkam.« Er macht noch ein paar Schritte auf dem Gang, dann fügt er hinzu: »Ich hatte ja heute Morgen schon gemacht, deshalb war es diesmal viel weniger. Du weißt doch: Das war ein Bonus-Stinkerchen.«

7. Kapitel

Max hat Angst, dass Tommy ihn genauso verpetzen wird wie er ihn damals wegen dem Schweizer Armeemesser. Das macht der aber nicht, da bin ich sicher. Kein Kind will, dass seine Freunde oder gar seine Lehrer erfahren, dass jemand auf ihn gekackt hat. Tommy wird Max umbringen wollen. Ihn echt töten. Dafür sorgen, dass sein Herz aufhört zu schlagen und was es sonst braucht, um ein Menschwesen umzubringen.

Aber darüber machen wir uns erst Gedanken, wenn es tatsächlich so weit ist.

Mit der Todesangst kann Max leben, solange er keinen Ärger dafür kriegt, dass er Tommy Swinden auf den Kopf gemacht hat. Kinder haben ständig Angst vorm Sterben, für Max ist es also ganz normal, davor Angst zu haben, dass Tommy Swinden ihn erstickt oder ihm auf die Fresse haut. Man fliegt aber nicht von der Schule, wenn man einem Fünftklässler auf den Kopf kackt. Bloß in einer kaputten Welt würde das vorkommen.

Keine Sorge, sage ich zu Max, es wird schon keinen Ärger geben. Er glaubt mir zwar nicht so recht, aber das genügt schon, damit er nicht blockiert.

Außerdem ist es jetzt drei Tage her, dass er Tommy Swinden auf den Kopf gemacht hat, und wir haben Tommy seither nicht gesehen. Erst dachte ich, er würde im Unterricht fehlen, und ging in Mrs Parentis Klasse, um nachzusehen. Und da saß er, in der ersten Reihe, ganz nah bei der Lehrerin, vermutlich damit die ein Auge auf ihn hat.

Ich bin mir nicht sicher, was Tommy denkt. Vielleicht ist es ihm so peinlich, dass er Kacke auf dem Kopf gehabt hat, dass er beschlossen hat, das Ganze zu vergessen. Oder vielleicht ist er so sauer, dass er vorhat, Max zu foltern, bevor er ihn umbringt. Wie die Kinder, die in der Pause mit dem Vergrößerungsglas Ameisen verbrennen statt sie einfach zu zertreten und den Matsch auf den Sohlen ihrer Turnschuhe zu verteilen.

Jedenfalls denkt Max das, und obwohl ich ihm sage, dass er sich irrt, weiß ich, dass er wahrscheinlich recht hat.

Man kann einem Jungen wie Tommy Swinden nicht so einfach auf den Kopf kacken und dann erwarten, dass man ungeschoren davonkommt.

8. Kapitel

Heute habe ich Graham gesehen. Auf dem Weg in die Schulkantine kam ich an ihr vorbei. Sie hat mir zugewinkt.

Sie fängt allmählich an zu verblassen, zu schwinden.

Ich kann es nicht fassen.

Durch ihre Hand, die sie vor ihrem Gesicht hin und her schwenkte, konnte ich ihre Stachelhaare und ihr breites Grinsen sehen.

Bei imaginären Freunden kann es entweder lang dauern, bis sie verschwunden sind, oder gar nicht lang. Ich glaube aber nicht, dass Graham noch viel Zeit bleibt.

Ihre Menschfreundin ist ein Mädchen namens Meghan, sechs Jahre alt. Graham ist erst seit zwei Jahren am Leben, aber sie ist meine älteste imaginäre Freundin, und ich will nicht, dass sie geht. Außer Max ist sie meine einzige echte Freundin.

Ich habe Angst um sie.

Ich habe auch um mich Angst.

Wenn ich an manchen Tagen die Hand vors Gesicht halte, sehe ich Max' Gesicht auf der anderen Seite, und dann weiß ich, dass ich ebenfalls schwinde. Eines

Tages werde ich sterben, wenn es das ist, was imaginären Freunden geschieht.

Muss es ja. Oder?

Ich will mit Graham reden, weiß aber nicht, was ich sagen soll. Ob sie wohl weiß, dass sie verschwindet?

Und wenn sie es nicht weiß, soll ich es ihr dann sagen?

Es gibt viele imaginäre Freunde auf der Welt, denen ich nie begegne, weil sie nie ihr Zuhause verlassen. Die meisten imaginären Freunde haben nicht das Glück, in die Schule zu gehen oder allein in der Gegend rumzulaufen wie ich oder Graham. Einmal hat uns Max' Mom mit zu einer ihrer Freundinnen genommen, wo ich gleich drei imaginäre Freunde traf. Die saßen alle mit verschränkten Armen stocksteif wie Statuen auf winzigen Stühlchen vor einer Schiefertafel, während das kleine Mädchen namens Jessica ihnen das Alphabet vorsagte und sie Matheaufgaben lösen ließ. Die imaginären Freunde konnten aber nicht laufen und auch nicht sprechen. Als ich ins Spielzimmer kam, haben sie mir auf ihren Stühlen bloß zugezwinkert. Das war alles.

Bloß zugezwinkert.

Solche imaginären Freunde halten nie lange durch. Einmal sah ich eine imaginäre Freundin eine Viertelstunde lang bei Max im Kindergarten erscheinen und dann einfach verschwinden. Es war, als würde jemand sie mitten im Raum aufblasen, sie wurde immer größer und größer wie diese Ballons in Menschform, die man bei Straßenumzügen verkauft, bis sie fast so groß war wie ich. Ein dickes, rosiges Mädchen mit Rattenschwänzchenfrisur und gelben Blumen als Füße. Aber als die Vorlesestunde vorbei war, war es, als hätte jemand sie mit einer Nadel gepikst und platzen lassen. Sie schrumpfte immer mehr zusammen, bis ich sie nicht mehr sehen konnte.

Als ich das rosa Mädchen verschwinden sah, bekam ich Angst. Eine Viertelstunde ist doch gar nichts.

Sie hat nicht mal die Geschichte zu Ende gehört.

Aber Graham existiert schon recht lange. Seit zwei Jahren ist sie meine Freundin. Ich kann einfach nicht glauben, dass sie stirbt.

Ich wäre gern sauer auf ihre Menschfreundin, Meghan, denn Meghan ist schuld dran, dass Graham stirbt. Sie glaubt nicht mehr an Graham.

Wenn Graham stirbt, wird Meghans Mutter sie fragen, wo denn ihre Freundin ist, und Meghan wird vielleicht sagen: »Graham wohnt hier nicht mehr«, oder »Ich weiß nicht, wo Graham ist«, oder »Graham ist in die Ferien gefahren.« Dann wird ihre Mutter sich lächelnd abwenden und denken, ihr kleines Mädchen wird allmählich groß.

Aber nein, so wird es nicht kommen. Graham fährt nicht in die Ferien. Graham zieht auch nicht in eine andere Stadt oder ein anderes Land.

Graham wird sterben.

Du hast aufgehört zu glauben, kleines Mädchen, und jetzt wird meine Freundin sterben. Bloß weil du das einzige Menschwesen bist, das Graham sehen und hören kann, heißt das noch lange nicht, dass sie nicht real ist. Ich kann Graham auch sehen und hören. Sie ist meine Freundin.

Manchmal, wenn ihr im Unterricht seid, du und Max, treffen wir uns bei den Schaukeln und reden.

Früher haben wir Fangen gespielt, wenn ihr Pause hattet, du und Max.

Graham hat mich mal einen Helden genannt, als ich Max davor bewahrte, vor ein fahrendes Auto zu laufen, und obwohl ich nicht glaube, dass ich ein Held war, hat es doch gutgetan.

Und jetzt wird sie sterben, weil du nicht mehr an sie glaubst.

Wir sitzen in der Schulkantine. Max ist im Musikunterricht, und Meghan isst zu Mittag. An der Art, wie Meghan mit den anderen Mädchen an ihrem Tisch spricht, merke ich, dass sie Graham nicht mehr so braucht wie früher. Sie lächelt. Sie lacht. Sie folgt der Unterhaltung mit den Augen. Sie redet sogar ab und zu. Sie ist jetzt Teil einer Gruppe.

Sie ist eine ganz neue Meghan.

»Wie geht's dir denn heute?«, frage ich in der Hoffnung, dass Graham dann zuerst auf das Verschwinden kommt.

Tut sie auch.

»Ich weiß, was da vor sich geht, wenn du das meinst«, sagt sie. Sie klingt traurig und so, als hätte sie schon aufgegeben. Als hätte sie sich bereits damit abgefunden.

»Ach«, sage ich und weiß ein Weilchen nicht, was ich sagen soll. Ich starre sie an, dann tue ich so, als würde ich umherschauen, über die Schulter und nach links, als wäre ich auf ein Geräusch in der Ecke der Kantine aufmerksam geworden. Ich kann sie nicht anschauen, denn das würde bedeuten, ich schaue durch sie hindurch. Schließlich drehe ich mich wieder zu ihr und zwinge mich hinzusehen. »Wie fühlt es sich an?«

»Ich spüre überhaupt nichts.«

Sie hält ihre Hände hoch, um es mir zu zeigen, und ich kann dahinter ihr Gesicht sehen, diesmal ohne Lächeln. Es ist, als wären ihre Hände aus Wachspapier.

»Das versteh ich nicht«, sage ich. »Was ist passiert? Wenn du mit Meghan redest, kann sie dich dann noch hören?«

»O ja. Sie kann mich auch noch sehen. Wir beide haben in den ersten zehn Minuten Pause gerade Himmel und Hölle gespielt.«

»Warum glaubt sie dann nicht mehr an dich?«

Graham seufzt. Und seufzt noch einmal.

»Es ist ja nicht so, dass sie nicht an mich glaubt. Sie *braucht* mich nicht mehr. Sie hatte immer Angst, mit anderen Kindern zu reden. Als sie klein war, hat sie gestottert. Das ist jetzt weg, aber solange sie gestottert hat, ist das oft zu kurz gekommen: mit anderen Kindern reden, Freundschaften schließen. Aber jetzt holt sie auf. Vor ein paar Wochen hat sie sich mit Annie zum Spielen verabredet. Das war ihre allererste Verabredung zum Spielen. Und jetzt reden sie und Annie dauernd miteinander. Gestern hatten sie im Unterricht deswegen sogar Ärger, weil sie eigentlich lesen sollten. Und als die Mädchen uns heute Himmel und Hölle spielen sahen, kamen sie herüber und spielten mit.«

»Was ist stottern?«, frage ich. Ich überlege, ob Max vielleicht auch stottert.

»Das ist, wenn die Wörter nicht richtig rauskommen. Meghan blieb immer an Wörtern hängen. Sie kannte das Wort, konnte ihren Mund aber nicht dazu bringen, es zu sagen. Oft habe ich ihr dann das Wort ganz langsam vorgesagt, und dann konnte sie es sagen. Aber jetzt stottert sie bloß, wenn sie Angst hat oder aufgeregt ist oder überrascht.«

»Wurde sie geheilt?«

»Irgendwie schon«, erwidert Graham. »Sie ist während des Unterrichts zu Mrs Riner gegangen und nach der Schule zu Mr Davidoff. Es hat lang gebraucht, aber weil sie jetzt gut sprechen kann, findet sie auch Freunde.«

Max geht auch zu Mrs Riner. Ich frage mich, ob er geheilt werden kann und ob Mr Davidoff der Therapeut ist, zu dem Max' Mom ihn schicken will.

»Also, was willst du machen?«, frage ich. »Ich will nicht, dass du verschwindest. Wie kannst du es aufhalten?«

Obwohl ich mir um Graham Sorgen mache, habe ich das Gefühl, ich müsste diese Fragen auch mir selbst stellen, für den Fall, dass sie direkt vor meiner Nase verschwindet. Ich muss sie stellen, solange ich noch kann.

Graham macht den Mund auf, um etwas zu sagen, bleibt aber stumm. Sie schließt die Augen. Sie schüttelt den Kopf, reibt sich die Augen. Ich frage mich, ob sie jetzt stottert. Aber dann fängt sie an zu weinen. Ich versuche mich zu erinnern, ob ich jemals einen imaginären Freund habe weinen sehen.

Ich glaube nicht.

Ich sehe, wie sie das Kinn auf die Brust fallen lässt und schluchzt. Tränen strömen ihr über die Backen, und als ihr schließlich eine vom Kinn tropft, sehe ich zu, wie sie fällt, auf den Tisch platscht und dann vollständig verschwindet.

So wie Graham bald auch.

Mir ist, als wäre ich wieder in der Jungentoilette.

Tommy Swinden kriecht unter der Kabine durch. Max steht auf der Klobrille, die Hosen schlenkern ihm um die Beine. Und ich stehe in der Ecke und weiß nicht, was ich sagen oder machen soll.

Ich warte, bis aus Grahams Seufzern ein Schniefen wird, bis die Tränen versiegen. Ich warte, bis sie die Augen wieder aufmachen kann.

Dann spreche ich. »Ich habe eine Idee.« Ich warte, dass Graham etwas sagt.

Sie schnieft bloß.

»Ich habe einen Plan«, wiederhole ich. »Einen Plan, um dich zu retten.«

»Aha?«, macht Graham, aber ich merke, dass sie mir nicht glaubt.

»Ja«, sage ich. »Alles, was du machen musst, ist, Meghans Freundin zu sein.«

Das stimmt nicht, und ich weiß es, kaum dass ich es gesagt habe.

»Nein, warte«, sage ich. »Das stimmt nicht.«

Ich zögere. Die Idee ist da. Ich muss bloß noch rausfinden, wie ich es richtig sage.

Sag es ohne zu stottern, denke ich.

Dann weiß ich es.

»Ich habe einen Plan«, wiederhole ich. »Wir müssen dafür sorgen, dass Meghan dich weiter braucht. Wir müssen einen Weg finden, der es Meghan unmöglich macht, ohne dich zu leben.«

9. Kapitel

Unfassbar, dass uns das nicht früher eingefallen ist. Meghans Lehrerin, Mrs Pandolfe, lässt in ihrer Klasse jeden Freitag ein Diktat schreiben, und in diesen Tests schneidet Meghan nicht gut ab.

Ich glaube, Max hat noch nie ein Wort falsch geschrieben, aber Graham sagt, Meghan würde jede Woche etwa sechs Wörter falsch schreiben, also etwa die Hälfte der Wörter in ihrem Test, obwohl Graham nicht wusste, dass sechs die Hälfte von zwölf ist. Eigentlich ziemlich komisch, dass sie es nicht wusste, weil es doch so offensichtlich ist. Wenn sechs plus sechs gleich zwölf ist, muss man doch wissen, dass die Hälfte von zwölf sechs ist!

Andrerseits wusste ich wahrscheinlich nicht, was die Hälfte von zwölf ist, als Max und ich zusammen in der ersten Klasse waren.

Ich glaube aber doch.

Graham und ich verbrachten Meghans Mittagspause damit, eine Liste mit allen Problemen zu erstellen, die Meghan hatte. Ich sagte zu Graham, wir müssten ein Problem finden, das sie lösen konnte, und wenn sie es dann gelöst hätte, würde Meghan schon merken, wie sehr sie Graham noch brauchte.

Die Idee fand Graham toll. »Das könnte funktionieren«, sagte sie, und zum ersten Mal, seit sie angefangen hatte zu verschwinden, waren ihre Augen dabei groß und leuchtend. »Das ist eine tolle Idee. Das könnte tatsächlich funktionieren.«

Aber ich glaube, Graham würde jede Idee toll finden, weil sie jeden Augenblick mehr vergeht.

Ich versuchte, sie zum Lachen zu bringen, indem ich ihr erzählte, ihre Ohren wären schon verschwunden, obwohl sie ja noch nie welche hatte, doch mein Witz entlockte ihr nicht mal ein Lächeln.

Sie hat Angst. Sie sagt, sie fühlt sich heute schon weniger real, so als würde sie in den Himmel fallen und einfach wegschweben. Ich wollte ihr schon von Satelliten im Weltraum erzählen und dass deren Umlaufbahnen manchmal zerfallen und ebenfalls wegschweben, um zu sehen, ob sie sich so vorkommt, aber dann schwieg ich.

Ich glaube, sie will nicht darüber reden.

Das mit den zerfallenden Umlaufbahnen hat Max mir letztes Jahr beigebracht. Er hat in einem Buch darüber gelesen. Ich habe Glück, denn Max ist schlau und liest viel, ich kann also auch viel lernen. Deshalb weiß ich auch, dass die Hälfte von zwölf sechs ist und dass Satelliten aus ihrer Umlaufbahn fallen und für immer davonschweben können.

Ich bin so froh, dass Max mein Freund ist und nicht Meghan. Meghan kann nicht mal das Wort *Boot* buchstabieren.

Wir machten also eine Liste mit Meghans Problemen. Wir konnten die Liste natürlich nicht auf Papier schreiben, weil keiner von uns einen Bleistift halten kann, sie war aber so kurz, dass wir sie uns merken konnten.

Stottert, wenn sie aufgeregt ist.

Fürchtet sich im Dunkeln.

Ist schlecht im Rechtschreiben.

Kann ihre Schnürsenkel nicht binden.

Kriegt jeden Abend vorm Zubettgehen einen Tobsuchtsanfall.

Kann den Reißverschluss an ihrem Mantel nicht zumachen.

Kann beim Baseball keinen Ball am Werfer vorbeischießen.

Das ist keine gute Liste, denn bei vielen dieser Probleme kann Graham ihr nicht helfen. Wenn Graham Schnürsenkel binden oder einen Reißverschluss zumachen könnte, dann könnte sie Meghan vielleicht die Turnschuhe oder den Mantel zumachen, aber sie kann es nicht. Ich kenne bloß einen imaginären Freund, der Dinge in der Menschwelt berühren und bewegen könnte, und der würde uns nicht mal helfen, wenn ich ihn drum bitte.

Außerdem habe ich sowieso viel zu viel Angst, zu ihm zu gehen.

Weil ich keine Ahnung hatte, was ein Tobsuchtsanfall ist, musste Graham es mir erklären. Es hört sich ganz so an, wie wenn Max blockiert. Meghan geht nicht gern ins Bett, und wenn ihre Mutter sagt, es ist Zeit zum Zähneputzen, fängt sie an zu schreien und mit den Füßen zu stampfen, und manchmal muss ihr Daddy sie hochheben und ins Badezimmer tragen.

»Kommt das jeden Abend vor?«, frage ich Graham.

»Ja. Sie wird rot, fängt an zu schwitzen, und dann

weint sie. Oft weint sie sich nachts in den Schlaf. Sie tut mir so leid. Ihre Eltern und ich, wir können sagen, was wir wollen, es wird nicht besser.«

»Oh, Mann«, sage ich. Ich kann mir nicht vorstellen, wie nervig es sein muss, jeden Abend einen Tobsuchtsanfall mitzubekommen.

Max blockiert zwar nicht oft, aber wenn es passiert, dann ist es, als würde er innerlich einen Tobsuchtsanfall kriegen. Er wird still und ballt die Fäuste, und dann zittert er ein bisschen, wird aber nicht rot oder schwitzt oder schreit. Das macht er wahrscheinlich alles innerlich, aber äußerlich blockiert er einfach. Und manchmal dauert es lange, bis sich die Blockade wieder löst.

Wenn das passiert, ist es wenigstens nicht laut oder nervig. Und es passiert nie, bloß weil es Zeit zum Schlafengehen ist. Max geht gern schlafen, wenn es Zeit dafür ist.

Halb neun.

Wenn es zu früh oder zu spät ist, regt er sich auf.

Mir fiel nichts ein, wie Graham Meghan bei ihren Tobsuchtsanfällen helfen könnte, und so blieb nicht viel übrig auf der Liste. Deshalb kamen wir wieder auf die Diktate.

»Wie kann ich ihr in Rechtschreibung helfen?«, fragte Graham.

»Ich zeig's dir.«

Mrs Pandolfe hängt die wöchentlichen Rechtschreibwörter auf Flipchartpapier vorn im Raum aus, so wie Mrs Gosk in ihrem Klassenzimmer. Donnerstagnachmittags nimmt sie die Liste dann ab, und deshalb verbringen Graham und ich an dem Tag die letzte Stunde davor und prägen uns jedes Wort genau ein. Weil ich bei Max' Diktaten nie besonders gut aufgepasst habe und in Mrs Gosks Rechtschreibunterricht nicht so richtig zuhöre, fällt mir das schwerer als erwartet. Viel schwerer.

Nach einer Stunde kann Graham die Wörter aber perfekt buchstabieren.

Morgen wird sie dann während des Tests also neben Meghan stehen, und wenn Meghan ein Wort falsch schreibt, wird Graham ihr sagen, wie man es korrekt schreibt. Das ist ein besonders guter Plan, weil Meghan jede Woche ein Diktat schreiben muss, es also keine einmalige Sache ist. Graham kann ihr jede Woche helfen. Vielleicht kann sie Meghan ab jetzt auch bei anderen Prüfungen helfen.

Es könnte vielleicht wirklich funktionieren, wenn Graham heute Abend nicht schon verschwindet. Ein imaginärer Freund namens Mr Finger erzählte mir mal, die meisten imaginären Freunde verschwinden, wenn ihre Menschfreunde schlafen. Das hat er sich aber wohl ausgedacht, um bei mir Eindruck zu schinden. Woher soll jemand das wissen? Fast hätte ich zu Graham gesagt, sie soll Meghan heute Nacht wach halten, nur für den Fall, dass Mr Finger die Wahrheit gesagt hat, aber Meghan ist erst sechs, und so kleine Kinder können nicht die ganze Nacht aufbleiben. Sie würde am Ende doch einschlafen, ganz egal, was Graham anstellt.

Deshalb hoffe ich einfach, dass Graham die Nacht übersteht.

10. Kapitel

Max ist sauer auf mich, weil ich so viel Zeit mit Graham verbringe. Er weiß eigentlich nicht genau, dass ich mit Graham zusammenstecke, sondern bloß, dass ich woanders war, und deswegen ist er sauer. Finde ich aber gut. Ich werde immer ein bisschen unruhig, wenn ich Max eine Zeit lang nicht sehe, aber wenn er sauer auf mich ist, weil ich nicht genug bei ihm bin, heißt das, er denkt an mich und vermisst mich.

»Ich musste pinkeln, und du warst nicht da zum Klokontrollieren«, sagt Max. »Ich musste an die Tür klopfen.«

Wir fahren gerade mit dem Bus nach Hause, und Max hockt zusammengekauert auf seinem Sitz und flüstert, damit uns die anderen Kinder nicht hören. Tun sie aber doch. Tun sie immer. Max kann nicht sehen, was die anderen Kinder sehen, ich aber schon. Ich kann den Wald vor lauter Bäumen sehen.

»Ich musste pinkeln, und du warst nicht da zum Klokontrollieren«, sagt Max noch mal.

Max wiederholt seine Fragen, wenn man sie nicht beantwortet, denn er braucht eine Antwort, bevor er wieder was sagen kann. Max stellt seine Fragen aber nicht immer als Fragen. Ganz oft sagt er was und erwartet, dass man es als Frage erkennt. Wenn er sich drei- oder viermal wiederholen muss, was er bei mir nie, bei seinen Lehrerinnen und seinem Vater aber manchmal tun muss, dann wird er richtig sauer. Manchmal kommt es vor, dass er deswegen blockiert.

»Ich war in Tommys Klassenzimmer«, sage ich. »Und wollte rauskriegen, was er vorhat. Um sicherzugehen, dass er sich diese Woche nicht rächt.«

»Du hast herumspioniert«, sagt Max, und ich weiß, das ist auch eine Frage, obwohl er es nicht als Frage ausspricht.

»Ja«, erwidere ich. »Ich hab herumspioniert.«

»Okay«, sagt Max, aber ich merke, dass er immer noch ein bisschen sauer ist.

Ich kann Max nicht verraten, dass ich bei Graham war, er soll nämlich nicht wissen, dass noch andere imaginäre Freunde existieren. Wenn er denkt, ich bin der einzige imaginäre Freund auf der ganzen Welt, dann wird er mich für was Besonderes halten. Und denken, ich bin einzigartig. Das finde ich eigentlich gut.

Es hilft mir, weiter bestehen zu bleiben.

Wenn Max aber wüsste, dass es noch andere imaginäre Freunde gibt, und sauer auf mich wäre, so wie jetzt, dann würde er mich vielleicht einfach vergessen und sich einen neuen imaginären Freund ausdenken. Und dann würde ich verschwinden, so wie Graham jetzt am Verschwinden ist.

Schwierig, denn ich will Max ja eigentlich von Graham erzählen. Zunächst, weil ich dachte, er könnte helfen. Er hätte vielleicht eine gute Idee, wie ich Graham helfen kann, denn Max ist so schlau. Oder vielleicht könnte er uns auch helfen, Meghans Probleme zu lösen, ihr zum Beispiel beibringen, sich die Schuhe zuzubinden, und dann könnte er zu Meghan sagen, es sei Grahams Idee, damit Graham dafür gelobt wird.

Jetzt will ich Max aber von Graham erzählen, weil ich Angst habe. Angst, ich könnte meine Freundin verlieren. Und es gibt niemanden, mit dem ich darüber reden kann. Vielleicht mit Puppy, aber Puppy kenne ich nicht so gut, jedenfalls nicht so gut wie Max oder Graham. Und obwohl Puppy sprechen kann, ist es komisch, mit einem Hund zu reden. Max ist mein Freund, und mit dem sollte ich reden können, wenn ich traurig bin oder Angst habe, aber ich kann nicht.

Ich hoffe bloß, dass Graham morgen in die Schule kommt und es nicht schon zu spät ist.

Max' Vater erzählt gern, dass er und Max jeden Abend im Garten hinterm Haus Fangball spielen, wie heute Abend zum Beispiel. Das erzählt er praktisch jedem, manchmal auch öfter als einmal. Normalerweise wartet er damit aber, bis Max' Mom gerade nicht da ist. Manchmal sagt er es, kurz nachdem sie aus dem Zimmer gegangen ist, wenn er weiß, dass sie gleich wieder reinkommt.

Er und Max spielen aber gar nicht Fangball. Sein Dad wirft Max den Ball zu, und Max lässt ihn auf der Erde aufprallen und weiterrollen, und wenn der Ball sich nicht mehr bewegt, hebt Max ihn auf und versucht ihn zurückzuwerfen. Sein Dad steht aber nie so nah dran, dass Max ihn erreicht, obwohl er Max zuruft: »Los! Zeig vollen Körpereinsatz! Gib dein Bestes, mein Sohn!«

Jedes Mal, wenn sie Fangball spielen, sagt Max' Dad *mein Sohn* zu ihm statt *Max*.

Aber auch wenn Max *vollen Körpereinsatz zeigt* und sein *Bestes gibt* (was das sein soll, weiß ich nicht, und ich glaube, Max auch nicht), kommt der Ball nie bis zu seinem Dad.

Wenn er will, dass der Ball ihn erreicht, wieso stellt sein Dad sich dann nicht einfach näher zu ihm hin?

Jetzt ist Max im Bett. Er schläft. Natürlich ohne einen Tobsuchtsanfall. Er hat sich die Zähne geputzt, seinen Donnerstag-Schlafanzug angezogen, ein Kapitel in seinem Buch gelesen und Punkt halb neun den Kopf aufs Kissen sinken lassen. Weil Max' Mom heute Abend in einer Besprechung ist, hat Max' Dad ihm einen Kuss auf die Stirn gedrückt und Gute Nacht gesagt. Dann hat er das Licht in Max' Zimmer ausgemacht und die Nachtlämpchen angeknipst.

Es sind drei an der Zahl.

Ich sitze im Dunkeln neben Max' Bett und denke an Graham. Und frage mich, ob ich an alles gedacht habe und ob ich noch irgendwas tun kann.

Etwas später kommt Max' Mom nach Hause. Sie schleicht auf Zehenspitzen zu Max' Bett hinüber und küsst ihn auf die Stirn. Max erlaubt seinen Eltern, ihn zu küssen, aber es muss schnell gehen und immer auf Wange oder Stirn, und jedes Mal zuckt Max dabei gequält zusammen. Aber wenn Max schläft so wie jetzt, dann gibt ihm seine Mom einen längeren Kuss, normalerweise auf die Stirn, aber manchmal auch auf die Wange. Manchmal geht sie, bevor sie sich schlafen legt, zwei oder drei Mal in sein Zimmer, um ihn zu küssen, auch wenn sie es war, die ihn ins Bett gebracht und schon geküsst hat.

Eines Morgens beim Frühstück erzählte ihm seine Mom, sie hätte ihm einen Gutenachtkuss gegeben, nachdem er eingeschlafen war. Sie sagte: »Wie ein Engel hast du ausgesehen gestern Abend, als ich reinkam, um dir einen Gutenachtkuss zu geben.«

»Dad hat mich ins Bett gebracht«, sagte Max. »Nicht du.«

Das war eine von Max' Fragen-die-keine-Fragen-sind, die kannte ich schon. Max' Mom auch. Sie weiß immer Bescheid, sogar besser als ich.

»Ja«, sagte sie. »Ich habe Großpapa im Krankenhaus besucht, aber als ich heimkam, bin ich auf Zehenspitzen in dein Zimmer und hab dir einen Gutenachtkuss gegeben.«

»Du hast mir einen Gutenachtkuss gegeben.«

»Ja«, sagte seine Mom.

Später, als wir im Bus zur Schule fuhren, kauerte Max sich zusammen und wollte wissen: »Hat Mom mich auf den Mund geküsst?«

»Nein«, erwiderte ich. »Auf die Stirn.«

Max fasste sich an die Stirn, rieb ganz fest und betrachtete dann seine Finger. »War es ein langer Kuss?«, wollte er wissen.

»Nein«, sagte ich. »Der war superkurz.«

Das war aber nicht die Wahrheit. Ich lüge Max nicht sehr oft an, aber diesmal log ich, weil ich dachte, es wäre besser für Max und besser für seine Mutter, wenn ich es täte.

Nach den Abenden, an denen sie nicht zu Hause war, um ihn ins Bett zu bringen, fragt Max mich trotzdem, ob seine Mom ihm einen langen Kuss gegeben hat. Ich sage dann immer: »Nö, superkurz.«

Ich habe Max auch nie von all den Extraküssen erzählt, die seine Mom ihm gibt, bevor sie zu Bett geht.

Das ist aber keine Lüge, weil Max mich ja nie danach gefragt hat, ob sie ihm Extraküsse gibt.

Max' Mom sitzt beim Abendessen. Sie hat sich den Teller mit dem Essen warmgemacht, das Max' Dad aus Resten für sie fabriziert hat. Er sitzt ihr gegenüber und liest in einer Zeitschrift. Ich kann nicht besonders gut lesen, weiß aber, dass die Zeitschrift *Sports Illustrated* heißt, denn die kriegt Max' Dad jede Woche von dem Mann, der Briefumschläge und Zeitschriften liefert.

Ich ärgere mich, weil es nicht danach aussieht, dass seine Eltern jetzt gleich fernsehen, ich aber fernsehen will. Ich sitze gern auf der Couch neben Max' Mom und schaue mir was im Fernsehen an und höre ihnen zu, wenn sie sich während der Werbepause über die Sendung unterhalten.

Werbung, das sind so klitzekleine Sendungen zwischen den großen Sendungen. Weil die aber meistens dumm und langweilig sind, schaut sie sich eigentlich keiner an. Die Leute nutzen die Werbung, um zu quatschen oder aufs Klo zu gehen oder sich Limonade nachzuschenken.

Max' Dad schimpft gern über die Fernsehsendungen und hat immer was dran auszusetzen. Er sagt, die Geschichten sind *lächerlich* und es gäbe zu viele *verpasste Chancen*. Ich bin mir nicht sicher, was das heißen soll, glaube aber, es soll heißen, die Sendungen wären besser, wenn er den Leuten in der Sendung sagen dürfte, was sie machen sollen.

Max' Mom ärgert sich manchmal über das Geschimpfe, denn sie will ganz einfach die Sendungen gucken und nicht nach den *verpassten Chancen* suchen.

»Ich will mich einfach von meinem anstrengenden Tag erholen«, sagt sie, und da stimme ich ihr zu. Ich schaue mir die Sendungen nicht an, um sie irgendwie besser zu machen. Mir gefallen einfach die Geschichten. Meistens lachen Max' Eltern aber nur über die Sendungen, die witzig sind, und kauen Nägel, wenn was Grusliges oder Spannendes kommt. Ich glaube, Max' Eltern wissen gar nicht, dass sie beim Fernsehen beide gleichzeitig Nägel kauen.

Sie sagen auch gern voraus, was in der nächsten Sendung passiert. Ich bin mir nicht sicher, aber Max' Eltern müssen in der dritten Klasse Mrs Gosk als Lehrerin gehabt haben, die lässt nämlich bei dem Buch, das sie vorliest, ihre Schüler immer voraussagen, und Voraussagen scheint die Lieblingsbeschäftigung von Max' Eltern zu sein. Ich mache auch gern Voraussagen, denn dann muss ich nur warten, um zu wissen, ob ich recht habe. Max' Mom sagt gern voraus, dass sich was Gutes ereignen wird, auch wenn alles schlecht aussieht. Ich sage normalerweise voraus, dass es ganz schlimm endet, und manchmal habe ich auch recht, besonders wenn wir Filme gucken.

Darum bin ich heute Abend auch so aufgeregt wegen Graham. Ich muss immer ans Schlimmste denken.

An manchen Abenden muss ich im Sessel sitzen, denn dann sitzt Max' Dad neben Max' Mom und legt den Arm um sie, und sie drückt sich ganz fest an ihn, und sie lächeln. Solche Abende mag ich, weil ich weiß, sie sind glücklich, gleichzeitig komme ich mir aber auch ein bisschen ausgeschlossen vor. Als würde ich nicht dazugehören. Manchmal gehe ich an solchen Abenden einfach weg, besonders wenn sie sich eine Sendung ohne Geschichte anschauen wie zum Beispiel die, in der man entscheiden soll, wer am besten singt, und der Gewinner dann einen Preis bekommt.

Eigentlich finde ich ja, es macht mehr Spaß, herauszufinden, wer am schlechtesten singt.

Max' Mom und Dad bleiben ziemlich lange still. Sie isst, und er liest. Die einzigen Geräusche sind das Klappern von Gabel und Messer auf dem Teller. So leise ist Max' Mom eigentlich nie, außer wenn sie will, dass Max' Dad als Erster was sagt. Normalerweise hat sie jede Menge zu erzählen, aber manchmal, wenn sie sich streiten, wartet sie gern ab, ob Max' Dad als Erster redet. Das hat sie mir zwar nie gesagt, aber ich habe die beiden schon so lange beobachtet, dass ich es eben weiß.

Ich weiß nicht, worüber sie sich heute Abend streiten, und darum ist es fast wie Fernsehen gucken. Ich weiß, dass sie bald streiten werden, aber nicht, worüber. Das ist wie ein Quiz. Ich sage mal voraus, dass es etwas mit Max zu tun haben wird, denn darüber streiten sie am meisten.

Als sie fertig gegessen hat, sagt Max' Mom endlich etwas. »Hast du mal überlegt, zum Arzt zu gehen?«

Max' Dad seufzt. »Meinst du wirklich, wir sollten?« Er schaut nicht von seiner Zeitschrift hoch, was ein schlechtes Zeichen ist.

»Jetzt sind es zehn Monate.«

»Ich weiß, aber zehn Monate ist ja nicht lang. Früher

hatten wir ja auch keine Probleme.« Jetzt schaut er Max' Mom an.

»Ich weiß«, erwidert sie. »Aber wie lang sollen wir denn noch warten? Ich will keine ein oder zwei Jahre mehr warten, bevor wir mit jemandem reden und sich dann herausstellt, dass es ein Problem gibt. Ich würde es lieber gleich wissen, damit wir was dagegen tun können.«

Max' Dad verdreht die Augen. »Ich finde, zehn Monate ist nicht lang. Scott und Melanie haben fast zwei Jahre gebraucht. Erinnerst du dich?«

Max' Mom seufzt. Ich weiß nicht recht, ob sie traurig ist oder frustriert oder sonst was.

»Ich weiß«, sagt sie. »Es kann aber nicht schaden, einfach mal mit jemandem zu reden. Oder?«

»Ja.« Jetzt klingt er verärgert. »Ich fände es ja okay, wenn wir bloß reden müssten. Aber mit einem Arzt reden hilft ja nichts, wenn wir ein Problem haben. Die werden doch Tests machen wollen. Es sind erst zehn Monate.«

»Willst du es denn nicht wissen?«

Max' Dad antwortet nicht. An Max' Stelle würde seine Mom jetzt die Frage wiederholen, aber manchmal beantworten Erwachsene Fragen ja dadurch, dass sie gar keine Antwort geben. Ich glaube, das macht Max' Dad jetzt gerade.

Als er endlich was sagt, beantwortet er ihre erste Frage statt ihrer letzten. »Okay, dann gehen wir eben zum Arzt. Machst du einen Termin?«

Max' Mom nickt. Ich dachte eigentlich, sie wäre froh, weil Max' Dad sich bereit erklärt hat, zum Arzt zu gehen, sie sieht aber trotzdem traurig aus. Auch Max'

Dad sieht traurig aus, aber keiner von beiden schaut den anderen an. Kein einziges Mal. Es ist, als wären zwischen ihnen hundert Esstische statt bloß einem.

Mir ist auch traurig zumute wegen der beiden.

Wenn sie einfach Fernsehen geguckt hätten, wäre das alles überhaupt nicht passiert.

11. Kapitel

Ich erzähle Max, dass ich wieder mal nach Tommy Swinden schauen will. Er hat nichts dagegen, denn er hat heute früh Stinkerchen gemacht, braucht mich zur Klokontrolle also erst wieder in der Mittagspause. Und Mrs Gosk hat den Tag damit angefangen, dass sie der ganzen Klasse was vorgelesen hat. Max findet es toll, wenn Mrs Gosk vorliest. Dann konzentriert er sich so auf ihre Stimme, dass er alles andere vergisst und wahrscheinlich auch gar nicht merkt, dass ich weg bin.

Ich gehe nicht in Tommy Swindens Klasse, sondern ins Klassenzimmer von Mrs Pandolfe. Aber ich gehe ungern, weil ich Angst davor habe, was ich dort vorfinde. Oder nicht vorfinde.

Ich betrete ihr Klassenzimmer, das viel aufgeräumter und ordentlicher ist als das von Mrs Gosk. Alle Schulbänke stehen in perfekt ausgerichteten Reihen, und auf Mrs Pandolfes Pult türmen sich keine Berge von Papieren. Es ist fast zu reinlich.

Ich schaue mich suchend im Raum um. Graham ist nicht da. Ich sehe in der Ecke hinter dem Bücherregal und in der Garderobe nach. Dort ist sie auch nicht.

Die Kinder sitzen in ihren Reihen und schauen wie

gebannt auf Mrs Pandolfe, die vor der Klasse steht, auf einen Kalender zeigt und über Datum und Wetter redet. Das Flipchartpapier mit der Wörterliste für diese Woche ist weg.

Ich sehe Meghan. Sie sitzt fast ganz hinten im Klassenzimmer und hat die Hand gehoben. Sie will Mrs Pandolfes Frage nach der Anzahl der Tage im Oktober beantworten.

Die Antwort weiß ich: Es sind einunddreißig.

Graham sehe ich nicht.

Ich will zu Meghan hinübergehen und fragen, ob sie gestern Abend aufgehört hat, an ihre imaginäre Freundin zu glauben.

»Hast du aufgehört, an das Mädchen mit den Stachelhaaren zu glauben, das dir Gesellschaft geleistet hat, als du nicht richtig sprechen konntest und sich alle über dich lustig gemacht haben?«

»Hast du deine Freundin vergessen, als du das Stottern vergessen hast?«

»Hast du überhaupt gemerkt, dass sie allmählich verblasst ist?«

»Hast du meine Freundin umgebracht?«

Meghan kann mich nicht hören. Ich bin ja nicht ihr imaginärer Freund. Ihre imaginäre Freundin ist Graham.

War Graham.

Dann sehe ich sie. Sie steht bloß ein paar Schritte von Meghan entfernt, fast ganz hinten im Klassenzimmer. Aber ich kann sie kaum sehen, habe glatt durch sie hindurchgeschaut, direkt durch bis zu den Fenstern, und es nicht mal gemerkt. Es ist, als hätte jemand vor langer Zeit ihr Bild ans Fenster gemalt, das jetzt ganz verblichen und blass ist. Ich hätte sie wohl gar nicht bemerkt, wenn sie nicht gezwinkert hätte. Die Bewegung sah ich zuerst. Nicht sie.

»Ich hätte nicht gedacht, dass du mich siehst«, sagt Graham.

Ich weiß nicht, was ich sagen soll.

»Schon gut«, sagt Graham. »Ich weiß, wie schwer ich zu sehen bin. Als ich heute Morgen die Augen aufgemacht habe, konnte ich zuerst meine Hände gar nicht sehen. Ich dachte schon, ich wäre verschwunden.«

»Ich wusste nicht, dass du schläfst«, sage ich.

»Ja, klar. Du nicht?«

»Nein«, antworte ich.

»Was machst du denn dann, wenn Max schläft?«

»Ich hocke bei seinen Eltern rum, bis die schlafen gehen«, sage ich. »Dann gehe ich spazieren.«

Ich erzähle ihr nicht von meinen Besuchen in der Tankstelle an der Ecke und von Doogies Restaurant und vom Krankenhaus und vom Polizeirevier. Ich habe keinem meiner imaginären Freunde von meinen Besuchen erzählt. Die gehören mir, finde ich. Die sind meine ganz eigene Spezialangelegenheit.

»Wow«, sagt Graham, und zum ersten Mal fällt mir auf, dass auch ihre Stimme allmählich schwindet. Sie klingt schwach und dünn, wie durch eine Tür. »Ich wusste gar nicht, dass du nicht schlafen musst. Da tust du mir aber leid.«

»Wieso?«, frage ich. »Wozu soll Schlaf denn gut sein?«

»Wenn man schläft, träumt man.«

»*Du* träumst?«, frage ich.

»Natürlich«, sagt Graham. »Gestern Nacht hab ich geträumt, Meghan und ich wären Zwillingsschwestern.

Wir spielten zusammen im Sandkasten, und meine Finger berührten den Sand. Ich konnte ihn in den Händen halten und durch die Finger rieseln lassen, so wie Meghan es macht.«

»Ich kann gar nicht glauben, dass du träumst«, sage ich.

»Und ich kann gar nicht glauben, dass du nicht träumst.«

Eine Weile sagt keiner was.

Vor der Klasse steht ein Junge namens Norman und erzählt von seinem Besuch im Gefängnis von Old Newgate. Weil ich weiß, was ein Gefängnis ist, merke ich, dass Norman flunkert. Kinder dürfen gar keine Gefängnisse besuchen. Ich kapiere aber nicht, wieso Mrs Pandolfe ihn nicht die Wahrheit sagen lässt. Wenn Mrs Gosk diese Geschichte hören würde, dann würde sie zu Norman sagen: »Schande! Schande! Schande! Jetzt kennt dich jedes Kind im Lande!« Und dann müsste Norman die Wahrheit sagen.

Norman hält einen Steinbrocken in der Hand und behauptet, der käme aus dem Gefängnis. Aus einer *Mine* würde er stammen, behauptet er. Das leuchtet aber auch nicht ein. Eine Mine ist eine Bombe, die Soldaten in der Erde vergraben, damit andere Soldaten drauftreten und sie explodiert. Max tut so, als würde er für seine Spielzeugsoldaten Minenfelder graben, daher weiß ich das. Wie sollte Norman also zu einem Steinbrocken aus einer Mine kommen?

Norman führt aber alle an der Nase herum, denn jetzt wollen die anderen Kinder in der Klasse den Steinbrocken anfassen, obwohl es bloß ein Steinbrocken ist, den er wahrscheinlich heute Morgen auf dem Spielplatz gefunden hat. Und wenn er den Stein tatsächlich auf einer Mine gefunden hat, ist es doch immer noch bloß ein Stein. Wozu also die ganze Aufregung? Mrs Pandolfe muss ihren Schülern sagen, sie sollen »sich hinsetzen und sich beruhigen«. Wenn Mrs Gosk will, dass ihre Kinder sich beruhigen, sagt sie: »Lasst euch nicht auf die Palme bringen.« Ich habe keine Ahnung, was das heißt, aber es klingt witzig.

Mrs Pandolfe sagt allen, sie sollen sich wieder hinsetzen, und verspricht, dass jeder den Steinbrocken mal halten darf, sie müssten sich aber gedulden.

Es ist bloß ein blöder Steinbrocken, will ich schreien.

Der ganze Quatsch läuft ab, während meine Freundin am Sterben ist.

»Wann ist das Diktat dran?«, frage ich schließlich.

»Als Nächstes, glaub ich«, sagt Graham. Ihre Stimme ist sogar noch dünner als vorher. Jetzt hört es sich an, als würde sie hinter drei Türen stehen. »Normalerweise hält sie den Test gleich nach der Erzählrunde ab.«

Graham hat recht. Nachdem Norman mit seiner Lügenstory über den angeblichen Gefängnisausflug fertig ist und jeder Gelegenheit gehabt hat, seinen blöden Steinbrocken anzufassen, teilt Mrs Pandolfe endlich das linierte Papier für das Diktat aus.

Ich stehe ganz hinten, während Graham beim Test neben Meghan steht. Ich kann sie kaum noch sehen. Wenn sie still steht, verschwindet sie fast vollständig.

Ich stehe dahinten und hoffe, dass Meghan wenigstens einen Fehler macht. Obwohl Meghan in Rechtschreibung ganz mies ist, sagte Graham, dass sie in einigen Tests auch alle Wörter richtig geschrieben hätte.

Wenn sie heute keinen Fehler macht, bleibt uns keine Zeit mehr für einen neuen Plan.

Graham könnte jeden Moment verschwinden, ahne ich.

Da geschieht es. Mrs Pandolfe sagt *Riese*, und Meghan schreibt das Wort auf ihr Papier. Gleich beugt Graham sich herüber, deutet darauf und sagt etwas. Meghan hat das Wort falsch geschrieben, vermutlich nur mit *i* statt mit *ie*. Mir wird ganz schwummrig, als ich sehe, wie sie das Wort ausradiert und wieder hinschreibt.

Drei Wörter später passiert wieder das Gleiche, diesmal bei dem Wort *Überraschung*. Als der Test schließlich beendet ist, hat Graham Meghan geholfen, fünf Wörter richtig zu schreiben, und ich warte bloß darauf, dass das Verblassen sich zurückbildet. Ich rechne damit, dass ich sie innerhalb von Minuten auch dann sehen kann, wenn sie sich nicht bewegt. Jeden Augenblick kann es sein, dass meine Freundin wieder ganz wird. Wieder in Sicherheit ist.

Ich warte.

Graham wartet.

Der Test ist vorbei. Wir sitzen an dem Tischchen hinten im Klassenzimmer und mustern einander. Ich warte auf den Augenblick, in dem ich aufspringen und rufen kann: »Es klappt! Du kommst wieder zurück!«

Mrs Pandolfe ist jetzt bei Mathe, und wir warten immer noch.

Es passiert aber nichts. Ich meine sogar, Graham wird noch blasser. Sie sitzt direkt vor mir, und ich kann sie kaum sehen.

Vielleicht sollte ich meinen Augen nicht trauen. Die

spielen mir bestimmt einen Streich. Aber dann begreife ich: Es ist wahr. Graham wird immer blasser und blasser, wird zusehends durchsichtiger und durchsichtiger.

Ich kann es ihr aber nicht sagen. Ich will ihr nicht sagen, dass der Plan nicht funktioniert hat, denn er hätte ja funktionieren sollen. Er musste funktionieren.

Tat er aber nicht. Graham verschwindet. Sie ist schon fast weg.

»Es hat nicht funktioniert«, unterbricht sie schließlich die Stille. »Ich merke es. Ist schon okay.«

»Es hätte funktionieren müssen«, sage ich. »Wegen dir hat sie all die Wörter richtig buchstabiert. Sie braucht dich. Das weiß sie jetzt. Es hätte funktionieren müssen.«

»Hat es aber nicht«, gibt Graham zurück. »Das merk ich doch. Ich kann es fühlen.«

»Tut es weh?«

Kaum ausgesprochen, tut mir die Frage leid. Ich bereue, dass ich sie gestellt habe, denn ich habe sie wegen mir selbst gestellt. Und nicht wegen meiner Freundin.

»Nein«, erwidert Graham, »überhaupt nicht.« Sie ist schwer zu erkennen, doch ich glaube, sie lächelt. »Es fühlt sich an, als würde ich davonschweben. Als wäre ich frei.«

»Da muss doch noch was anderes zu machen sein«, sage ich.

Es klingt panisch. Ich kann nichts dafür. Ich komme mir vor wie auf einem Schiff, das im Meer versinkt, und es gibt keine kleinen Boote, die mich retten könnten.

Ich glaube, Graham schüttelt den Kopf, weiß es aber nicht genau. Sie ist jetzt so schwer zu sehen.

»Da muss doch was zu machen sein«, wiederhole ich. »Warte. Du hast gesagt, Meghan fürchtet sich im Dunkeln. Dann sag ihr doch, unter ihrem Bett wohnt ein Monster, und das kommt bloß bei Nacht raus, und dass sie bloß wegen dir noch nicht gefressen wurde. Sag ihr, dass du sie jede Nacht vor dem Monster beschützt und dass sie gefressen wird, wenn du stirbst.«

»Budo, das kann ich nicht.«

»Es ist total fies, ich weiß, aber du wirst sterben, wenn du's nicht tust. Du musst es versuchen.«

»Ist schon okay«, sagt Graham. »Ich bin bereit zu gehen.«

»Was soll das heißen, du bist bereit zu gehen? Wohin denn? Weißt du, was passiert, wenn du verschwindest?«

»Nein, aber es ist okay«, wiederholt sie. »Was auch immer geschieht, für mich wird alles gut, und für Meghan wird alles gut.«

Ich kann sie jetzt kaum noch hören.

»Du musst es versuchen, Graham. Geh rüber und sag ihr, dass sie dich braucht. Erzähl ihr von dem Monster unterm Bett!«

»Das ist es nicht, Budo. Es hat nichts damit zu tun, dass Meghan mich braucht. Wir haben uns geirrt. Meghan wird eben größer. Erst bin ich dran, dann kommt die Zahnfee, und nächstes Jahr ist es der Weihnachtsmann. Sie ist jetzt ein großes Mädchen.«

»Die Zahnfee ist nicht real, du aber schon! Kämpfe, Graham. Kämpfe! Bitte! Verlass mich nicht!«

»Du warst ein guter Freund, Budo, aber ich muss jetzt gehen. Ich setze mich jetzt neben Meghan. Meine letzten paar Minuten will ich mit ihr verbringen. Neben meiner Freundin sitzen. Das ist das Einzige, worüber ich wirklich traurig bin.«

»Was?«

»Dass ich sie nicht mehr anschauen kann. Sie aufwachsen sehen. Ich werde Meghan so sehr vermissen.« Sie schweigt ein Weilchen, dann sagt sie noch: »Ich liebe sie so sehr.«

Ich fange an zu weinen. Zuerst kapiere ich es gar nicht, weil ich vorher noch nie geweint habe. Meine Nase ist plötzlich ganz mit Rotz verstopft, und meine Augen fühlen sich nass an. Mir wird ganz warm und traurig. So tieftraurig. Ich komme mir vor wie ein Schlauch mit einem Knick drin, der gleich loslegt und überallhin Wasser versprüht. Ich habe das Gefühl, gleich brechen die Tränen aus mir hervor. Aber ich bin froh, dass ich weine, denn mir fehlen die Worte, um Graham Adieu zu sagen, und ich weiß, ich muss. Graham ist schon bald weg, ich werde meine Freundin verlieren. Ich will Adieu sagen und ihr auch sagen, wie sehr ich sie liebe, weiß aber nicht, wie, und hoffe, dass meine Tränen es für mich sagen.

Graham steht auf und nickt mir lächelnd zu. Dann geht sie zu Meghan hinüber. Sie setzt sich neben sie und flüstert ihr ins Ohr. Ich glaube nicht, dass Meghan sie noch hören kann. Meghan hört Mrs Pandolfe zu und lächelt.

Ich stehe auf. Ich gehe zur Tür. Ich will gehen. Ich will nicht hier sein, wenn Graham verschwindet. Ich schaue mich noch einmal um. Meghan hat wieder die Hand gehoben, um eine Frage zu beantworten. Ohne Stottern. Graham sitzt noch hinter ihr, auf einem Erstklässlerstühlchen. Ich kann sie jetzt kaum noch sehen.

Würde Mrs Pandolfe das Fenster aufmachen und einen Windstoß reinlassen, dann würde das wahrscheinlich ausreichen, um das letzte Restchen von Graham vollends wegzuwehen.

Bevor ich hinausgehe, schaue ich noch einmal hin. Graham lächelt immer noch. Sie schaut Meghan unverwandt an, reckt den Hals, um dem kleinen Mädchen ins Gesicht zu sehen. Und lächelt.

Ich drehe mich um. Ich lasse meine Freundin zurück.

12. Kapitel

Mrs Gosk unterrichtet gerade Mathe. Die Kinder sitzen im Raum verteilt, würfeln und zählen mit den Fingern ab. Ich brauche ein Weilchen, bis ich in allen Ecken des Raumes nachgeschaut habe, aber Max ist nicht hier. Das ist gut. Max hasst diese Spiele. Er hasst es, zu würfeln und zu hören, wie die Kinder kreischen, wenn sie zwei Sechser würfeln. Er will einfach bloß seine Rechenaufgaben lösen und in Ruhe gelassen werden.

Ich bin mir nicht sicher, wo Max gerade sein soll. Vielleicht im Lernzentrum bei Mrs McGinn oder Mrs Patterson, er könnte aber auch bei Mrs Hume im Büro sein. Es ist schwer, ihm auf der Spur zu bleiben, weil er den ganzen Tag über so viele verschiedene Lehrer hat. Ich kann auch nicht gut ablesen, wie spät es ist, wenn es eine Uhr mit Zeigern ist. Bei Mrs Gosk im Klassenzimmer gibt es aber bloß diese Art von Uhr.

In Mrs Humes Büro sehe ich zuerst nach, weil das Mrs Gosks Raum am nächsten ist. Da ist Max aber nicht. Mrs Hume redet gerade mit der Rektorin über einen Jungen, der sich ganz nach Tommy Swinden anhört, bloß dass der Danny heißt und in der zweiten Klasse ist. Die Rektorin klingt besorgt. Als sie über Danny redet, benutzt sie dreimal das Wort *Situation.* Wenn Erwachsene oft *Situation* sagen, bedeutet das, dass es ziemlich ernst ist.

Die Rektorin heißt Mrs Palmer und ist eine ältere Dame, die Kinder ungern bestraft oder ihnen Strafen androht. Deshalb redet sie mit Mrs Hume auch viel über *alternative Methoden*, um Schüler dazu zu bringen, sich gut zu betragen. Sie meint, wenn sie ein Kind wie Tommy dazu kriegt, freiwillig im Kindergarten mitzuhelfen, dann lernt er bestimmt gutes Betragen.

Ich glaube, es wird Tommy Swinden bloß die Gelegenheit geben, zu noch viel kleineren Kindern fies zu sein.

Mrs Hume findet Mrs Palmer verrückt, aber das sagt sie ihr nicht. Allerdings habe ich schon mehr als einmal gehört, wie sie es zu anderen Lehrerinnen sagte. Mrs Hume meint, wenn Mrs Palmer einen wie Tommy Swinden öfter einsperren würde, dann würde der vielleicht gar nicht erst versuchen, kleineren Kindern wie Max auf dem Klo eins auf die Kugel zu geben.

Ich finde, Mrs Hume hat recht.

Max' Mom sagt, der einfache Weg ist nicht immer der richtige. Ich glaube nicht, dass Mrs Palmer diese Lektion schon gelernt hat.

Ich gehe ins Lernzentrum hinüber, um dort nachzusehen, aber auch da ist Max nicht. Mrs McGinn kümmert sich gerade um einen Jungen namens Gregory. Gregory ist Erstklässler und hat eine Krankheit mit sogenannten Anfällen. Er muss die ganze Zeit einen Helm tragen, falls er einen Krampf bekommt und dabei auf den Kopf fällt. Seine Krämpfe sind wie eine Mischung aus Meghans Tobsuchtsanfällen und Max' Blockaden.

Wenn ich herausgekriegt hätte, wie sie Meghan bei ihren Tobsuchtsanfällen helfen könnte, dann wäre Graham vielleicht noch da. Vielleicht macht sich Meghan gar nichts aus Rechtschreibung. Vielleicht hätten wir etwas viel Größeres hinkriegen sollen als bloß ein Diktat.

Vermutlich ist Max auf der Toilette neben dem Schwesternzimmer und hat doch noch ein Bonus-Stinkerchen gemacht. Dann ist er bestimmt stinksauer. Dann musste er nämlich zwei Tage hintereinander an die Tür klopfen.

Im Kloraum ist Max aber auch nicht. Der ist leer.

Jetzt mache ich mir doch Sorgen.

Der einzige andere Ort, wo Max sein könnte, ist Mrs Riners Büro, aber zu seiner Logopädin geht er bloß dienstags und donnerstags. Vielleicht ist er aus irgendeinem besonderen Grund heute bei ihr. Vielleicht muss Mrs Riner nächsten Dienstag auf eine Hochzeit und kann sich nicht mit Max treffen. Es ist der einzige Ort, wo er sonst noch sein könnte. Mrs Riners Büro liegt aber auf der anderen Seite des Schulgebäudes, und um dorthin zu kommen, muss ich an Mrs Pandolfes Klassenzimmer vorbei.

Drei volle Minuten habe ich nicht an Graham gedacht, und es ging mir schon besser. Jetzt frage ich mich, ob Graham schon vollständig verschwunden ist. Wenn ich am Klassenzimmer vorbeikomme, überlege ich, ob ich reinschauen soll und sie vielleicht noch hinter Meghan sitzen sehe. Vielleicht sehe ich bloß ein paar büschelige Überbleibsel von meiner Freundin.

Ich will abwarten, bis Max wieder in Mrs Gosks Klassenzimmer ist, obwohl ich mich ja in Mrs Riners Klasse mit ihm treffen soll. Es würde ihn riesig freuen, mich zu sehen, und ehrlich gesagt, mich auch. Während ich Graham verschwinden sehe, sehne ich mich mehr denn je danach, Max zu sehen, auch wenn das bedeutet, an Mrs Pandolfes Klassenzimmer vorbeizumüssen.

So weit komme ich aber gar nicht.

Gerade als ich an der Turnhalle vorbeigehe, die die Klassen der kleinen Kinder von denen der großen trennt, sehe ich Max. Durch eine Flügeltür, die nach draußen führt, betritt er gerade das Schulgebäude. Das verstehe ich nicht. Es ist doch nicht Pausenzeit, und durch die Tür geht es auch nicht zum Spielplatz, sondern auf den Parkplatz und die Straße hinaus. Ich habe noch nie ein Kind durch diese Tür gehen sehen.

Mrs Patterson kommt hinter ihm herein. Bevor sie das Gebäude betritt, bleibt sie stehen und schaut nach links und nach rechts, als würde sie damit rechnen, dass neben der Tür jemand wartet.

»Max!«, sage ich, und er dreht sich um und sieht mich.

Er sagt nichts, weil er weiß, dass Mrs Patterson dann anfängt zu fragen. Wenn sie ihn nach mir fragen, reden manche Erwachsene mit Max wie mit einem Kleinkind. Sie sagen: »Ist Budo denn gerade bei uns?«, und: »Gibt es etwas, was Budo mir gern sagen will?«

»Ja«, sage ich dann immer zu Max. »Sag ihnen, ich würde ihnen gern eins auf die Schnauze geben.«

Macht er aber nie.

Und dann gibt es Erwachsene, die Max anschauen, als ob er krank wäre, wenn er ihnen von mir erzählt. Als ob was nicht stimmt mit ihm. Manchmal sehen sie so aus, als hätten sie ein bisschen Angst vor ihm.

Wir unterhalten uns also fast nie vor anderen miteinander, und wenn ihn jemand von Weitem mit mir reden sieht, auf dem Spielplatz oder im Bus oder auf dem Klo, dann behauptet Max einfach, er würde mit sich selber reden.

»Wo warst du?«, frage ich, obwohl ich weiß, dass Max nicht antworten wird.

Er schaut hinaus in Richtung Parkplatz und kriegt ganz große Augen, was mir sagt: Wo auch immer er war, es war gut.

Wir steuern auf Mrs Gosks Klassenzimmer zu, Mrs Patterson vorneweg. Kurz vor der Tür zum Klassenzimmer bleibt Mrs Patterson stehen, dreht sich um und sieht Max an. Dann beugt sie sich zu ihm herunter, auf Augenhöhe.

»Du weißt ja, was ich gesagt habe, Max. Ich will nur dein Bestes. Manchmal glaube ich, ich bin die Einzige, die weiß, was für dich am besten ist.«

Da bin ich mir nicht sicher, aber ich glaube, das Letzte sagte Mrs Patterson mehr zu sich selbst als zu Max.

Sie will noch etwas sagen, als Max sie unterbricht. »Wenn Sie mir immer wieder das Gleiche sagen, das stinkt mir. Dann denke ich nämlich, Sie denken, ich bin nicht schlau.«

»Entschuldige«, erwidert Mrs Patterson. »Das hab ich nicht gemeint. Du bist der schlauste Junge, den ich kenne. Ich werde es nicht wieder sagen.«

Sie schweigt, und ich merke, dass sie darauf wartet, dass Max etwas sagt. Das kommt oft vor. Max fallen Pausen nicht auf. Wenn jemand mit ihm spricht und dann aufhört, in der Erwartung, dass Max etwas sagt, dann wartet er einfach. Wenn es keine Frage zu beantworten gibt und er nichts sagen will, dann wartet er einfach. Schweigen ist ihm nicht peinlich und unangenehm, so wie anderen Leuten.

Schließlich sagt Mrs Patterson wieder etwas. »Danke, Max. Du bist wirklich ein schlauer und ganz reizender junger Mann.«

Obwohl ich glaube, dass Mrs Patterson die Wahrheit sagt, dass sie Max wirklich schlau und reizend findet, hat sie das gleiche Babygeschwätz wie manche Leute, wenn sie zu Max etwas über mich sagen. Sie klingt gekünstelt, weil sie so klingt, als wollte sie echt sein, anstatt einfach echt zu sein.

Ich mag Mrs Patterson überhaupt nicht.

»Wo warst du denn heute mit Mrs Patterson?«, frage ich.

»Kann ich dir nicht sagen. Ich hab versprochen, es geheim zu halten.«

»Vor mir hast du aber doch noch nie was geheim gehalten.«

Max grinst. Es ist kein richtiges Lächeln, aber das, was Max in der Richtung eben zustande bringt. »Noch nie hat jemand gesagt, ich soll ein Geheimnis behalten. Das ist mein erstes.«

»Ist es ein schlimmes Geheimnis?«, will ich wissen.

»Was meinst du damit?«

»Hast du was angestellt? Oder hat Mrs Patterson was angestellt?«

»Nein.«

Ich überlege einen Moment. »Hast du jemandem geholfen?«

»So ungefähr, ist aber ein Geheimnis.« Max grinst wieder und bekommt ganz große Augen. »Mehr kann ich dir nicht sagen.«

»Du willst es mir wirklich nicht sagen?«

»Nein. Ist ein Geheimnis. Mein erstes Geheimnis.«

13. Kapitel

Heute ist Max nicht zur Schule gegangen. Es ist Halloween, und an Halloween geht Max nicht zur Schule. Die Masken, die die Kinder während der Halloween-Partys tragen, machen ihm Angst. Im Kindergarten blockierte Max einmal, nachdem er einen Jungen namens JP mit Spiderman-Maske aus dem Klo kommen sah. Es war das erste Mal, dass er in der Schule blockierte, und die Lehrerin wusste nicht, was sie machen sollte. Ich glaube, ich habe noch nie so eine verstörte Lehrerin gesehen.

In der ersten Klasse schickten ihn seine Eltern an Halloween dann zur Schule, in der Hoffnung, Max wäre inzwischen herausgewachsen. *Herausgewachsen* heißt, seine Eltern wussten nicht so recht, was sie machen sollten, also machten sie überhaupt nichts und hofften bloß, die Dinge hätten sich geändert, weil Max ja größer geworden war und größere Turnschuhe trug.

Aber kaum setzte das erste Kind eine Maske auf, war Max wieder blockiert.

Letztes Jahr blieb er an Halloween zu Hause, und heute auch. Max' Dad nahm sich frei, damit sie den Tag gemeinsam verbringen können. Er rief seinen Chef an und meldete sich krank. Ein Erwachsener muss nicht krank sein, um sich krank zu melden, aber wenn ein Schulkind zu Hause bleiben möchte, muss es krank sein.

Oder sich vor Halloween-Masken fürchten.

Wir gehen ins Pfannkuchenhaus an der Autobahn. Max mag das Pfannkuchenhaus. Es ist eins von seinen vier Lieblingsrestaurants. Max isst überhaupt nur in vier Restaurants.

Liste von Max' vier Lieblingsrestaurants:

1. Das internationale Pfannkuchenhaus
2. Wendy's (Bei Burger King kann Max nicht mehr essen, weil sein Vater ihm mal eine Geschichte über einen Kunden erzählt hat, der ein Fischbrötchen mit einer Gräte drin gegessen hat, und jetzt macht Max sich Sorgen, dass im Burger King seines Vaters in allem Gräten drin sind.)
3. Max Burger (Es gibt tatsächlich ein paar Max-Restaurants mit Namen wie Max Fisch und Max Zentral, und Max findet es toll, dass sie so heißen wie er. Weil seine Eltern mit ihm aber als Erstes im Max Burger waren, will er jetzt bloß noch dort essen.)
4. Ein Lokal namens Der Mops an der Ecke

Wenn Max in ein neues Restaurant geht, kann er nicht essen. Manchmal blockiert er dann sogar. Schwer zu erklären, warum. Für Max sind die Pfannkuchen im Internationalen Pfannkuchenhaus an der Autobahn Pfannkuchen, die Pfannkuchen in dem Diner gegenüber aber keine. Auch wenn sie genauso aussehen und vermutlich genauso schmecken, sind sie für Max eine vollkommen andere Speise. Er würde einem erzählen, dass die Pfannkuchen im Diner gegenüber zwar Pfannkuchen sind, aber nicht seine Pfannkuchen.

Wie gesagt, es ist schwer zu erklären.

»Willst du heute mal Pfannkuchen mit Blaubeeren probieren?«, fragt Max' Dad.

»Nein«, erwidert Max.

»Okay«, sagt Max' Dad. »Dann vielleicht nächstes Mal.«

»Nein.«

Wir sitzen ein Weilchen still da und warten aufs Essen. Max' Dad blättert die Speisenkarte durch, obwohl er sein Essen schon bestellt hat. Die Bedienung hat die Speisenkarten hinter die Sirupflasche geklemmt, als Max und sein Dad fertig bestellt hatten, aber kaum war sie weg, zog Max' Dad wieder eine Karte hervor. Ich glaube, er möchte was zum Angucken haben, wenn er nicht weiß, was er sagen soll.

Max und ich spielen Wettglotzen. Das machen wir oft.

Er gewinnt das erste Spiel. Ich werde abgelenkt, als die Bedienung ein Glas mit Orangensaft fallen lässt.

»Freust du dich, dass du heute schulfrei hast?«, fragt Max' Vater, als wir gerade wieder ein Wettglotzen starten. Ich werde von seiner Stimme aufgeschreckt und muss zwinkern.

Wieder gewinnt Max.

»Ja«, sagt Max.

»Willst du heute Abend mal um die Häuser ziehen und Süßes oder Saures kriegen?«

»Nein.«

»Du musst dich nicht maskieren, wenn du nicht willst«, sagt Max' Dad. »Du musst überhaupt kein Kostüm tragen.«

»Nein.«

Sein Dad wird manchmal ganz traurig, wenn er mit Max spricht. Das kann ich ihm ansehen, und ich merke es auch an seiner Stimme. Je mehr sie reden, desto schlimmer wird es. Dann lässt er die Schultern hängen, und das Kinn sinkt ihm auf die Brust. Als ob er denkt, er ist schuld an Max' einsilbigen Antworten. Als wäre es ihm vorzuwerfen, dass Max nicht reden will. Aber Max redet nun mal bloß, wenn er was zu sagen hat, egal wer man ist, wenn man ihm also bloß lauter Ja- oder Nein-Fragen stellt, kriegt man eben bloß Ja- oder Nein-Antworten.

Max weiß nicht, wie man einfach nur so quatscht.

Eigentlich will Max auch gar nicht wissen, wie man einfach nur so quatscht.

Wir sitzen wieder schweigend da, und Max' Dad guckt in die Speisenkarte.

Da betritt ein imaginärer Freund das Restaurant, gleich hinter einem Elternpaar und einem kleinen Mädchen mit roten Haaren und Sommersprossen. Der imaginäre Freund sieht mir tatsächlich sehr ähnlich. Er sieht fast wie ein Menschfreund aus, bloß dass seine Haut gelb ist. Nicht bloß ein bisschen gelb, sondern so gelb, als hätte ihn jemand mit dem gelbsten Gelb angemalt, das sich finden ließ. Auch fehlen ihm Augenbrauen, was bei imaginären Freunden ziemlich häufig vorkommt. Ansonsten könnte er aber auch als Menschwesen durchgehen, wenn ihn außer dem Rotschöpfchen und mir jemand sehen könnte.

»Ich geh mal die Küche kontrollieren«, sage ich zu Max. »Mal gucken, ob sie sauber ist.«

Das mache ich oft, wenn ich mich ein bisschen umschauen will. Max mag es, wenn ich mich vergewissere, dass alles schön sauber ist.

Er nickt und trommelt mit den Fingern ein Muster auf den Tisch.

Ich gehe zu dem gelben Jungen hinüber, der sich neben das Mädchen gesetzt hat. Sie sind auf der anderen Seite des Restaurants, wo Max mich nicht sehen kann.

»Hallo«, sage ich. »Ich heiße Budo. Möchtest du dich ein bisschen unterhalten?«

Der gelbe Junge ist so verdattert, dass er fast von der Bank purzelt. Das erlebe ich oft.

»Du kannst mich sehen?«, sagt der gelbe Junge.

Er hat eine Kleinmädchenstimme, was bei imaginären Freunden ebenfalls oft vorkommt. Anscheinend stellen sich Kinder ihre imaginären Freunde nie mit tiefen Stimmen vor. Es ist wahrscheinlich leichter, sich eine Stimme wie die eigene vorzustellen.

»Ja«, sage ich. »Ich kann dich sehen. Ich bin wie du.«

»Wirklich?«

»Ja.«

Den Ausdruck *imaginärer Freund* benutze ich nicht, weil ihn nicht jeder imaginäre Freund kennt, und manche kriegen auch Angst, wenn sie ihn zum ersten Mal hören.

»Mit wem redest du?«

Das ist das kleine Mädchen. Sie ist etwa drei oder vier Jahre alt. Von unserem Gespräch hat sie den Teil des kleinen gelben Jungen mitbekommen.

Ich sehe den panischen Ausdruck in seinen Augen. Er weiß nicht, was er sagen soll.

»Sag ihr, du hättest mit dir selber geredet«, rate ich.

»Entschuldige, Alexis. Hab mit mir selber geredet.«

»Kannst du aufstehen und weggehen?«, frage ich. »Bist du dazu imstande?«

»Ich muss auf die Toilette«, sagt der gelbe Junge zu Alexis.

»Okay«, sagt Alexis.

»Okay was?«, fragt die Frau, die Alexis gegenübersitzt. Bestimmt ihre Mom. Die beiden sehen sich dermaßen ähnlich. Rote Haare und Sommersprossen im Doppelpack.

»Dass Jo-Jo Pipi machen gehen kann«, sagt Alexis.

»Aha«, sagt Alexis' Dad. »Jo-Jo geht also Pipi machen, hm?«

Alexis' Dad benutzt Babysprache. Ich kann ihn schon gleich nicht leiden.

»Komm mir hinterher«, sage ich und führe Jo-Jo durch die Küche, eine Treppe hinunter und ins Kellergeschoss.

Ich habe das Lokal bereits ausgekundschaftet. Bei bloß drei Restaurants, bei einem holen wir das Essen nämlich nur, ist es nicht schwer, alle zu kennen. Rechts gibt es einen Tiefkühlraum und links einen Vorratsraum, obwohl es eigentlich kein richtiger Raum ist, bloß ein Bereich mit Gitter drum herum. Das Gitter geht vom Fußboden bis zur Decke. Ich passiere durch die Gittertür und setze mich auf eine der Kisten auf der anderen Seite.

»Wow!«, staunt Jo-Jo. »Wie hast du denn das gemacht?«

»Kannst du nicht durch Türen passieren?«

»Weiß ich nicht.«

»Wenn du könntest, würdest du es wissen«, sage ich. »Ist schon okay.«

Ich passiere durch die Tür wieder zurück und setze mich auf einen Plastikeimer in der Ecke neben der Treppe. Jo-Jo bleibt noch ein Weilchen am Gitter stehen. Er starrt es verwundert an und streckt die Hand danach aus, um es zu berühren. Ganz langsam bewegt er die Hand darauf zu, als hätte er Angst, einen Stromschlag verpasst zu bekommen. Seine Hand verharrt, aber ohne die Stäbe zu berühren. Es ist nicht das Gitter, das ihn am Eintreten hindert. Es ist die Vorstellung von einem Gitter.

Auch das habe ich schon gesehen. Aus dem gleichen Grund falle ich auch nicht durch den Fußboden durch. Wenn ich gehe, hinterlasse ich keine Fußabdrücke, weil ich den Boden eigentlich gar nicht berühre. Ich berühre die Vorstellung von einem Boden.

Einige Vorstellungen, wie etwa Fußböden, sind so stark, dass imaginäre Freunde nicht durchpassieren können. Niemand stellt sich einen imaginären Freund vor, der durch den Fußboden rutscht und verschwindet. Im Kopf eines kleinen Kindes ist die Vorstellung vom Fußboden zu stark. Zu permanent. So wie Wände.

Ein Glück für uns.

»Setz dich«, sage ich und deute auf ein Fass.

Jo-Jo tut es.

»Ich heiße Budo. Tut mir leid, dass ich dir Angst gemacht habe.«

»Schon okay. Du siehst eben so real aus.«

»Ich weiß«, sage ich.

Weil ich so real aussehe, habe ich schon viele imaginäre Freunde erschreckt, wenn sie merken, dass ich mit ihnen rede. Dass jemand ein imaginärer Freund ist, merkt man normalerweise an der gelben Haut oder den fehlenden Augenbrauen.

Meistens sehen sie ganz und gar nicht nach einem Menschwesen aus.

Ich schon. Ich sehe real aus. Darum kann ich anderen schon ein bisschen Angst machen.

»Kannst du mir sagen, was jetzt los ist?«, will Jo-Jo wissen.

»Was weißt du schon?«, frage ich. »Fangen wir damit an, was du schon weißt, und ich setze dann die fehlenden Stückchen ein, die ich weiß.« Beim ersten Mal redet man mit einem imaginären Freund am besten so.

»Okay«, sagt Jo-Jo. »Aber was soll ich erzählen?«

»Wie lange bist du denn schon am Leben?«

»Weiß ich nicht. Ein Weilchen.«

»Mehr als ein paar Tage?«, frage ich.

»O ja.«

»Mehr als ein paar Wochen?«

Jo-Jo überlegt einen Augenblick. »Weiß ich nicht.«

»Okay«, sage ich. »Also wahrscheinlich ein paar Wochen. Hat dir jemand gesagt, was du bist?«

»Mom sagt, ich bin Alexis' imaginärer Freund. Das sagt sie nicht zu Alexis, ich habe aber gehört, wie sie es zu Dad gesagt hat.«

Ich muss schmunzeln. Viele imaginäre Freunde halten ihre menschlichen Eltern auch für ihre Eltern.

»Okay«, sage ich. »Dann weißt du es also. Du bist ein imaginärer Freund. Die einzigen, die dich sehen können, sind Alexis und andere imaginäre Freunde.«

»Bist du auch einer?«

»Ja.«

Jo-Jo beugt sich näher zu mir. »Bedeutet das, wir sind nicht real?«

»Nein«, sage ich. »Es bedeutet bloß, dass wir auf eine andere Art real sind. Auf eine Art, die Erwachsene nicht verstehen, und darum nehmen sie einfach an, wir sind imaginär.«

»Woher kommt es, dass du durch Türen passieren kannst und ich nicht?«

»Wir können das, was sich unsere Menschfreunde für uns vorstellen. Mein Freund hat sich vorgestellt, dass ich so aussehe und durch Türen gehen kann. Alexis hat sich vorgestellt, dass deine Haut gelb ist und du nicht durch Türen gehen kannst.«

»Oh.«

Es ist die Art von *Oh*, die heißen soll: »Da hast du mir gerade was ganz Tolles erklärt.«

»Gehst du wirklich aufs Klo?«, will ich wissen.

»Nein. Das sag ich bloß zu Alexis, wenn ich mich ein bisschen umschauen will.«

»Darauf wäre ich auch gern gekommen.«

»Gibt es denn imaginäre Freunde, die aufs Klo gehen?«, fragt er.

Ich muss lachen. »Ich habe jedenfalls noch keine getroffen.«

»Oh.«

»Vielleicht gehst du jetzt lieber wieder zu Alexis«, sage ich. Max fragt sich wahrscheinlich auch schon, wo ich eigentlich stecke.

»Oh, okay. Kann ich dich wiedersehen?«

»Wahrscheinlich nicht. Wo wohnst du?«

»Weiß ich nicht«, sagt er. »In dem grünen Haus.«

»Versuch mal, eure Adresse rauszukriegen, falls du je verloren gehst. Vor allem, weil du ja nicht durch Türen passieren kannst.«

»Was meinst du damit?«, fragt er. Er sieht besorgt aus. Zu Recht.

»Du musst aufpassen, dass sie dich nicht dalassen. Steig unbedingt immer gleich ein, sobald die Autotür aufgemacht wird. Sonst fahren sie womöglich ohne dich weg.«

»Das würde Alexis nicht tun.«

»Alexis ist ein kleines Kind. Sie ist nicht der Chef. Ihre Eltern sind die Chefs, und die denken, du bist nicht real. Also musst du für dich selber sorgen. Okay?«

»Okay«, sagt er, doch er hört sich so klein an, wenn er spricht. »Ich würde dich so gern wiedersehen.«

»Max und ich kommen oft hierher. Vielleicht sehen wir uns hier wieder. Okay?«

»Okay.« Es klingt fast wie ein Wunsch.

Ich stehe auf und will eigentlich wieder zu Max gehen. Aber Jo-Jo sitzt immer noch auf dem Eimer.

»Budo«, fragt er. »Wo sind meine Eltern?«

»Hä?«

»Meine Eltern«, sagt er. »Alexis hat Eltern, aber ich nicht. Alexis sagt, es sind auch meine Eltern, aber die können mich ja nicht sehen und hören. Wo sind meine Eltern? Die, die mich sehen können?«

»Wir haben keine Eltern«, erkläre ich ihm. Ich würde ihm gern was Besseres sagen, aber es gibt nichts Besseres. Als ich es sage, sieht er traurig aus. Verstehe ich, mich macht es ja auch traurig. »Darum musst du ja für dich selber sorgen«, sage ich.

»Okay«, sagt er, bleibt aber auf dem Eimer sitzen und starrt auf seine Füße.

»Wir müssen jetzt gehen. Okay?«

»Okay.« Endlich steht er auf. »Du wirst mir fehlen, Budo.«

»Du mir auch.«

Exakt um 21.28 Uhr fängt Max an zu schreien. Das weiß ich, weil ich auf die Uhr schaue und darauf warte, dass es 21.30 Uhr wird, und Max' Eltern auf meine wöchentliche Lieblingssendung umschalten.

Ich weiß nicht, wieso er schreit, aber ich weiß, dass es nicht normal ist. Er ist nicht aus einem Albtraum aufgewacht und hat auch keine Spinne gesehen. Das hier ist kein normaler Schrei. Wahrscheinlich blockiert er jetzt gleich, ganz egal, wie schnell seine Eltern die Treppe hochrennen.

Dann höre ich es.

Von der Vorderseite des Hauses her kommen drei dumpfe Schläge. Treffen das Haus. Vielleicht gab es auch schon einen Schlag, bevor Max angefangen hat zu schreien. Im Fernsehen lief gerade Werbung, und Werbesendungen sind laut.

Dann höre ich wieder zwei Schläge, dann das Geräusch von zersplitterndem Glas. Ein Fenster. Ich glaube, eine Fensterscheibe ist zerbrochen. Das Fenster in Max' Zimmer ist zerbrochen. Keine Ahnung, woher ich das weiß, aber ich weiß es. Max' Eltern sind schon im Obergeschoss, und ich höre, wie sie über den Flur zu Max' Zimmer laufen.

Ich sitze immer noch im Polstersessel und bin auch kurz blockiert. Nicht so wie Max, aber bei dem ganzen

Geschrei und Geknalle und zersplitternden Glas werde ich ganz starr und weiß nicht, was ich tun soll.

Max sagt, ein guter Soldat funktioniert *unter Druck gut.* Ich funktioniere nicht gut unter Druck. Unter Druck funktioniere ich schlecht. Ich weiß nicht, was ich machen soll.

Dann weiß ich es.

Ich stehe auf und gehe zur Haustür. Ich passiere durch und trete auf die Veranda hinaus. Ich erhasche gerade noch einen Blick auf einen Jungen, als der hinter dem Haus gegenüber verschwindet. Es ist das von den Tylers. Mr und Mrs Tyler sind alt und haben keine kleinen Jungs, also weiß ich, dass dieser Junge ihren hinteren Garten bloß benutzt, um zu flüchten. Ich überlege einen Moment, ob ich ihn verfolgen soll, aber das ist nicht nötig.

Ich weiß, wer es ist.

Auch wenn ich ihn einhole, könnte ich ja nichts ausrichten.

Ich drehe mich um und schaue mir das Haus an, erwarte, Löcher zu entdecken. Und vielleicht Funken und Feuer. Da sind aber bloß Eier. Am Rahmen von Max' Schlafzimmerfenster laufen Eierschalen und Eigelb herunter. Und sein Fenster ist kaputt. Ein Teil der Scheibe ist weg.

Ich höre Max nicht mehr schreien.

Er ist blockiert.

Wenn er blockiert ist, wird nicht geschrien.

Wenn Max blockiert, kann ihm keiner helfen. Dann reibt seine Mom ihm den Arm oder streichelt ihm übers Haar, aber ich glaube, das hilft bloß seiner Mom, damit die sich besser fühlt. Max bemerkt es nicht mal, glaube ich. Nach einiger Zeit löst Max sich dann auch wieder von selber. Und obwohl Max' Mom sich sorgt, dass das *hier die schlimmste Episode ist, die Max je hatte,* ist es nicht so, dass Max mal mehr oder mal weniger blockiert. Er blockiert einfach. Das Einzige, was sich immer wieder ändert, ist bloß, wie lange er blockiert ist. Weil noch nie jemand sein Zimmerfenster kaputt gemacht hat und auch noch nie Scherben auf seinem Bett gelandet sind, während er geschlafen hat, wird er diesmal wohl eine ganze Weile blockiert bleiben.

Wenn Max blockiert ist, sitzt er mit eng angezogenen Knien da, schaukelt vor und zurück und macht so ein Jammergeräusch. Obwohl seine Augen offen stehen, können sie anscheinend nichts sehen. Hören kann er eigentlich auch nichts. Einmal hat Max mir erzählt, wenn er blockiert, hört er zwar die Leute um sich herum, aber sie klingen wie aus einem Fernseher im Nachbarhaus – ganz künstlich und weit weg.

So ähnlich, wie Graham sich vor ihrem Verschwinden anhörte.

Ich kann also gar nichts sagen oder tun, um zu helfen.

Deshalb gehe ich zur Tankstelle. Nicht, weil ich gemein bin. Ich werde hier einfach nicht gebraucht.

Ich warte noch ab, bis die Polizei auftaucht und Max' Eltern eine Menge Fragen stellt. Der Polizeibeamte, viel kleiner und dünner als die Polizisten im Fernsehen, macht ein paar Fotos vom Haus und vom Fenster und von Max' Zimmer und schreibt alles auf einen kleinen Notizblock. Er will von Max' Eltern wissen, ob sie eine Ahnung haben, wieso jemand unser Haus mit Eiern bewerfen wollte, und sie verneinen.

»Halloween«, meint Max' Dad. »Werden da nicht viele Leute mit Eiern beworfen?«

»Denen schmeißt man aber nicht mit Steinen die Fenster kaputt«, erwidert der kleine Polizeibeamte. »Außerdem sieht es so aus, als hätte der Eierwerfer absichtlich auf das Fenster Ihres Sohnes gezielt.«

»Woher soll der denn wissen, dass es das Fenster von Max war?«, fragt seine Mom.

»Sie sagten doch, es war voll mit *Star-Wars*-Aufklebern«, erwiderte der kleine Polizist. »Stimmt's?«

»Ah, ja.«

Die Frage hätte sogar ich beantworten können.

»Hat Max gerade mit jemandem Ärger in der Schule?«, will der Polizist wissen.

»Nein«, sagte Max' Dad so schnell, dass Max' Mom gar nicht zu Wort kommt. Als habe er Angst, sie was sagen zu lassen. »Max ist gut in der Schule. Da gibt's überhaupt keine Probleme.«

Außer, dass er einem Pausenhofschläger auf den Kopf gekackt hat.

14. Kapitel

Die Tankstelle liegt sechs Blocks weiter am anderen Ende der Straße und hat durchgehend geöffnet. Weil sie wie der Lebensmittelladen und die andere Tankstelle weiter unten nie zumacht, mag ich sie auch so gern. Ich kann mitten in der Nacht rausgehen und treffe immer noch Leute, die wach sind. Wenn ich eine Liste meiner Lieblingsorte auf der Welt machen würde, dann würde Mrs Gosks Klassenzimmer gewinnen, aber an zweiter Stelle käme wahrscheinlich die Tankstelle.

Wenn ich heute Abend durch die Tür komme, haben Sally und Dee gerade Dienst. Normalerweise ist Sally ein Mädchenname, aber hier ist Sally ein Junge.

Graham kommt mir in den Sinn, meine Freundin mit dem Jungennamen.

Einmal habe ich Max gefragt, ob Budo normalerweise ein Jungenname ist. Er hat Ja gesagt, dabei aber die Stirn gerunzelt, und darum glaube ich, er war sich nicht sicher.

Sally ist noch dünner und kleiner als der Polizist von heute Abend. Er ist fast winzig. Ich glaube nicht, dass Sally sein richtiger Name ist. Ich glaube, die Leute nennen ihn so, weil er kleiner ist als die meisten Mädchen.

Dee steht im Gang mit den Süßwaren und Twinkies und füllt Schokoriegel und Twinkies nach. Twinkies sind kleine gelbe Kuchen, die die Leute kindisch finden, die aber alle gern essen, und darum füllt Dee das Regal mit den Twinkies neu auf. Ihr Haar ist immer zu so kleinen Löckchen zusammengewickelt, und sie kaut Kaugummi. Ständig kaut sie Kaugummi. Es ist, als würde sie mit dem ganzen Körper kauen, und wenn sie kaut, ist alles in Bewegung. Dee ist glücklich und verärgert, immer beides gleichzeitig. Sie ärgert sich über einen Haufen Kleinigkeiten, lächelt aber immer, wenn sie deswegen herumbrüllt. Das macht sie einfach gern: herumbrüllen und sich beschweren, aber ich glaube, das Herumbrüllen und Sichbeschweren macht sie glücklich.

Ich finde sie witzig und mag sie total gern. Wenn ich eine Liste von allen Menschwesen außer Max machen würde, mit denen ich mich gern mal unterhalten würde, dann würde Mrs Gosk wahrscheinlich gewinnen, Dee aber auch.

Sally steht, in der Hand ein Klemmbrett, hinter dem Verkaufstresen und tut so, als würde er die Schachteln mit den Zigaretten zählen, die in einem Plastikkasten über seinem Kopf hängen. Aber eigentlich guckt er in den kleinen Fernseher auf dem hinteren Tresen. Das macht er andauernd. Ich kann nicht genau erkennen, welche Sendung es ist, es kommen aber Polizisten drin vor, wie in den meisten Fernsehsendungen.

Ein Kunde ist im Laden, ein älterer Mann, der hinten bei den Getränkekühlschränken herumschlendert und durch die Scheibe nach der richtigen Flasche Limonade oder Saft Ausschau hält. Er ist kein Stammkunde. Ein Stammkunde ist jemand, der andauernd zur Tankstelle kommt.

Mancher sogar jeden Tag.

Dee und Sally haben nichts gegen die Stammkunden, aber Dorothy, die manchmal in den Nachtstunden auch dort arbeitet, kann die Stammkunden nicht leiden. Sie sagt: »Die Gammler können doch überall rumhängen, wieso ausgerechnet in einer gottverlassenen Tankstelle?«

Ich bin ja wohl auch Stammkunde. Ich könnte mich überall rumtreiben, komme aber ausgerechnet hierher.

Mir egal, was Dorothy denkt. Ich finde es toll hier. Seit ich angefangen habe, nachts von Max wegzugehen, war dies der erste Ort, an dem ich mich sicher gefühlt habe.

Dass ich mich sicher gefühlt habe, lag an Dee.

Ich stehe gerade bei Dee drüben, als ihr auffällt, dass Sally gar nicht arbeitet. »He, Sally! Hörst du jetzt auf, an dir rumzufummeln, und machst die Inventur fertig?«

Sally hält die Hand hoch und deutet mit dem Mittelfinger auf Dee. Das macht er oft. Früher dachte ich immer, er würde die Hand heben, weil er etwas fragen will, so wie Max, wenn er Mrs Gosk was fragen will, oder wie Meghan, als ich Graham zum letzten Mal gesehen habe. Aber ich glaube, es bedeutet mehr als das, denn Sally scheint nie eine Frage zu haben. Manchmal deutet Dee auch mit dem Mittelfinger auf ihn und sagt *Leck mich* dazu. Das ist ein unanständiger Ausdruck, das weiß ich, weil Cissy Lamont in der Schulkantine mal erwischt wurde, als sie es zu Jane Feber sagte und deswegen eine Menge Ärger bekam. Wenn Sally und

Dee das machen, ist es fast wie Abklatschen ohne Berührung. Es ist aber anscheinend was Ungezogenes, wie zum Beispiel jemandem, den man nicht mag, die Zunge rauszustrecken, denn Sally macht es nur, wenn Dee gemein zu ihm ist. Er macht es aber nie, wenn ein Kunde mal gemein ist, dabei habe ich Kunden erlebt, die zehnmal gemeiner sind als Dee. Ich werde also immer noch nicht ganz schlau daraus.

Max kann ich nicht fragen, weil er ja nicht weiß, dass ich hierherkomme.

Eigentlich mögen sich Sally und Dee aber wirklich sehr. Aber immer wenn ein Kunde im Laden ist, tun sie so, als würden sie sich streiten. Nichts Schlimmes. Max' Mom würde es keifen nennen oder zanken, was bedeutet, dass man sich streitet, ohne dass Gefahr besteht, dass man sich am Ende des Streits gegenseitig hasst. Das machen Sally und Dee: Sie keifen und zanken. Aber sobald der Kunde geht, sind sie wieder nett zueinander. Wenn jemand zuschaut, ziehen sie eben gern eine Schau ab.

Max würde das nie begreifen. Er hat Schwierigkeiten, zu verstehen, dass man sich in unterschiedlichen Situationen unterschiedlich verhalten muss.

Letztes Jahr war Joey mal zum Spielen bei ihm zu Hause, und Max' Mom sagte: »Wollt ihr Jungs vielleicht gern Max' Videospiele spielen?«

»Ich darf erst nach dem Abendessen Videospiele spielen«, sagte Max.

»Nein, Max, das ist okay. Joey ist hier. Du darfst spielen.«

»Ich darf erst nach dem Abendessen Videospiele spielen, und bloß eine halbe Stunde.«

»Es ist okay, Max«, sagte seine Mom. »Du hast Besuch. Heute ist es anders.«

»Ich darf vor dem Abendessen keine Videospiele spielen.«

So ging es zwischen Max und seiner Mom hin und her, bis Joey schließlich meinte: »Schon okay. Komm, wir gehen raus und spielen Fangen.«

Das war das letzte Mal, dass Max sich mit jemandem zum Spielen verabredete.

Als der Kunde geht, schalten Sally und Dee wieder auf nett um.

»Wie geht's deiner Ma?«, fragt Sally. Er zählt wieder Zigaretten ab, aber wahrscheinlich bloß, weil im Fernsehen gerade Werbung läuft.

»Ganz okay«, sagt Dee. »Aber als mein Onkel Diabetes hatte, haben sie ihm den Fuß amputiert, und jetzt mach ich mir Sorgen, dass sie das bei meiner Mom auch müssen.«

»Wieso denn das?«, fragt Sally und guckt ganz erschrocken.

»Schlechte Durchblutung. Hat sie ja schon ein bisschen. Da stirbt der Fuß dann ab, und sie müssen ihn abhacken.«

»Scheiße«, sagt Sally, und es hört sich so an, als könnte er kaum glauben, was Dee gerade gesagt hat.

Ich kann es auch nicht glauben.

Deswegen treibe ich mich so gern in der Tankstelle rum. Bevor ich in den Laden kam, hatte ich keine Ahnung, dass ein Fuß absterben und dann abgehackt werden könnte. Ich dachte, wenn ein Teil von einem Menschwesen stirbt, dann stirbt alles.

Ich muss Max mal fragen, was schlechte Durchblutung bedeutet, und dafür sorgen, dass er sich so was nicht einfängt. Und ich will wissen, wer *sie* sind.

Die Fußabhacker.

Während sie sich weiter über Dees Mutter unterhalten, kommt Pauley hereinspaziert. Pauley ist einer, der bei Walmart arbeitet und gern Rubbellose kauft. Ich liebe Rubbellose und finde es toll, wenn Pauley reinkommt, um sich welche zu kaufen. Er rubbelt sie nämlich immer gleich hier auf der Ladentheke frei, und wenn er gewinnt, gibt er Dee oder Sally oder Dorothy das Geld gleich wieder für neue Rubbellose.

Rubbellose sind wie winzig kleine Fernsehsendungen, noch kürzer als Werbesendungen, aber viel, viel besser. Jedes Rubbellos ist wie eine Geschichte. Man bezahlt einen Dollar und versucht, eine Million Dollar zu gewinnen, was ein Haufen Geld ist. Pauleys ganzes Leben könnte sich durch ein einziges Mal Rubbeln verändern. Innerhalb von einer Sekunde könnte er reich werden, was hieße, er müsste nicht mehr bei Walmart arbeiten und könnte mehr Zeit hier verbringen. Und wenn ich hier bin, kann ich ihm zusehen, wie er rubbelt. Ich beuge mich über seine Schulter und schaue zu, wie die kleinen Späne mit seiner Glücksmünze von der Karte gewischt werden.

Pauley hat zwar nie mehr als fünfhundert Dollar gewonnen, aber selbst die haben ihn sehr glücklich gemacht. Er versuchte, so zu tun, als wäre nichts Besonderes passiert, kriegte aber knallrote Backen und konnte kaum stillhalten. Er scharrte unruhig mit den Füßen und rieb die Hände aneinander wie ein Kindergartenkind, das ganz dringend mal Pipi muss.

An manchen Tagen glaube ich, Pauley wird den

Hauptpreis gewinnen. Er kauft so viele Rubbellose, dass er irgendwann einfach mal gewinnen muss.

Ich fürchte, dass er gewinnt, wenn ich nicht da bin, und ich es dann erst später von Dee und Sally erfahre.

Pauley sagt, wenn er mal ganz groß abräumt, werden wir ihn nie wiedersehen, aber das nehme ich ihm nicht ab. Ich glaube, Pauley findet es nirgendwo besser als in der Tankstelle. Wieso sollte er sonst jeden Abend herkommen, sich Rubbellose und einen Kaffee kaufen und ein Stündchen bleiben? Ich glaube, Sally und Dee und sogar Dorothy sind Pauleys Freunde, auch wenn Sally und Dee und Dorothy es gar nicht wissen.

Dee weiß es aber, glaube ich. Das merke ich einfach an der Art, wie sie mit Pauley redet. Ich glaube nicht, dass sie Pauleys Freundin sein will, aber sie muss es einfach sein. Wegen Pauley.

Deshalb ist Dee auch mein Lieblingsmensch auf der Welt, außer Max und seiner Mom und seinem Dad. Und vielleicht noch Mrs Gosk.

Ich schaue zu, wie Pauley zehn Lose freirubbelt. Er gewinnt gar nichts, und jetzt hat er kein Geld mehr.

»Morgen ist Zahltag«, sagt er. »Bin 'n bisschen knapp bei Kasse.«

Mit der Masche bittet Pauley um einen Gratiskaffee. Dee sagt, er soll sich eine Tasse nehmen. Während Pauley an seinem Kaffee nippt, steht er neben der Ladentheke und schaut mit Sally zusammen fern, der nicht mal mehr so tut, als würde er Zigaretten zählen. Es ist kurz vor elf Uhr abends, was heißt, dass die Sendung bestimmt bald zu Ende ist, und das ist bei einer Fernsehsendung die Zeit, wo man auf keinen Fall was verpassen darf. Die ersten zehn Minuten kann man sich ruhig schenken, aber die letzten zehn Minuten darf man nicht verpassen, weil da nämlich all die guten Sachen passieren.

»Ich schwör dir, wenn du die gottverdammte Glotze nicht ausmachst, sag ich Bill, er soll sie wegschmeißen«, schimpft Dee.

»Noch fünf Minuten!« Sally wendet den Blick nicht vom Bildschirm. »Dann schalt ich aus. Versprochen.«

»Hab doch ein Herz«, sagt Pauley.

Als die Sendung zu Ende ist (ein cleverer Polizist schnappt den dummdreisten Schurken), macht sich Sally wieder ans Zählen, Pauley trinkt seinen Kaffee vollends aus, wartet ab, bis zwei andere Kunden gegangen sind, und verabschiedet sich dann. Er macht groß Winkewinke, bleibt einen Augenblick an der Tür stehen, als wollte er gar nicht gehen (will er nie, glaube ich), und teilt uns dann mit, dass er morgen wiederkommt.

Irgendwann sollte ich Pauley mal folgen. Um zu sehen, wo er wohnt.

Es ist immer noch Halloween, und obwohl es spät ist und die meisten Kinder schon im Bett sind, bin ich nicht überrascht, als ein Mann mit einer Maske hereinkommt. Es ist eine Teufelsmaske. Rot mit zwei Plastikhörnern obendrauf. Weiter hinten im Laden füllt Dee gerade das Regal mit Heftpflastern, Aspirin und kleinen Zahnpastatuben auf. Weil sie am Boden kniet, sieht sie den Mann in der Teufelsmaske nicht hereinkommen. Sally zählt Rubbellose ab. Der Mann in der Teufelsmaske kommt durch die Tür gleich neben Sally und tritt an den Tresen.

»Tut mir leid, aber Masken sind im Laden nicht gestattet. Das ist eine – «

Offenbar wollte Sally noch was sagen, verstummt aber plötzlich. Irgendwas stimmt da nicht.

»Mach die Kasse auf und her mit dem Geld, sonst puste ich dir deine Scheißbirne weg.«

Es ist die Stimme von dem Teufelsmann. Der hat eine Waffe in der Hand. Schwarz und silbern ist die und sieht schwer aus. Er hält sie auf Sallys Gesicht gerichtet. Ich weiß, dass die Kugel mir nichts anhaben kann, ducke mich aber trotzdem weg. Ich habe Angst. Die Stimme von dem Teufelsmann klingt laut, obwohl sie gar nicht laut ist.

Als ich mich wegducke, richtet sich Dee, die Zahnpastatuben in der Hand, neben mir auf. Wir begegnen einander auf halber Strecke, und als unsere Gesichter sich blitzschnell treffen, will ich ihr sagen, sie soll stehen bleiben. Sich wegducken.

»Was ist denn los?« Dee reckt den Kopf über die Regale.

Dann höre ich es krachen. Einen Knall, so laut, dass mir die Ohren davon wehtäten, falls sie wehtun könnten. Unwillkürlich stoße ich einen Schrei aus. Keinen langen, eher einen abrupten, überraschten Schrei. Noch bevor er verhallt, fällt Dee, als würde sie zurückgestoßen, gegen ein Regal mit Kartoffelchips. Als sie beim Rückwärtsfallen eine Drehung macht, sehe ich das Blut auf ihrer Bluse. Das hier ist nicht wie Fernsehen. Auf ihrer Bluse ist Blut, aber sie hat auch winzige Tröpfchen im Gesicht und auf den Armen. Überall ist Rot. Und Dee sagt gar nichts. Sie fällt einfach mit dem Gesicht voraus in die Kartoffelchips, während um sie herum kleine Tuben mit Zahnpasta niederprasseln.

»Scheiße!«

Das ist der Mann. Der Teufelsmann. Nicht Sally. Es klingt nicht verärgert: *Scheiße*. Es klingt erschrocken: *Scheiße*.

»Scheiße! Scheiße!«

Diese beiden letzten Male schreit er es. Er hat immer noch Angst, hört sich aber auch so an, als könnte er gar nicht glauben, was er da sieht. Als wäre er plötzlich ohne Vorwarnung zum Schurken in einer Fernsehsendung geworden.

»Aufstehen!«

Das schreit er auch. Jetzt ist er wütend. Ich denke, er redet mit mir, und stehe auf. Er redet aber gar nicht mit mir. Dann meine ich, er redet mit Dee, die vom Regal mit den Kartoffelchips auf den Boden gerutscht ist. Er redet aber auch nicht mit Dee. Er ruft in Richtung Tresen und versucht, darüberzulinsen. Aber der Tresen ist zu hoch, er steht auf einem Podest, und man muss drei Stufen hochsteigen, um dahinter zu gelangen. Sally ist auf der anderen Seite, glaube ich, am Boden. Aber von da, wo er steht, kann ihn der Teufelsmann nicht sehen.

»Scheiße!«, schreit er wieder, dann knurrt er, macht kehrt und rennt los. Er macht die Tür auf, durch die er vorhin hereingekommen ist, bevor Dee geblutet hat, und rennt hinaus in die Dunkelheit.

Ich stehe da und sehe ihn wegrennen. Dann höre ich Dee, die vor mir am Boden liegt. Sie keucht wie Corey Topper, der Volleyballstar, wenn er einen Asthmaanfall hat. Ihre Augen stehen offen. Es sieht so aus, als würde sie mir direkt in die Augen schauen, doch sie kann meine Augen nicht sehen. Irgendwie könnte ich schwören, dass sie es doch kann. Dass sie mich direkt anschaut. Sie sieht so verängstigt aus. Das hier ist kein Fernsehen. So viel Blut.

»Dee ist angeschossen«, sage ich, und gleich ist mir ein kleines bisschen wohler, denn angeschossen ist viel, viel besser als tot. »Sally!«, rufe ich ganz laut.

Aber Sally kann mich nicht hören.

Ich laufe zum Tresen hinüber, steige die drei Stufen hoch und schaue dahinter. Sally liegt am Boden. Er zittert. Zittert sogar noch mehr als Max, wenn er blockiert. Erst glaube ich, Sally wäre auch angeschossen, aber dann fällt mir wieder ein, dass ich ja bloß einen Knall gehört habe.

Sally ist nicht angeschossen. Sally blockiert. Er muss das Krankenhaus verständigen, sonst stirbt Dee. Aber Sally blockiert.

»Steh auf!«, rufe ich Sally zu. »Beeil dich! Steh auf!«

Sally blockiert. Es ist genau wie bei Max. Er hat sich ganz klein zusammengerollt und zittert. Dee wird sterben, weil Sally sich nicht rührt und ich bloß zuschauen kann. Einer meiner liebsten Menschen auf der ganzen Welt blutet, und ich kann nichts machen.

Die Tür direkt neben mir geht auf. Der Teufelsmann ist wieder da. Ich rechne schon damit, gleich seine Waffe und die spitzen Hörner zu sehen, aber es ist gar nicht der Teufelsmann. Es ist Big Dan. Auch ein Stammkunde. Nicht so nett wie Pauley, aber normaler. Nicht so traurig. Dan kommt herein, und einen Augenblick meine ich, er schaut mich an. Das tut er auch: guckt direkt durch mich hindurch und ist verwirrt, weil er keinen sieht.

»Dan!«, rufe ich. »Dee ist angeschossen!«

»Hallo?« Big Dan schaut um sich. »He, Leute?«

Dee meldet sich ganz leise. Big Dan kann sie nicht sehen, weil sie hinter den Regalen am Boden liegt, und erst glaube ich, Big Dan hat sie gar nicht gehört. Dann schaut er in ihre Richtung und sagt: »Hallo?«

Dee meldet sich wieder ganz leise, und ich bin plötzlich glücklich, richtig glücklich. Dee lebt noch. Ich habe gerufen, Dee ist angeschossen, weil das besser war als zu sagen, Dee ist tot, und jetzt weiß ich, sie ist nicht tot. Sie macht so ein keuchendes Geräusch, und was noch besser ist: Sie versucht, Big Dan zu antworten. Das heißt, sie ist wach.

Big Dan geht zu dem Gang hinüber, wo Dee gefallen ist. Als er sie am Boden liegen sieht, sagt er: »O mein Gott! Dee!«

Big Dan handelt schnell. Schon während er in den Gang läuft und sich neben Dee hinkniet, klappt er sein Handy auf und tippt auf Tasten. Er verhält sich wie jeden Abend, wenn er an der Tankstelle hält und sich ein Doctor Pepper holt, um auf der Heimfahrt in einen Ort namens New Haven wach zu bleiben. Big Dan, der sich keinen Augenblick länger als nötig in der Tankstelle aufhält, aber immer freundlich ist.

Ich liebe Pauley und seine Rubbellose und wie er sich bemüht, seinen Kaffee möglichst langsam zu trinken, in einem Notfall wie diesem aber liebe ich Big Dan.

15. Kapitel

Die Rettungssanitäter nahmen Dee und Sally in zwei getrennten Wagen mit. Zuerst wurde Dee weggebracht, aber Sally gleich danach, obwohl er überhaupt nicht verletzt war. Ich versuchte, den Rettungssanitätern klarzumachen, dass Sally einfach bloß blockiert war, und dass keiner im Rettungswagen gefahren werden muss, bloß weil er blockiert ist, aber die konnten mich natürlich nicht hören.

Ein Rettungssanitäter mit Strubbelmähne benutzte ein altmodisches Handy mit langer Antenne, um jemandem im Krankenhaus mitzuteilen, dass sich Dee in kritischem Zustand befindet. Das bedeutet, dass Dee vielleicht sterben wird.

Die Polizei sperrte die Tankstelle, die ja eigentlich nie schließt, und nachdem man Dee und Sally weggebracht hatte, ging ich nach Hause.

Max ist immer noch blockiert. Weil sein Dad morgen früh um fünf arbeiten muss, ist er ins Bett gegangen. Max' Mom ist noch auf und sitzt auf einem Stuhl neben Max' Bett.

Meinem Stuhl.

Ich habe aber nichts dagegen. Ich will mich zu Max'

Mom setzen. Ich will, dass sie die ganze Nacht in Max' Zimmer bleibt. Ich habe gerade gesehen, wie meine Freundin mit einer echten Waffe und einer echten Kugel angeschossen wurde, und muss andauernd daran denken.

Ich wünschte, Max' Mom würde mir auch die Haare zurückstreichen und mich auf die Stirn küssen.

Am Samstagmorgen wacht Max auf. Seine Blockierung hat sich gelöst.

»Wieso sitzt du da?«

Ich glaube, er redet mit mir. Ich sitze am Fußende seines Betts. Die ganze Nacht habe ich dort gesessen, über Dee und Sally und den Teufelsmann nachgedacht und Max' Mom angestarrt, was guttat.

Aber Max redet gar nicht mit mir, sondern mit seiner Mutter. Sie ist in meinem Stuhl eingeschlafen und wacht von seiner Stimme auf. Sie schreckt hoch, als hätte jemand sie gezwickt.

»Was?« Sie schaut um sich, als wüsste sie nicht, wo sie ist.

»Wieso sitzt du da?«, fragt Max wieder.

»Max, du bist ja wach.«

Und dann ist es, als würden die Eier, die Steine, das kaputte Fenster und der blockierte Max sich plötzlich materialisieren und sie ausfüllen wie Luft einen Ballon. Sie schnellt vom Stuhl hoch, vollgepumpt und hellwach.

»Ich sitze hier, weil du dich gestern Abend so aufgeregt hast und ich dich nicht allein lassen wollte.«

Max schaut zum Fenster neben seinem Bett. Es ist mit Plastikfolie verhüllt, die Max' Dad gestern Abend dort angebracht hat.

»Ich war blockiert?«, fragt er.

»Ja«, meint seine Mutter. »Ein Weilchen schon.«

Max weiß, dass er blockiert war, fragt aber trotzdem immer nach. Keine Ahnung, wieso. Er leidet ja nicht unter Gedächtnisschwund, einer Krankheit, bei der das Gehirn abgeschaltet wird, sodass es nicht mehr aufnehmen kann, was jemand sieht oder tut. Im Fernsehen kommt das oft vor, und ich glaube, dass es das wirklich gibt, obwohl ich noch keinem begegnet bin, der Gedächtnisschwund hatte. Es ist, als würde Max eben ganz genau nachprüfen wollen, dass alles in Ordnung ist. Max ist ein großer Fan von genauem Nachprüfen.

»Wer hat mein Fenster kaputt gemacht?«, fragt er, den Blick immer noch auf die Plastikfolie gerichtet.

»Wissen wir nicht«, sagt seine Mom. »Wir glauben, es war ein Versehen.«

»Wie kann jemand aus Versehen mein Fenster kaputt machen?«

»Manche Kinder machen verrückte Sachen an Halloween«, meint seine Mom. »Gestern Abend haben sie unser Haus mit Eiern beworfen. Und mit Steinen.«

»Wieso?«

Am Tonfall seiner Stimme merke ich, dass Max schwer aufgeregt ist. Ich bin sicher, seine Mom merkt es auch.

»Das war ein Streich«, sagt sie. »Manche Kinder finden es okay, an Halloween Streiche zu verüben.«

»Verüben?«

»Streiche zu machen. Streiche zu spielen«, sagt sie. »Manchmal benutzt man dafür den Ausdruck *Streiche verüben.*«

»Aha.«

»Möchtest du Frühstück?«, will seine Mom wissen. Sie macht sich ständig Sorgen, dass Max auch genug isst, obwohl er jede Menge verdrückt.

»Wie spät ist es?«, fragt Max.

Max' Mom schaut auf ihre Armbanduhr. Weil es eine mit Zeigern ist, kann ich sie nicht gut lesen.

»Halb neun.« Sie sieht erleichtert aus.

Max kann nur vor neun frühstücken. Nach neun muss er bis zwölf warten, bevor er Mittag essen kann.

Das ist seine Regel. Nicht die von seiner Mom.

»Okay«, sagt Max. »Dann esse ich.«

Seine Mom geht hinaus, um Pfannkuchen zu machen und damit Max sich anzieht. Max frühstückt nicht im Schlafanzug. Auch das ist seine Regel.

»Hat Mom mich gestern Nacht geküsst?«, will Max wissen.

»Ja«, erwidere ich. »Aber bloß auf die Stirn.«

Ich will Max erzählen, dass der Teufelsmann gestern Nacht auf meine Freundin geschossen hat, aber ich kann nicht. Max soll nicht wissen, dass ich zur Tankstelle gehe, zum Diner, zur Polizeiwache und zum Krankenhaus. Es würde ihm, glaube ich, nicht gefallen, wenn er erfährt, wo ich überall hingehe. Er mag den Gedanken, dass ich die ganze Nacht neben ihm sitze oder zumindest irgendwo im Haus bin, falls er mich braucht. Er würde bestimmt sauer, wenn er wüsste, dass ich auch noch andere Freunde auf der Welt habe.

»War es ein langer Kuss?«, fragt Max.

Zum allerersten Mal ärgert mich diese Frage. Ich weiß, wie wichtig es für Max ist, zu erfahren, dass der Kuss seiner Mom nicht zu lang gedauert hat, aber so wichtig ist die Länge von einem Mamakuss ja auch wieder nicht. Es ist eine Kleinigkeit, im Vergleich zu Schusswaffen und Blut und Freunden im Krankenwagen, und er sollte mich eigentlich nicht jeden Tag danach fragen müssen. Weiß er denn nicht, dass ein langer Mamakuss nichts Schlimmes ist?

»Nö«, sage ich, wie immer. »Der war superkurz.«

Aber als ich es diesmal sage, lächle ich nicht. Ich runzle die Stirn. Zwischen zusammengebissenen Zähnen stoße ich es hervor.

Max bemerkt es nicht. Solche Sachen bemerkt er nie. Er schaut immer noch auf die Plastikhülle über dem Fenster.

»Weißt du, wer mein Fenster kaputt gemacht hat?«, fragt Max.

Ich weiß es, bin mir aber nicht sicher, ob ich es Max sagen soll. Ich weiß nicht, ob es ihn so beunruhigt wie die langen Küsse von seiner Mom und ob ich lügen soll. Ich bin immer noch sauer auf ihn, weil er sich Gedanken über die langen Küsse macht, und obwohl ich einerseits das Richtige für ihn tun will, will ich es andrerseits auch wieder nicht. Ich will Max nicht wehtun, bin aber auch nicht in Helferlaune.

Ich lasse mir zu viel Zeit mit meiner Antwort.

»Weißt du, wer mein Fenster kaputt gemacht hat?«, wiederholt Max seine Frage.

Weil er es hasst, wenn er mich etwas zweimal fragen muss, ist er jetzt auch noch wütend.

Ich entscheide mich für eine ehrliche Antwort, nicht weil das für Max am besten ist, sondern weil ich sauer bin und nicht lang überlegen will, was richtig ist.

»Es war Tommy Swinden«, sage ich. »Ich bin rausgerannt, nachdem ich dein Fenster zerbrechen hörte, und habe ihn weglaufen sehen.«

»Es war Tommy Swinden«, sagt Max.

»Ja. Es war Tommy Swinden.«

»Tommy Swinden hat mein Fenster kaputt gemacht und Eier auf unser Haus geschmissen.«

Das sagt Max zu seiner Mutter, während er seine Pfannkuchen isst. Ich kann es nicht fassen. Damit habe ich nicht gerechnet. Wie will er das denn erklären? Auf einmal bin ich nicht mehr sauer auf Max, sondern besorgt. Besorgt darüber, was er noch sagen wird. Jetzt ärgere ich mich über meine eigene Dummheit.

»Wer ist Tommy Swinden?«, fragt Max' Mom.

»Ein Junge, der in der Schule gemein zu mir ist. Der will mich umbringen.«

»Woher weißt du das?« Seine Mom hört sich nicht so an, als würde sie ihm glauben.

»Hat er mir gesagt.«

»Was genau hat er denn gesagt?« Sie wäscht weiter die Bratpfanne aus, und daran merke ich, dass sie ihm immer noch nicht glaubt.

»Er hat gesagt, er gibt mir was auf die Kugel«, sagt Max.

»Was heißt das denn?«

»Keine Ahnung, ist aber schlimm.« Max starrt auf seine Pfannkuchen, denn wenn Max isst, starrt er immer auf sein Essen.

»Woher weißt du, dass es schlimm ist?«, fragt seine Mom.

»Weil alles schlimm ist, was Tommy Swinden zu mir sagt.«

Eine Weile sagt seine Mom gar nichts, und ich glaube schon, sie vergisst die ganze Sache.

Dann sagt sie: »Woher weißt du, dass Tommy die Eier und Steine geschmissen hat?«

»Budo hat ihn gesehen.«

»Budo hat ihn gesehen.«

Diesmal ist es Max' Mom, die etwas sagt, was sich nicht nach einer Frage anhört, aber doch eine Frage ist.

»Ja«, sagt Max. »Budo hat ihn gesehen.«

»Okay.«

Ich komme mir vor wie der heiße Brei, um den man rumredet. Das ist ein Ausdruck, der bedeutet, dass zwei Leute über etwas Bescheid wissen, aber nicht drüber reden wollen. Max' Mom verwendet diesen Ausdruck oft, wenn sie mit seinem Dad über Max und seine *Diagnose* spricht.

Es hat ewig gedauert, bis ich herausbekam, was das bedeutet: um den heißen Brei rumreden.

Max und seine Mom essen eine Weile weiter, dann fragt seine Mom: »Ist Tommy Swinden in deiner Klasse?«

»Nein, in Mrs Parentis Klasse.«

»In der dritten?«

»Nein.« Max klingt genervt. Seine Mom müsste eigentlich wissen, findet er, dass Mrs Parenti nicht die Dritte unterrichtet, denn in seiner Welt ist es sehr wichtig, zu wissen, wer welche Klasse unterrichtet. »Mrs Parenti hat doch die Fünfte.«

»Aha.«

Dann sagt Max' Mom nichts mehr über Tommy Swinden, die Eier, die Steine, darüber, ob jemand eins auf die Kugel kriegt, und auch nicht über mich, und das ist schlecht. Es heißt nämlich, sie hat etwas vor.

Das spüre ich.

16. Kapitel

Samstag- und Sonntagnacht sind Dee und Sally immer noch nicht zurück. Stattdessen arbeitet dort jetzt ein Mann, den Dorothy Mr Eisner nennt. Ich habe Mr Eisner vorher noch nie gesehen, aber wenn er in der Nähe ist, kommt mir Dorothy immer etwas nervös vor. Sie reden kaum miteinander.

Mr Eisner erinnert mich an Max' Schulleiterin, Mrs Palmer. Die kleidet sich extravaganter als die meisten anderen Lehrerinnen, aber ich glaube nicht, dass sie die Kinder tatsächlich unterrichten könnte, falls sie mal eine Klasse übernehmen müsste.

Genauso ist Mr Eisner. Er trägt eine Krawatte und nimmt das Geld von den Kunden entgegen und füllt das Twinkie-Regal auf wie Dee, aber man merkt, dass er viel zu viel nachdenken muss bei dem, was er gerade macht, statt es einfach bloß zu machen.

Dee ist nicht tot. Das weiß ich, weil Stammkunden wie Pauley und Big Dan am Samstagabend hereinkamen, um sich nach Dee zu erkundigen. Die wären zwar sowieso gekommen, weil sie eben Stammkunden sind, aber sogar Big Dan hielt sich ein bisschen länger als sonst dort auf und fragte nach Dee. Mr Eisner redete kaum mit ihnen, und darum war es gar nicht so leicht, sich noch länger dort aufzuhalten. Alles fühlte sich anders an. Irgendwie nicht richtig.

Dee ist an einem Ort namens Intensiv. Ich glaube, das ist da, wo sie einen ganz intensiv beobachten und aufpassen, dass man nicht stirbt. Dorothy sagt, es ist gar nicht sicher, dass Dee *es schaffen wird*, was wohl heißt, sie könnte sterben.

Ich frage mich, ob sie wieder in die Tankstelle zurückkommt und ob ich sie je wiedersehen werde.

Ich hoffe es. Ich habe das Gefühl, alle verschwinden.

17. Kapitel

Ich mache mir Sorgen um Max. Heute ist Montag, und wir sind wieder in der Schule.

Ich glaube, Max' Mom hat für heute etwas geplant. Sie macht sich Sorgen wegen der Sache mit Tommy Swinden, und ich fürchte, sie macht es bloß noch schlimmer. Ich hoffe, dass das am Freitagabend Tommy Swindens Rache war und dass Max jetzt wieder sicher ist. Schon bevor er ihm auf den Kopf gekackt hat, hat er Tommy wegen dem Messer ganz schön Ärger gemacht, und deswegen meint Tommy vielleicht, er muss sich noch mehr an Max rächen. Wenn Max' Mom sich da einmischt, wird es bloß noch schlimmer.

Eltern sind wie Max. Die wissen nicht, wie man etwas in aller Stille erledigt.

Mrs Gosk ist heute richtig witzig. Sie hat eine Geschichte darüber geschrieben, wie es ist, wenn man ein Thanksgiving-Truthahn ist, und die liest sie der Klasse vor. Als sie im Zimmer herumläuft und beim Lesen Truthahnlaute ausstößt, schmunzelt sogar Max. Es ist kein Lächeln, aber fast. Mrs Gosk scharrt mit dem Fuß am Boden und schlägt mit den Armen wie mit Flügeln. Keiner kann den Blick von ihr losreißen.

Mrs Patterson kommt an die Tür zum Klassenzimmer und macht Max ein Zeichen, herzukommen. Es braucht eine Weile, bis Max auf sie aufmerksam wird, weil Mrs Gosk so witzig ist. Gleich guckt er grimmig, denke ich, denn Mrs Gosk ist noch nicht fertig mit ihrer Geschichte, aber Max macht ganz große Augen, als er Mrs Patterson sieht, und wird ganz aufgeregt. Ich verstehe das nicht.

Ich will eigentlich bei Mrs Gosk bleiben und sehen, was sie noch macht, folge stattdessen aber Max und Mrs Patterson über den Flur in Richtung Lernzentrum. Allerdings gehen Max und Mrs Patterson an der Stelle, wo wir links abbiegen sollten, geradeaus weiter, ohne dass Max was sagt. Das ist sogar noch überraschender, als dass Max von Mrs Gosk wegwollte, denn Max mag keine Veränderungen, und das hier ist definitiv eine Änderung unseres üblichen Wegs ins Lernzentrum. Außerdem ist es dumm, denn jetzt müssen wir um die Aula herum und an der Turnhalle vorbei, und dadurch ist der Weg doppelt so lang.

Aber dann bleiben wir an derselben Tür stehen, durch die ich Max und Mrs Patterson letzte Woche hereinkommen sah. Wir sind jetzt hinter der Aula, auf einem Flur, an dem keine Klassenzimmer oder Büros liegen. Trotzdem schaut Mrs Patterson sich nach links und rechts um, bevor sie die Tür aufmacht. Dann legt sie Max die Hand auf den Rücken, um ihn sanft nach draußen zu schieben. Max geht allein durch die Tür, aber Mrs Patterson will, dass er schneller macht, und ich werde ganz nervös. Sie will ihn anscheinend ganz schnell durch die Tür bugsieren, bevor ihn jemand sehen kann.

Irgendwas stimmt da nicht.

Ich will eigentlich hinterher. Aber als Max über den Pflastersteinweg in Richtung Parkplatz geht, dreht er sich auf einmal um und schaut mich an. Inzwischen stehe ich auch draußen. Er schaut mich an und schüttelt langsam den Kopf. Ich weiß, was das heißt: *Ne, ne, Freundchen.*

Er will nicht, dass ich ihm folge. Er scheucht mich zurück.

Er will, dass ich wieder ins Schulgebäude gehe.

Ich tue fast immer, was Max von mir verlangt, denn das ist ja irgendwie mein Job. Er braucht meine Hilfe, also helfe ich ihm. Es ist auch schon vorgekommen, dass er allein sein wollte, zum Beispiel wenn er ein Buch liest oder Stinkerchen macht. Eigentlich schon sehr oft. Aber diesmal ist es anders, das weiß ich. Eigentlich darf Max sich gar nicht außerhalb der Schule aufhalten und ganz bestimmt nicht durch diese Seitentür in Richtung Parkplatz gehen.

Irgendwas stimmt da nicht.

Ich gehe wieder hinein, wie von Max befohlen, stelle mich aber an die Wand neben der Tür, damit ich hinauslinsen kann. Max und Mrs Patterson laufen jetzt über den Parkplatz, zwischen den geparkten Autos hindurch. Das müssen die Lehrerautos sein, denn Kinder können ja schließlich nicht Auto fahren. Dann sehe ich, wie Max und Mrs Patterson neben einem kleinen, blauen Auto stehen bleiben. Mrs Patterson schaut sich wieder so um wie jemand, der sich vergewissern will, dass er nicht beobachtet wird. Dann macht sie die hintere Wagentür auf, und Max klettert hinein. Mrs Patterson schaut sich noch einmal um, bevor sie vorn einsteigt.

Auf der Seite mit dem Lenkrad. Der Seite, wo der Fahrer sitzt.

Sie fährt mit Max weg.

Tut sie aber nicht. Das Auto rührt sich nicht. Sie sitzen im Auto, Max auf dem Rücksitz, Mrs Patterson vorn. Mrs Patterson redet, glaube ich, und Max duckt immer wieder den Kopf nach unten. Nicht um sich zu verstecken, sondern offenbar, um etwas auf dem Sitz anzuschauen. Er wirkt geschäftig. Er macht irgendwas.

Kurz darauf steigt Mrs Patterson aus und schaut wieder um sich. Sie vergewissert sich, dass niemand hersieht. Das ist mir klar. Ich war schon oft genug unter Leuten, die nicht wissen, dass ich sie beobachte, und merke, wann jemand verstohlen tut, und Mrs Patterson tut verstohlen. Dann macht sie Max die Tür auf, und er steigt ebenfalls aus. Zusammen gehen sie auf die Eingangstür zu. Mrs Patterson hat einen Schlüssel, mit dem sie die Tür aufschließt, und sie kommen wieder herein. Ich gehe ein paar Schritte über den Gang, weg von der Tür, und setze mich mit dem Rücken an die Wand so hin, dass Max denkt, ich hätte die ganze Zeit hier gesessen. Und nicht zugeschaut.

Er soll ruhig denken, dass ich nicht weiß, wo er und Mrs Patterson hingegangen sind, und, noch wichtiger: Er soll denken, es ist mir egal. Ich will nicht, dass er darauf kommt, ich würde mir Sorgen machen, denn beim nächsten Mal, wenn Mrs Patterson Max mit in ihr Auto nimmt, komme ich mit.

Wenn Mrs Patterson ihn wieder mit in ihr Auto nimmt (und ich glaube, das wird sie tun), dann ist es bestimmt nicht so wie diesmal. Ich weiß zwar nicht, was dann wird, aber dann kommt bestimmt mehr. Dann wird es schlimmer. Das weiß ich. Auf keinen Fall würde Mrs Patterson mit Max im Auto gegen die Regeln verstoßen. Etwas anderes wird passieren.

Ich kann es nicht erklären, aber inzwischen mache ich mir mehr Sorgen wegen Mrs Patterson als wegen Tommy Swinden.

Viel mehr Sorgen.

18. Kapitel

Wir sitzen in Dr. Hogans Büro. Dr. Hogan ist schlau. Obwohl Max schon eine ganze Weile hier ist, hat Dr. Hogan noch kein einziges Mal versucht, ihn zum Reden zu bringen. Sie sitzt da und schaut ihm zu, wie er mit diesen Plastik- und Metallteilchen spielt, die sie *neugesponnenes Grübelspielzeugs* nennt. Schon an der Art, wie sie es sagte, merkte ich, dass *neugesponnen* nicht direkt zu der Bezeichnung gehört, verstehe aber nicht, was es bedeutet.

Was *neu* bedeutet, weiß ich, aber was ist *gesponnen?*

Max liebt dieses Spielzeug. Max' Mom würde sagen, Max ist *beschäftigt*, was heißt, er hat aufgehört, auf alles andere um ihn herum zu achten. Max beschäftigt sich viel, was auch gut ist, denn es bedeutet, er ist glücklich, aber eben auch, dass er alles andere vergisst. Wenn Max beschäftigt ist, dann ist es so, dass nur eine Sache existiert. Seit er auf dem Teppich vor dem Sofatisch sitzt, hat er nicht ein einziges Mal hochgeschaut, glaube ich.

Dr. Hogan ist so schlau, dass sie Max einfach spielen lässt. Ab und zu stellt sie eine Frage, und bisher waren auf alle ihre Fragen bloß Ja oder Nein oder Ein-Wort-

Antworten nötig, und deshalb hat Max auch die meisten beantwortet.

Auch das ist schlau. Hätte Dr. Hogan versucht, Max einfach so zum Reden zu bringen, ohne das Grübelspielzeugs und die Schweigepausen, dann hätte er wahrscheinlich *dichtgemacht*, wie Mrs Hume es immer nennt, wenn Max nicht mit ihr reden will. Langsam gewöhnt er sich aber an Dr. Hogan und kann mit der Zeit vielleicht auch mit ihr reden, wenn sie lange genug wartet. Wenn sie ihm vor allem nicht das Gefühl gibt, sie würde ihn anglotzen und alles genau registrieren, was er sagt. Erwachsene fangen mit Max meistens langsam an, verlieren dann aber die Geduld und machen alles kaputt.

Dr. Hogan ist hübsch. Sie ist jünger als Max' Mom und nicht zu ausgefallen gekleidet. Sie trägt Rock, T-Shirt und Turnschuhe, wie zu einem Spaziergang im Park. Das ist ebenfalls schlau, denn sie sieht einfach aus wie irgendein Mädchen, nicht wie eine richtige Ärztin.

Vor Ärzten hat Max Angst.

Das Beste ist, dass sie noch überhaupt keine Frage nach mir gestellt hat. Keine einzige. Ich hatte schon befürchtet, sie würde Max die ganze Zeit über mich ausfragen, stattdessen scheint sie sich aber eher für Max' Lieblingsessen (Makkaroni) und seine Lieblingseissorte (Vanille) zu interessieren als für seinen imaginären Freund.

»Magst du Schule?«, fragt Dr. Hogan.

Dr. Hogan meinte, Max könne doch Ellen zu ihr sagen, aber das finde ich doch zu seltsam. Bis jetzt brauchte Max ihren Namen noch nicht zu sagen, ich weiß also nicht, wozu er sich entschieden hat, aber ich möchte wetten, er nennt sie Dr. Hogan, so wie ich. Falls er sich an ihren Namen erinnert. Falls er zugehört hat, als sie ihn sagte.

»Schon«, sagt Max.

Seine Zunge schaut ihm aus dem Mundwinkel hervor, und er mustert mit zusammengekniffenen Augen zwei Grübelspielzeugteilchen und versucht herauszufinden, wie sie zusammenpassen.

»Was magst du an der Schule am liebsten?«

Max sagt zehn Sekunden lang gar nichts, dann: »Mittagessen.«

»Oh«, macht Dr. Hogan. »Weißt du, wieso du Mittagessen an der Schule am liebsten magst?«

Ei, ei, wie schlau sie ist! Sie fragt Max nicht, wieso ihm Mittagessen am liebsten ist, bis sie weiß, dass er es sagen kann. Wenn Max nicht erklären kann, wieso ihm an der Schule Mittagessen am liebsten ist, kann er einfach Nein sagen und muss sich nicht blöd vorkommen, weil er die Antwort nicht weiß. Wenn Dr. Hogan eine Frage stellt, bei der Max sich blöd vorkommt, kriegt sie ihn vielleicht nie zum Reden.

»Nein«, sagt Max, und Dr. Hogan scheint kein bisschen überrascht.

Ich bin auch nicht überrascht. Aber ich glaube, ich weiß, wieso Max Mittagessen am liebsten mag: weil es der Teil des Schultages ist, an dem er in Ruhe gelassen wird. Keiner stört ihn, keiner sagt ihm, was er machen soll. Er sitzt am unteren Ende des Esstischs, ganz für sich, liest sein Buch und isst jeden Tag das Gleiche: Erdnussbutter-Gelee-Sandwich, Müsliriegel und dazu Apfelsaft. Der Rest des Schultags ist unvorhersehbar. Man weiß nie, was passieren kann. Alles ändert sich ständig, und Lehrer und Kinder sorgen bei Max immer für Überraschungen. Aber das Mittagessen ist immer gleich.

Das ist bloß eine Vermutung. Wissen tue ich nicht, wieso Max das Mittagessen am liebsten mag, ich glaube nämlich, das tut Max selber nicht. Manchmal spürt man etwas, ohne zu wissen, wieso. Siehe mein Gefühl gegenüber Mrs Patterson. Als ich ihr begegnet bin, war mir gleich klar, dass ich sie nicht mochte, ich kann aber nicht erklären, wieso. Ich wusste es eben. Und jetzt, wo sie und Max ein Geheimnis haben, mag ich sie sogar noch weniger.

»Wer ist dein bester Freund?«, will Dr. Hogan wissen.

Max sagt: »Timothy«, denn das sagt er immer, wenn ihn jemand fragt, wer sein bester Freund ist, obwohl ich weiß, dass ich ja sein allerbester Freund bin. Aber Max weiß, wenn er meinen Namen sagt, dann stellen ihm die Leute Fragen und behaupten, es gibt mich nicht. Timothy ist ein Junge, der immer gleichzeitig mit Max im Lernzentrum ist, und manchmal machen Timothy und Max auch Gruppenarbeit zusammen. Max sagt, dass Timothy sein bester Freund ist, weil sie sich nicht streiten. Keiner von beiden mag mit den anderen Kindern in einer Gruppe sein, und wenn ihre Lehrer sagen, sie sollen zusammenarbeiten, dann suchen sie nach einer Möglichkeit, wie sie jeder für sich zusammenarbeiten können.

Mrs Hume sagte mal zu Max' Mom, es ist doch traurig, dass die besten Freunde von Max diejenigen Kinder sind, die ihn in Ruhe lassen, aber Mrs Hume begreift nicht, dass Max glücklich ist, wenn er allein ist. Bloß weil Mrs Hume und Max' Mom und die meisten Leute am glücklichsten sind, wenn sie mit ihren Freunden zusammen sind, heißt das noch lange nicht, dass Max Freunde braucht, um glücklich zu sein. Max mag keine anderen Leute, er ist also am glücklichsten, wenn man ihn in Ruhe lässt.

Das ist so wie bei mir mit dem Essen. Ich esse nicht. Ich habe noch nie einen imaginären Freund getroffen, der isst. Eines Nachts war ich auf Besuch im Krankenhaus, weil das Krankenhaus nie schließt, und war einige Zeit bei Susan, einer Dame, die ihr Essen nicht mehr mit dem Mund isst. Sie hat einen Strohhalm, der direkt in ihren Bauch führt, und dadurch füttern die Krankenschwestern sie mit Pudding. Susans Schwestern waren gerade zu Besuch, und als sie auf dem Gang vor Susans Zimmer standen, sagte ihre dicke Schwester, es sei doch traurig, dass Susan nicht mehr essen kann, weil Essen doch so viel Freude macht.

»Gar nicht!«, sagte ich, aber niemand hörte mich.

Es stimmt aber. Ich bin froh, dass ich nicht esse, ganz egal, was Susans dicke Schwester sagt. Essen kommt mir echt nervig vor. Auch wenn Essen gut schmeckt, muss man sich Sorgen machen, ob man genug Geld hat, um das Essen zu kaufen, muss das Essen kochen, darf es nicht anbrennen lassen und muss die richtige Menge essen, ohne dick zu werden wie Susans Schwester. Dazu kommt noch die ganze Zeit, die man braucht, um das Essen zu kochen, das Geschirr sauber zu machen und die Mango zu schneiden, die Kartoffeln zu schälen und den Kellner um Milch zu bitten statt Sahne. Und dann die Gefahren, am Essen zu ersticken oder gegen bestimmte Nahrungsmittel allergisch zu sein. Das alles scheint kompliziert. Mir egal, wie gut das Essen angeblich schmeckt. Vielleicht denkt Susan genauso, jetzt, wo sie mit einem Bauchstrohhalm isst, was anscheinend viel einfacher ist als jeden Abend was zu kochen. Aber auch wenn sie es nicht findet, finde ich es jedenfalls. Wenn ich in diesem Moment die Gelegenheit bekäme, etwas zu essen, würde ich ablehnen, denn ich würde mich gar nicht erst ans Essen gewöhnen wollen und mit dem ganzen *Hokuspokus* anfangen – das ist eins von Mrs Gosks Lieblingswörtern.

Obwohl ich nicht esse, bin ich glücklich, auch wenn Essen so viel Freude macht. Denn dass man sich nicht ums Essen kümmern muss, macht auch Freude. Mehr Freude, finde ich.

Max hat Freude am Alleinsein. Er ist nicht einsam. Er mag eben einfach Leute nicht so besonders. Aber er ist glücklich.

»Welches Essen magst du am wenigsten?«, fragt Dr. Hogan.

Max hält kurz inne, die Hände verharren reglos in der Luft, dann sagt er: »Erbsen.«

Ich hätte auf Zucchini getippt. Bestimmt hat er Zucchini vergessen.

»Was magst du an der Schule am wenigsten?«, fragt Dr. Hogan.

»Turnen«, kommt es von Max, diesmal ganz schnell. »Und Kunst. Und Pause. Alles ungefähr gleich.«

»Wen magst du in der Schule am wenigsten?«

Zum ersten Mal hebt Max den Blick. Sein Gesicht ist verkniffen.

»Gibt es jemanden in der Schule, den du nicht magst?«, will Dr. Hogan wissen.

»Ja.« Sein Blick fällt wieder auf das Grübelspielzeug.

»Wen magst du am wenigsten?«

Jetzt verstehe ich, was Dr. Hogan macht. Sie versucht, mit Max über Tommy Swinden zu reden, und Max ist drauf und dran, die Tür aufzumachen und sie reinzulassen. Schlimm genug, dass Max' Mom über Tommy Swinden Bescheid weiß. Das könnte die Sache noch verschlimmern.

»Ella Wu!«, sage ich und hoffe, dass Max wiederholt, was ich sage.

»Tommy Swinden«, sagt er stattdessen, ohne den Blick zu heben.

»Weißt du, warum du Tommy Swinden nicht magst?«

»Ja«, sagt Max.

»Warum magst du Tommy Swinden nicht?«, fragt Dr. Hogan, und ich sehe, wie sie sich ein ganz klein wenig vorbeugt. Das ist die Antwort, auf die sie gewartet hat.

»Weil der mich umbringen will«, sagt Max und will immer noch nicht hochschauen.

»O nein«, erwidert Dr. Hogan, und es klingt wirklich aufrichtig, als wäre sie wirklich überrascht, obwohl ich glaube, dass sie das mit Tommy Swinden schon die ganze Zeit über gewusst hat. Wahrscheinlich hat sie von Max' Mom alles über ihn erfahren.

Diese Sitzung war eine einzige Riesenfalle, und Max ist prompt reingetappt.

Ein Weilchen sagt Dr. Hogan gar nichts, dann fragt sie: »Weißt du, warum Tommy Swinden dich umbringen will, Max?«

Erwachsene hängen Max' Namen immer ans Ende ihrer Frage an, wenn sie meinen, ihre Fragen wären wichtig.

»Vielleicht«, sagt Max.

»Warum, vielleicht, denkst du, Tommy Swinden will dich umbringen, Max?«

Max regt sich wieder nicht. Er hat ein Teil von dem neugesponnenen Grübelspielzeug in der Hand und starrt es einfach bloß an. Den Gesichtsausdruck kenne ich. Er besagt, dass jetzt gleich eine Lüge kommt. Max ist kein guter Lügner und braucht immer lange, sich eine Lüge auszudenken.

»Der mag keine Jungs, die Max heißen«, sagt Max.

Aber er sagt es zu hastig, und seine Stimme klingt anders. Darum bin ich sicher, Dr. Hogan erkennt es als Lüge. Vermutlich hat Max die Idee von einem Fünftklässler, der mal zu Max sagte, er hätte einen blöden Namen. Obwohl es wirklich ein Kind gab, das seinen Namen nicht mochte, finde ich es keine gute Lüge. Wegen einem Namen will einen doch keiner umbringen.

»Gibt es sonst noch was?«, erkundigt sich Dr. Hogan.

»Was?«

»Gibt es sonst noch einen Grund, wieso du vielleicht denkst, dieser Junge will dich umbringen?«

»Äh«, Max macht wieder eine Pause. »Nein.«

Dr. Hogan glaubt ihm nicht. Ich will, dass Dr. Hogan ihm glaubt, aber das tut sie nicht. Das merke ich. Max' Mom hat mit ihr gesprochen. Das weiß ich. Ich frage mich, wann Max' Eltern wohl beschlossen haben, Max hierherzuschicken, wann Max' Dad diesen Kampf verloren hat.

Vielleicht gestern Abend, als ich bei der Tankstelle war.

Aber auch wenn Max' Mom nicht mit ihr gesprochen

hat, wüsste Dr. Hogan trotzdem, dass Max lügt. Er ist der schlechteste Lügner auf dem ganzen Erdball.

Und Dr. Hogan ist wirklich schlau. Das finde ich sogar noch beängstigender.

Ich frage mich, was sie als Nächstes plant.

Ich frage mich, wie ich sie bloß dazu kriegen kann, mit Max über Mrs Patterson zu reden.

19. Kapitel

Ich folge Max. Er hat zwar gesagt, ich soll wieder an der Tür warten, aber diesmal werde ich mich an Mrs Pattersons Auto heranschleichen und schauen, was da drin vor sich geht. Mir egal, was Max sagt. Irgendwas stimmt da nicht.

Max und Mrs Patterson sind schon fast auf dem Parkplatz, als ich durch die Glastür passiere und das Schulgebäude verlasse. Rechts vom Gehweg steht ein Baum, hinter dem ich mich zunächst mal verstecke. Normalerweise muss ich mich nicht so verstecken. Ich kann mich nicht erinnern, dass ich mich je vor Max versteckt hätte, und da mich sonst niemand sehen kann, verstecke ich mich außer vor Max ja immer irgendwie.

Dies ist das erste Mal, dass ich mich vor allen verstecke.

Ein Stück weiter steht wieder ein Baum, diesmal auf der linken Seite etwas vom Gehweg entfernt, also laufe ich jetzt dorthin. Wenn ich beim Laufen tatsächlich den Boden berühren würde, dann ginge ich auf Zehenspitzen, damit Max mich nicht hört. Aber wenn ich mich bewege, bin ich ganz leise, auch vor Max, deshalb ist es besser zu rennen, weil ich dann schneller wieder in Deckung bin.

Ich linse hinter dem Baum hervor. Max und Mrs Patterson sind jetzt fast beim Auto. Mrs Patterson ist schnell, viel schneller als Erwachsene, die von einem Kind nicht verlangen, dass es ein Geheimnis für sich behält, oder es mitten an einem Schultag mit in ihr Auto nehmen. Vom Baum zum Parkplatz werde ich kriechen müssen. Eine ganze Reihe Autos steht vor mir, etwa dreißig Schritte entfernt. Wenn ich krieche, kann ich mich dahinter verstecken, denn Max ist ja klein und kann nicht über die Autos schauen. Komisch, denn eigentlich müsste in den beiden Klassenzimmern hinter mir jedes Kind sehen, wie ich vor der Schule durchs Gras krieche. Fühlt sich seltsam an, sich vor so vielen Gesichtern zu verstecken.

Ich höre, wie eine Autotür aufgeht. Max und Mrs Patterson sind beim Auto angelangt.

Ich habe eine Idee. Hinter ein kleines rotes Auto geduckt, das Erste in der Reihe, spähe ich durch die Scheiben, um zu sehen, ob Max schon in Mrs Pattersons Auto ist. Ich kann Mrs Pattersons Auto nicht gut erkennen. Es steht weiter drüben in der Autoreihe auf der gegenüberliegenden Seite des Wegs. Weil aber alle Türen haben, kann ich durch die Autos vor mir passieren. Das ist mein Plan. Statt den Weg entlangzugehen, werde ich durch die Autos kriechen.

Ich klettere in das rote Auto und krabble über die Sitze. Was für ein Durcheinander! Auf dem Vordersitz stapeln sich Bücher und Papiere, unten auf dem Boden liegen leere Limodosen und Papiertüten. Wahrscheinlich ist es Mrs Gosks Auto. Es erinnert mich an ihr Klassenzimmer: rappelvoll und unaufgeräumt. Es gefällt mir. Manchmal denke ich, ordentliche und wohlorganisierte Leute verbringen zu viel Zeit mit Planen und nicht genug Zeit mit Machen. Ordentlichen und wohlorganisierten Leuten traue ich nicht.

Ich möchte wetten, Mrs Patterson ist ordentlich und wohlorganisiert.

Ich passiere durch die gegenüberliegende Tür des roten Autos, dann durch fünf weitere und kauere mich schließlich in einem großen Wagen mit vier Türen plus Hecktür zusammen. Durchs Rückfenster kann ich Mrs Pattersons Auto sehen. Mrs Patterson ist vorwärts in die Parklücke gefahren, nicht wie die verrückte Mrs Griswold, die jeden Morgen fünf Minuten lang rückwärts einzuparken versucht, während sämtliche Kinder sie dabei auslachen. Das ist gut, denn das heißt, Mrs Patterson und Max schauen von mir weg, und ich kann mich perfekt an sie ranschleichen. Ich passiere durch die Hecktür des großen Wagens und laufe quer über das Pflaster zwischen den beiden Autoreihen zu Mrs Pattersons Auto hinüber. Den Kopf halte ich gesenkt, falls Max sich umdreht.

Mrs Pattersons Fenster steht offen. Weil es warm ist und ihr Motor nicht läuft, hat sie es wahrscheinlich wegen der frischen Luft heruntergekurbelt. Ich will auf den Rücksitz schauen, was Max macht, kann aber von da, wo ich stehe, Mrs Pattersons Stimme hören. Sie spricht am Telefon. Ich lasse mich auf alle viere nieder und krieche seitlich an ihre Tür heran, um besser hören zu können. Ich kauere neben dem Auto, zwischen der vorderen und der hinteren Tür.

»Ja, Mom«, höre ich Mrs Patterson sagen.

Dann ist eine Pause.

»Ja, Mom«, wiederholt sie. »Ich hab dich so lieb.«

Wieder eine Pause.

»Nein, Mom, ich werde schon keine Dummheiten machen. Du bist meine Mom, da darf ich doch wohl tagsüber mit dir reden. Wo du doch so krank bist.«

Wieder eine Pause.

»Ich weiß, Mom. Du hast recht. Du hast immer recht.«

Mrs Patterson lacht kurz, dann sagt sie: »So ein Glück, dass ich hier diesen jungen Mann habe, der mir hilft.« Dann lacht sie wieder. Es klingt wieder nicht echt. »Er heißt Max«, sagt sie. »Er ist der netteste, schlauste Junge, den ich kenne.«

Sie macht ein, zwei Sekunden Pause, dann sagt sie: »Ja, Mom, das sag ich Max ganz bestimmt, wie dankbar du bist für seine Hilfe. Ich hab dich so lieb, Mom. Und hoffentlich geht's dir recht bald besser. Bye, bye.«

Alles an dem Gespräch klingt schief. Ich habe Max' Eltern oft am Telefon reden hören, aber so hat es sich nie angehört. Alles klang falsch. Ihr Gelächter war gekünstelt. Die Zeitspanne, in der sie zugehört und nicht gesprochen hat, war zu kurz. Sie hat zu oft das Wort *Mom* gesagt. Alles, was sie sagte, war perfekt formuliert.

Kein Ähm. Kein Gestotter.

Es hörte sich an, wie wenn eine Lehrerin einer ersten Klasse vorliest. Als wäre alles, was sie sagte, für Max bestimmt und nicht für ihre Mom.

Ich krieche rückwärts, damit ich wieder am hinteren Teil des Wagens bin, wenn Max' Tür aufgeht. Ich bin auf allen vieren genau vor seiner Tür, deren unterer

Teil direkt durch mich hindurchgeht, als sie geöffnet wird, denn es ist ja eine Tür.

Beim Aussteigen sieht Max mich. Sein Lächeln verwandelt sich in Stirnrunzeln. Seine Augen, erst groß und erstaunt, verengen sich dann zu Schlitzen, und dazwischen bilden sich kleine Runzeln. Er ist sauer. Aber er sagt nichts, denn gleich darauf geht Mrs Pattersons Tür auf, und sie steigt aus dem Wagen. Ich komme mir ziemlich blöd vor, so auf allen vieren zwischen den beiden zusammengekauert, bin aber so verlegen und beschämt, dass ich mich nicht traue aufzustehen. Ich rühre mich nicht, während Mrs Patterson ihre Tür zumacht und nach Max' Hand greift. Der wirft mir wieder einen Blick zu, dann nimmt er ihre Hand. Ich habe noch nie gesehen, dass Mrs Patterson ihn bei der Hand genommen hat, und es sieht komisch aus. Max hasst es, Händchen zu halten. Er schaut sich nicht um. Ich stehe auf und schaue ihm hinterher, wie er das Schulgebäude betritt und über den Korridor verschwindet. Er schaut sich gar nicht mehr um.

Ich werfe einen Blick in Mrs Pattersons Auto. Auf dem Rücksitz, wo Max gesessen hat, liegt ein blauer Rucksack. Er ist zu, ich kann also nicht reinschauen. Außer dem Rucksack ist sonst nichts im Wagen. Der Wagen ist sauber und leer.

Ich hatte recht. Mrs Patterson ist ordentlich und wohlorganisiert.

Der ist nicht zu trauen.

20. Kapitel

Max will nicht mit mir reden. Für den Rest des Schultags hat er mich nicht mal angeschaut, und als ich mich auf der Heimfahrt im Bus neben ihn setzen will, schüttelt er den Kopf, und sein Blick sagt: *Ne, ne, Freundchen.* Wir saßen noch nie getrennt voneinander im Bus. Ich setze mich auf einen Platz vor Max, direkt hinter den Busfahrer. Ich will mich umdrehen und Max anschauen, ihn anlächeln und ihn vielleicht dazu kriegen, dass er mich auch anlächelt, aber ich kann mich nicht dazu überwinden. Denn ich weiß, er wird nicht zurücklächeln.

Wenn er nicht mehr sauer auf mich ist, muss ich mit Max über Mrs Patterson reden. Ich kapiere immer noch nicht, was da vor sich geht, aber es ist bestimmt nichts Gutes. Davon bin ich jetzt sogar noch überzeugter. Je länger ich daran denke: an Max, der mitten an einem Schultag mit diesem blauen Rucksack in dem Auto saß, an das Telefongespräch von Mrs Patterson, das sich nicht nach Telefongespräch anhörte, und ganz besonders daran, wie sie und Max *Händchen hielten*, desto banger wird mir.

Eine Zeit lang dachte ich, ich würde vielleicht überreagieren, es wäre vielleicht wie in diesen Fernsehsendungen, wo alles auf einen Killer hindeutet und sich dann herausstellt, dass es doch ein anderer war. Ein Überraschungskiller. Ich dachte, dass Mrs Patterson womöglich richtig nett sei und es einen triftigen Grund gebe, wieso sie und Max in dem Auto sitzen. Aber jetzt weiß ich, dass ich recht habe. Ich reagiere nicht übertrieben. Ich kann zwar nicht erklären, woher ich es weiß, aber ich weiß es. Die Figuren im Fernsehen kommen sich wahrscheinlich genauso vor. Diejenigen, die meinen, der ist der Killer, und dabei ist es in Wirklichkeit ein anderer. Bloß dass das hier das wahre Leben ist. Ohne Fernsehmacher, die überall einen Haufen falsche Spuren legen. Das hier ist das wahre Leben, und im wahren Leben kann es gar nicht so viele falsche Spuren hintereinander geben.

Das einzig Gute: Morgen ist Freitag, und am Freitag kommt Mrs Patterson fast nie. Das macht die Schulleiterin, Mrs Palmer, beinahe wahnsinnig. Ich habe sie mal mit einer Dame über Mrs Patterson reden hören, die nickte und brummte bloß, Mrs Patterson hätte doch ein Recht darauf, mal einen Krankheitstag zu nehmen, wenn sie krank ist, und damit war das Gespräch beendet. Ich weiß nicht, wieso Mrs Palmer der Dame im Kostüm nicht sagte, man würde doch nicht einmal pro Woche immer am gleichen Tag krank, aber sie tat es nicht. Nachdem die Dame im Kostüm gegangen war, meinte Mrs Palmer, die *Scheißgewerkschaft* sei schuld. Ich habe immer noch nicht kapiert, was *Scheißgewerkschaft* ist, und als ich Max danach fragte, wusste er es auch nicht.

Mrs Patterson wird also vermutlich morgen krank

sein oder jedenfalls so tun, und mir bleibt das Wochenende, um Max dazu zu kriegen, dass er mir verzeiht, damit wir reden können.

Ein Weilchen hatte ich richtig Angst und fragte mich, ob Max vielleicht aufhören würde, an mich zu glauben, weil er so sauer ist und sich weigert, mit mir zu reden. Aber dann wurde mir klar, dass Max ja nicht sauer sein konnte auf jemanden, der überhaupt nicht existiert, und jetzt finde ich es eigentlich ein gutes Zeichen. Er muss ja wirklich an mich glauben, wenn er dermaßen sauer ist.

Vielleicht hätte ich irgendwie bewerkstelligen sollen, dass Meghan auf Graham sauer wurde. Vielleicht hätte es Graham das Leben gerettet.

Ich habe in letzter Zeit viel über Graham nachgedacht. Darüber, dass sie nicht mehr existiert, und dass alles, was sie je gesagt oder getan hat, für Meghan überhaupt nichts mehr bedeutet. Aber auch wenn Graham mir und Meghan und vielleicht sogar Puppy noch was bedeutet, ist das alles egal, weil sie ja nicht mehr existiert.

Das ist das einzig Wesentliche an Grahams Nichtexistenz.

Als Max' Großmutter gestorben ist, sagte sein Dad, Grandma würde in Max' Herzen weiterleben, und solange sich alle an Grandma erinnerten, würde sie in ihrer Erinnerung lebendig bleiben. Das ist okay für Max, und vielleicht ist es ihm dadurch ja ein bisschen besser gegangen, aber seiner Grandma hat es überhaupt nichts geholfen. Die ist weg, und auch wenn Max sie in seinem Herzen lebendig hält, existiert sie nicht mehr. Ihr ist es egal, was in seinem Herzen vor sich geht, denn ihr kann ja alles egal sein. Alle machen sich so einen Kopf um die Leute, die noch leben, dabei sind es die Toten, für die es am ärgsten ist. Zum Beispiel für Grandma und Graham.

Die existieren nicht mehr.

Was Schlimmeres als das gibt es nicht.

Max hat den ganzen Abend nicht mit mir geredet. Er hat seine Hausaufgaben gemacht, eine halbe Stunde sein Videospiel gespielt, in einem dicken Wälzer was über einen Weltkrieg gelesen und ist dann ohne ein Wort schlafen gegangen. Ich sitze im Sessel neben seinem Bett, warte darauf, dass er einschläft, und hoffe, seine Stimme leise sagen zu hören: »Budo, ist schon gut.« Aber er sagt nichts. Allmählich wird sein Atmen ganz gleichmäßig, und er ist eingeschlafen.

Ich höre, wie die Tür aufgeht. Max' Mom ist nach Hause gekommen. Sie hatte einen Arzttermin und konnte Max deshalb nicht ins Bett bringen. Sie kommt ins Zimmer und küsst Max, zieht ihm die Decke bis zum Hals hoch und küsst ihn noch drei Mal.

Dann geht sie.

Ich folge ihr.

Max' Dad schaut sich ein Baseballspiel an. Er drückt die Stummtaste an der Fernbedienung, als Max' Mom das Wohnzimmer betritt, wendet den Blick aber nicht vom Bildschirm.

»Also? Was hat sie gesagt?«, fragt Max' Dad genervt.

»Sie meinte, es sei gut gegangen. Sie haben sich ein bisschen unterhalten, und Max hat ein paar Fragen beantwortet. Sie glaubt, sie kann ihn mit der Zeit dazu kriegen, ihr zu vertrauen und sich zu öffnen, aber es wird eine Weile dauern.«

»Du glaubst nicht, dass Max uns vertraut?«

»Hör mal, John«, erwidert Max' Mom. »Natürlich vertraut er uns. Das heißt aber nicht, dass er uns alles erzählt.«

»Welches Kind erzählt seinen Eltern schon alles?«

»Das ist was anderes«, sagt Max' Mom. »Und mir tut es leid, dass du das nicht erkennst.«

Sie hört sich allerdings überhaupt nicht so an, als ob es ihr leidtäte.

»Dann erklär mir, wieso es was anderes ist«, sagt Max' Dad.

»Ich habe das Gefühl, ich kenne meinen eigenen Sohn gar nicht. Er ist nicht wie andere Kinder. Er kommt nicht nach Hause und erzählt uns Geschichten aus der Schule. Er spielt nicht mit anderen Kindern. Er glaubt, jemand in seiner Schule will ihn umbringen. Er redet immer noch mit seinem imaginären Freund. Meine Güte, er lässt sich ja kaum von mir anfassen. Ich darf ihn erst küssen, nachdem er eingeschlafen ist. Warum kannst du ihn nicht so sehen, wie er ist?«

Während sie redet, wird ihre Stimme immer lauter, und ich glaube, gleich weint sie oder schreit oder beides. Wahrscheinlich weint sie schon innerlich, hält es aber zurück, damit sie sich äußerlich weiter mit Max' Dad streiten kann.

Max' Dad sagt nichts. Dieses Schweigen benutzen Erwachsene, um Sachen zu sagen, die sie nicht sagen wollen.

Als Max' Mom wieder spricht, ist ihre Stimme weich und ruhig. »Sie findet, er ist sehr clever. Mehr, als er uns zeigen kann. Und sie glaubt, es kann echte Fortschritte geben.«

»Das alles konnte sie nach einer Dreiviertelstunde erkennen?«

»Sie hat ständig Kinder wie Max in Behandlung. Sie behauptet ja noch nichts Absolutes, sie hat nur Vermutungen. Basierend auf dem, was sie bisher gesehen und gehört hat.«

»Wie lange wird das von der Versicherung übernommen?«, will Max' Dad wissen.

Ich bin mir nicht sicher, was das heißt, merke aber an seinem Ton, dass er sich sperrt.

»Zunächst mal zehn Stunden, und dann kommt es darauf an, was sie findet.«

»Wie hoch ist die Selbstbeteiligung?«, fragt Max' Dad.

»Also, wirklich! Wir lassen unserem Sohn helfen, und du machst dir Sorgen, wie viel die berechnen?«

»Ich frage ja nur«, sagt Max' Dad, und ich merke, dass ihm die Frage leidtut.

»Na gut«, sagt Max' Mom. »Zwanzig Dollar. Okay?«

»Wollte ich ja bloß wissen«, sagt er. »Mehr nicht.« Er schweigt eine Weile, dann fügt er lächelnd hinzu: »Aber wenn Max bloß eine Dreiviertelstunde bei ihr ist und die Selbstbeteiligung zwanzig Dollar kostet, muss man sich doch fragen, wie viel die tatsächlich pro Stunde kriegt. Oder?«

»Sie arbeitet schließlich nicht im Getränkemarkt«, erwidert Max' Mom. »Meine Güte, sie ist Ärztin.«

»War bloß ein Witz«, sagt Max' Dad und lacht.

Diesmal nehme ich es ihm ab. Und Max' Mom wohl auch. Sie lächelt und setzt sich dann gleich zu Max' Dad hin.

»Was hat sie sonst noch gesagt?«, will Max' Dad wissen.

»Eigentlich nichts. Max hat fast alle ihre Fragen beantwortet, was sie gut fand, sagt sie. Und er war anscheinend auch gar nicht nervös, ganz allein in ihrem Büro zu sein, was sie ungewöhnlich fand. Allerdings glaubt er immer noch, jemand in der Schule will ihn umbringen. Tommy Swinden – sagt dir der Name was?«

»Nein.«

»Max sagte, Tommy gefällt sein Name nicht, und deshalb will er ihn umbringen, aber Dr. Hogan glaubt ihm nicht.«

»Sie glaubt nicht, dass Tommy Swinden ihn umbringen will oder sie glaubt nicht, dass ihm Max' Name nicht gefällt?«

»Sie ist sich nicht sicher«, sagt Max' Mom. »Sie glaubt aber, Max erzählt nicht die ganze Wahrheit über Tommy. Es war das einzige Mal, dass sie das Gefühl hatte, Max war nicht ehrlich.«

»Was sollen wir machen?«, fragt Max' Dad.

»Morgen rufe ich die Schule an. Max hat da wahrscheinlich etwas falsch interpretiert, ich will aber ganz sichergehen.«

»Die Helikopter-Mutter als Retterin?«

Max' Dad hat sie schon mal Helikopter-Mutter genannt, was ich aber nicht kapiere. Ich weiß, was ein Helikopter ist, habe Max' Mom aber noch nie mit einem gesehen oder gesehen, dass sie mit einem von Max' Spielzeughelikoptern gespielt hätte, davon hat er nämlich eine ganze Menge.

Max' Mom lächelt, und jetzt bin ich noch verwirrter. Wenn Max' Dad Helikopter-Mutter zu ihr sagt, wird sie normalerweise wütend, aber manchmal findet sie es auch witzig. Keine Ahnung, wieso.

»Wenn Tommy Swinden meinen Sohn bedroht hat«, sagt Max' Mom, »dann hetz ich ihm sämtliche gottverdammten Helikopter-Mütter auf den Hals, wenn es sein muss. Die ganze Meute.«

»Manchmal bist du schon ein bisschen verrückt«, meint Max' Dad. »Vielleicht sogar leicht neurotisch. Aber Max hat großes Glück, dass er dich hat.«

Max' Mom streckt die Hand nach seiner aus und drückt sie. Erst denke ich, jetzt werden sie sich gleich küssen. Dabei komme ich mir immer ein bisschen komisch vor.

Stattdessen aber sagt Max' Mom: »Dr. Hogan will sich nach zwei weiteren Sitzungen wieder mit mir treffen. Möchtest du nächstes Mal mitkommen?«

»Kostet das dann noch mal Selbstbeteiligung?«

Diesmal küssen sie sich wirklich, und ich gucke weg. Ich wüsste wirklich gern, was Selbstbeteiligung ist. Als Max' Dad es das erste Mal erwähnte, wurde Max' Mom wütend. Und diesmal wollte sie ihn danach gleich küssen.

Das ist es genau, weshalb ich Max so gut verstehe. Ich bin manchmal genauso verwirrt wie er.

21. Kapitel

Mrs Patterson ist heute nicht in der Schule. Mrs Palmer ärgert sich vielleicht darüber, aber ich bin erleichtert. Max redet zwar immer noch nicht mit mir, aber wenigstens habe ich das Wochenende, um ihn dazu zu bringen, dass er mir verzeiht.

Es war ein seltsamer Tag. Max mag mich nicht mal anschauen. In Mrs Gosks Unterricht fingen wir mit Multiplikationstabellen an (die Max schon vor zwei Jahren auswendig gelernt hat), dann war Kunst dran, wo Ms Knight ihm zeigte, wie man verschiedenfarbige Papierstückchen zu einem Muster verwebt. Das schien Max nicht sonderlich zu gefallen, denn er beachtete Ms Knights Anweisungen kaum, obwohl er Sachen, bei denen es um Muster geht, normalerweise toll findet.

Er ist gerade mit seinem kleinen Snack in Mrs Gosks Klassenzimmer fertig und geht jetzt zum Lernzentrum hinüber. Obwohl ich direkt neben ihm gehe, schaut er nicht mal in meine Richtung. Inzwischen bin ich schon ziemlich wütend und finde seine Reaktion übertrieben.

So wie Max' Mom manchmal ist.

Dabei bin ich ihm bloß zu Mrs Pattersons Auto gefolgt.

»Max, willst du nach der Schule Soldaten spielen?«, frage ich. »Heute ist Freitag, da könnten wir doch eine große Schlacht aufbauen und morgen den ganzen Tag spielen.«

Max antwortet nicht.

»Ist doch lächerlich«, sage ich. »Du kannst doch nicht ewig fies zu mir sein. Ich wollte bloß wissen, was du gemacht hast.«

Max läuft schneller.

Wir nehmen wieder den langen Weg zum Lernzentrum, so wie Mrs Patterson letztens mit ihm gegangen ist, obwohl es länger dauert. Vielleicht findet Max ihn besser, denn so muss er weniger Zeit im Lernzentrum verbringen.

Als wir an die Glastür kommen, die zum Parkplatz hinausführt, bleibt Max stehen und schaut hinaus. Sein Gesicht ist so dicht an der Scheibe, dass sie von seinem Atem beschlägt. Er will nicht bloß gucken, sondern hält nach etwas Ausschau. Er sucht etwas. Ich gucke auch hin, um zu sehen, was er sieht, und dann sieht er es.

Ich nicht.

Ich weiß nicht, was er sieht, aber da muss etwas sein, denn er richtet sich auf und schiebt die Nase ganz dicht an die Scheibe. Jetzt ist die Scheibe auch nicht mehr beschlagen. Er hält den Atem an. Er sieht etwas und hält den Atem an. Ich schaue wieder hin. Ich sehe überhaupt nichts. Bloß zwei Reihen Autos und dahinter die Straße.

»Bleib hier«, sagt Max. Es ist so lange her, dass er mit mir gesprochen hat, dass ich fast erschrecke.

»Wo gehst du hin?«, frage ich.

»Bleib hier«, wiederholt er. »Ich bin gleich wieder

da. Ich versprech dir, wenn du hierbleibst und auf mich wartest, bin ich gleich wieder da.«

Max lügt. Ich weiß, dass er lügt, so wie Dr. Hogan in ihrem Büro wusste, dass Max log. Aber immerhin redet Max wieder mit mir. Weil er mit mir redet und nicht wütend klingt, bin ich glücklich. Ich will ihm ja glauben, denn dann ist alles wieder gut. Dann ist Max nicht mehr sauer auf mich, und obwohl ich Graham nicht habe und nicht Dee oder Sally und keine Mom und keinen Dad, habe ich Max endlich wieder, und das reicht.

»Okay«, willige ich ein. »Dann warte ich hier. Tut mir leid, dass ich letztes Mal nicht auf dich gehört habe.«

»Okay«, sagt Max.

Dann schaut er nach rechts und nach links, sieht auf dem Korridor nach, ob jemand kommt. Das erinnert mich an Mrs Patterson, und auf einmal bin ich besorgt. Und habe Angst.

Max lügt. Irgendwas stimmt da nicht.

Weil keiner kommt, macht Max die Tür auf und geht aus dem Schulgebäude über den gepflasterten Weg in Richtung Parkplatz. Er läuft schnell, rennt aber nicht.

Ich schaue noch mal. Was sieht er denn? In der Richtung, in die er läuft, sehe ich nichts. Bloß Autos und die Straße. Und ein paar Bäume mit gelben und roten Blättern. Und Gras.

Nichts.

Dann sehe ich es.

Mrs Pattersons Auto. Jetzt sehe ich, wie es aus einer Lücke hinter einem silbernen Lastwagen rausfährt. Hinter dem großen Laster war es unsichtbar. Und sie fährt vorwärts heraus! Mrs Patterson hat ihr Auto rückwärts neben dem silbernen Laster eingeparkt, damit sie vorwärts herauskann, und darum weiß ich jetzt, dass da was ganz und gar nicht stimmt, denn nur Mrs Griswold ist so dumm und parkt rückwärts in eine Lücke ein. Aber heute hat Mrs Patterson es gemacht, und das kommt einem komisch und hinterhältig und vorausgeplant vor. Und ich habe so eine Ahnung, dass Max die ganze Zeit Bescheid wusste.

Das Auto hält neben Max. Max macht die hintere Tür auf und klettert hinein. Max ist in Mrs Pattersons Wagen.

Ich passiere durch die Glastür und renne den gepflasterten Weg entlang. Laut rufe ich Max beim Namen und dass er dableiben soll. Wenn ich ihm doch sagen könnte, dass er an der Nase herumgeführt wird, dass ich es ganz tief in mir drinnen weiß. Ich kann nicht erklären, wieso, aber ich weiß es, und er kann es nicht erkennen, weil er eben Max ist, und Max sieht den Wald vor lauter Bäumen nicht, aber weil es für das alles kein Wort gibt, schreie ich bloß: »Max!«

Das Auto fährt jetzt an den anderen Autos vorbei zur Straße, und ich komme nicht hinterher. Mrs Patterson beschleunigt, als könnte sie mich im Rückspiegel kommen sehen, und ich erreiche das Auto nicht rechtzeitig. Als es am Ende der Reihe angelangt ist, biegt es rechts auf die Straße ein und fährt davon. Ich renne weiter bis an die Straße, laufe auf dem Gehweg weiter, bis ich das Auto nicht mehr sehen kann. Ich will einfach weiterlaufen, weil ich nicht weiß, was ich sonst machen soll, aber schließlich bleibe ich stehen.

Max ist weg.

22. Kapitel

Ich sitze am Randstein und warte. Mir egal, ob Max merkt, dass ich ihm folgen wollte. Ich warte einfach, bis er zurückkommt, und dann sage ich ihm, er soll nie wieder in Mrs Pattersons Auto steigen. Ich bin zwar kein Lehrer, aber sogar mir ist klar, dass Lehrer ihre Schulkinder nicht mitten am Schultag in ihrem Wagen herumkarren sollen.

Wenn ich wüsste, dass Max bald zurückkommt, würde ich mir keine solchen Sorgen machen. Ich mache mir aber Sorgen. Es ist so viel, worüber ich mir Sorgen mache.

Mrs Patterson hat heute in der Schule gefehlt.

Sie ist bloß zur Schule gefahren, um Max abzuholen.

Sie hat ihren Wagen rückwärts in die Parklücke gestellt, um schnell wegfahren zu können.

Sie hat hinter dem großen Laster geparkt, damit niemand in der Schule ihr Auto sieht.

Sie und Max haben das Treffen geplant.

Max hat gewusst, dass sie kommt.

Sie hat auf ihn gewartet.

Er hat bei ihrem Anblick die Luft angehalten.

Niemand hat die beiden wegfahren sehen.

Ich hoffe immer noch, dass ich bloß übertrieben reagiere, wie jemand im Fernsehen, der seinem Freund ein schreckliches Verbrechen in die Schuhe schiebt und dann feststellt, dass er sich geirrt hat. Bestimmt reagiere ich übertrieben. Max ist ja schließlich bei einer Lehrerin, und auch wenn die die Regeln bricht, ist sie doch immer noch eine Lehrerin.

Heute hat sie aber gefehlt und kam Max trotzdem abholen. Das geht mir einfach nicht mehr aus dem Kopf. Das ist das Schlimmste daran, finde ich.

Ich höre es läuten. Die erste Pausenglocke. Jetzt sitze ich schon seit mehr als einer Stunde am Randstein. Max' Klasse marschiert gerade den Gang entlang zur Kantine. Ich frage mich, ob Mrs Gosk weiß, dass Max verschwunden ist. Sie ist ja eine gute Lehrerin, die beste überhaupt, aber Max hat so viele Lehrerinnen, dass Mrs Gosk vielleicht annimmt, Max ist bei Mrs Riner oder Mrs Hume oder Mrs McGinn, und vielleicht denken sich Mrs Hume und Mrs Riner, dass Max bei Mrs Gosk ist.

Vielleicht wusste Mrs Patterson, dass Max' Lehrerinnen das annehmen würden, und hat sich deshalb den heutigen Tag ausgesucht, um ihn abzuholen.

Jetzt mache ich mir noch viel mehr Sorgen.

Es ist schwer, sich keine Sorgen zu machen, denn wenn ich versuche, mir keine Sorgen zu machen, erinnert mich das daran, dass ich mir welche machen sollte. Und wenn man am Randstein sitzt und drauf wartet, dass der Freund zurückkommt, kann man schwer vergessen, wieso man überhaupt am Randstein sitzt.

Sooft ein Auto vorbeifährt, sooft ein Vogel zwitschert, sooft eine Pausenglocke läutet, wächst meine Sorge noch mehr. Jedes Auto, jedes Zwitschern und jedes Läuten ist eins mehr zwischen dem letzten Mal, als ich Max sah, und jetzt. Und jedes Mal fühlt es sich noch mehr wie eine Ewigkeit an.

Seit Max weg ist, hat es viermal geläutet, und das heißt, dass Max mittlerweile zwei Stunden weg ist. Ich überlege, ob die Schule vielleicht einen Hintereingang hat, von dem mir keiner was gesagt hat. Vielleicht geht eine Straße durch das Wäldchen dahinter bis zum Parkplatz, und vielleicht hat Mrs Patterson Max über diese Straße zurückgebracht, weil da hinten keiner die beiden zusammen sehen würde. Ich überlege gerade, ob ich aufstehen und nach einem Hintereingang suchen soll oder vielleicht hineingehen und schauen, ob Max zurückgekommen ist, als ich höre, wie Max über den Lautsprecher ausgerufen wird. Die Sprechanlage ertönt innerhalb der Schule und draußen auf dem Spielplatz, der auf der anderen Seite des Gebäudes liegt, aber ich kann hören, wie Max' Name ausgerufen wird. Von der Schulleiterin, Mrs Palmer.

»Max Delaney soll sich bitte sofort in seinem Klassenzimmer melden.«

Max ist noch nicht wieder da. Oder vielleicht ist er wieder da und marschiert soeben in Mrs Gosks Klassenzimmer. Ich überlege, ob ich weiter am Randstein sitzen bleiben und warten soll, wie ich mir geschworen hatte, aber jetzt, wo Mrs Palmer weiß, dass Max verschwunden ist, warte ich vielleicht besser drinnen.

Ich will ja auch herauskriegen, was los ist.

Mrs Gosk, Mrs Riner und Mrs Hume stehen vor Mrs Gosks Klassenzimmer. Drinnen sind keine Kinder. Die sind im Musikunterricht, glaube ich. Am Freitagnachmittag haben sie immer Musik. Die drei Lehrerinnen machen besorgte Gesichter. Sie starren auf die Klassenzimmertür, und als ich hineingehe, habe ich das Gefühl, sie schauen mich direkt an. Ganz kurz habe ich das Gefühl, sie können mich sehen.

Ich betrete das Klassenzimmer. Wenn ich in einen Spiegel schauen könnte, wenn ich mich widerspiegeln könnte, hätte ich wohl auch so ein besorgtes Gesicht wie die Lehrerinnen.

Gleich darauf kommt Mrs Palmer herein. »Ist er noch nicht aufgetaucht?«, fragt sie. Auch sie sieht besorgt aus.

»Nein«, erwidert Mrs Gosk.

Ich habe Mrs Gosk noch nie so ernst reden hören. An dem einen Wort konnte ich erkennen, dass sie noch nie so besorgt war wie jetzt.

»Wo könnte er sein?«, fragt Mrs Hume. Sie ist ebenfalls besorgt.

Gut, denke ich. Sollen sie ruhig alle besorgt sein.

»Okay, bleibt ihr mal hier.« Mrs Palmer geht hinaus.

»Was ist, wenn er weggelaufen ist?«, fragt Mrs Hume.

»Max läuft nicht weg«, erwidert Mrs Gosk.

»Ich glaube ehrlich gesagt nicht, dass er im Schulgebäude ist, Donna«, sagt Mrs Hume.

Donna ist Mrs Gosks Vorname. Kinder dürfen zu einer Lehrerin nie den Vornamen sagen, aber die anderen Kolleginnen schon, wenn sie möchten.

»Er würde doch nicht einfach das Gebäude verlassen«, sagt Mrs Gosk, und irgendwie hat sie recht. Max würde nie das Gebäude verlassen, außer eine Lehrerin hat ihn dazu angestiftet, und genau das ist ja auch passiert.

Ich bin der Einzige, der weiß, was geschehen ist, und kann es keinem sagen. Max ist das einzige Menschwesen, dem ich es sagen könnte, aber Max ist nicht hier, denn Max ist ja derjenige, der verschwunden ist.

Wieder kommt Mrs Palmers Stimme durch den Lautsprecher.

»An alle Lehrkräfte, bitte nehmen Sie sich die Zeit und sehen sich gut um. Max Delaney aus Mrs Gosks Klasse hat sich irgendwo im Gebäude verirrt, und wir wollen dafür sorgen, dass er wieder in sein Klassenzimmer findet. Wenn Sie Max sehen, verständigen Sie bitte unverzüglich die Schulleitung. Und Max, wenn du mich hören kannst, geh bitte in dein Klassenzimmer. Wenn du irgendwo festsitzt, ruf bitte laut, dann finden wir dich. Kein Grund zur Sorge, liebe Jungen und Mädchen. Unsere Schule ist groß, und manchmal verirrt sich jemand eben ein bisschen.«

Na, von wegen, denke ich.

»Ich glaube nicht, dass er im Gebäude ist. Wir sollten die Polizei rufen«, sagt Mrs Hume. »Er wohnt hier in der Nähe. Vielleicht ist er nach Hause gelaufen.«

»Stimmt«, sagt Mrs Riner. »Wir sollten seine Eltern anrufen. Vielleicht ist er unterwegs nach Hause.«

»Max würde das Gebäude nicht verlassen«, sagt Mrs Gosk.

Mrs Palmer kommt zurück. Ich verstehe gar nicht, dass sie so gefasst aussieht.

»Ich habe Eddie und Chris losgeschickt, die sollen mal im Keller nachsehen und alle Schränke aufmachen. Das Kantinenpersonal durchsucht die Küche. Wendy und Sharon machen draußen Razzia.«

»Er ist weg«, sagt Mrs Hume. »Ich weiß nicht, wie

oder warum, aber hier ist er nicht. Das ist jetzt schon zu lange. Immerhin handelt es sich ja um Max.«

»Wir wissen es noch nicht sicher«, entgegnet Mrs Palmer.

»Sie hat recht«, sagt Mrs Gosk. Ihre Stimme ist leiser. Sie klingt nicht mehr so sicher wie vorhin, sondern total erschrocken. »Ich kann einfach nicht glauben, dass Max sämtliche Durchsagen ignoriert.«

»Du meinst, er ist überhaupt nicht im Gebäude?«, fragt Mrs Palmer.

»Ja. Ich habe keine Ahnung, wie, aber ich glaube, er ist verschwunden.«

Ich sagte ja schon, Mrs Gosk ist schlau.

23. Kapitel

Die gesamte Schule ist, wie es heißt, *abgeriegelt.* Das heißt, keiner darf die Schule verlassen, bis die Polizei es erlaubt. Auch die Lehrer nicht. Auch Mrs Palmer nicht. Komisch, denn ich bin der Einzige, der weiß, dass Mrs Patterson Max mitgenommen hat, aber auch der Einzige, der die Schule verlassen kann. Eigentlich, finde ich, sollte ich abgeriegelt werden, bin es aber als Einziger nicht.

Ich weiß zwar, was mit Max passiert ist, habe aber immer noch keine Ahnung, wohin Mrs Patterson ihn gebracht hat, und auch wenn, wüsste ich nicht, was ich tun sollte. Ich kann gar nichts machen. Und stecke darum genauso fest wie all die Leute, die nichts wissen.

Wahrscheinlich bin ich aber derjenige, der sich am meisten Sorgen macht. Alle machen sich Sorgen. Mrs Gosk macht sich Sorgen und auch Mrs Hume und Mrs Palmer. Aber ich glaube, ich mache mir am meisten Sorgen, weil ich weiß, was mit Max passiert ist.

Sogar die Polizisten sind besorgt. Sie gucken einander mit zusammengekniffenen Augen an und reden im Flüsterton, damit die Lehrerinnen und Mrs Palmer es nicht hören. Aber ich höre es. Ich kann mich direkt neben sie stellen und jedes Wort genau hören, kriege aber keinen dazu, auch nur ein Wort von dem, was ich sage, zu hören. Ich bin der Einzige, der Max helfen könnte, und keiner kann mich hören.

Als ich zur Welt kam, wollte ich andere Leute, Max' Eltern zum Beispiel, dazu kriegen, mir zuzuhören, denn ich wusste nicht, dass sie mich nicht hören konnten. Ich dachte, sie ignorierten mich.

Ich weiß noch, wie Max und seine Mom eines Abends unterwegs waren und ich mit Max' Dad allein zu Hause blieb. Ich hatte Angst, mit Max zu gehen, weil ich bis dahin noch nie aus dem Haus gegangen war, und so saßen Max' Dad und ich den ganzen Abend zusammen auf dem Sofa. Ich habe ihn die ganze Zeit angeschrien, angebrüllt, weil ich dachte, wenn ich bloß lang genug schreie, dann schaut er mich wenigstens an und sagt, ich soll still sein. Ich flehte ihn an, mir doch zuzuhören und mit mir zu reden, aber er guckte bloß weiter sein Baseballspiel, als wäre ich überhaupt nicht da. Während ich schrie, lachte er auf einmal. Erst dachte ich, er lacht über mich, aber er musste über etwas gelacht haben, was der Mann im Fernsehen sagte, denn der lachte ebenfalls. Und dann fiel mir auf, dass Max' Dad den Mann im Fernsehen ja unmöglich hören konnte, weil ich ihm so laut direkt ins Ohr schrie. In dem Moment begriff ich, dass mich niemand hören konnte außer Max.

Später traf ich dann andere imaginäre Freunde und fand mit der Zeit heraus, dass die mich hören konnten. Jedenfalls diejenigen, die hören konnten. Das können ja nicht alle.

Einmal bin ich einer imaginären Freundin begegnet, die war bloß eine Haarschleife mit zwei Augen. Ich begriff erst, dass es eine imaginäre Freundin war, als sie mir plötzlich zuzwinkerte, so als wollte sie mir ein Signal senden. Sie sah einfach aus wie eine kleine Haarschleife im Haar von einem kleinen Mädchen. Eine rosa Schleife. Daher wusste ich, dass sie ein Mädchen war. Sie konnte aber nicht hören, was ich sagte, denn das kleine Mädchen hatte sie sich nicht so vorgestellt. Auch wenn sie die Ohren an ihren imaginären Freunden vergessen, stellen sich die meisten Kinder doch vor, dass ihre imaginären Freunde hören können, und darum können sie es. Nicht aber diese kleine Schleife. Die zwinkerte mir bloß zu, und ich zwinkerte zurück. Sie hatte auch Angst, das merkte ich an dem Ausdruck in ihren Augen und an der Art, wie sie zwinkerte, und obwohl ich es versuchte, konnte ich ihr nicht sagen, dass schon alles gut werden würde. Ich konnte bloß zwinkern. Aber schon durch dieses Hin- und Hergezwinker hatte sie dann anscheinend ein bisschen weniger Angst. Fühlte sich ein bisschen weniger allein.

Aber bloß ein bisschen.

Ich hätte auch Angst, wenn ich eine kleine taube Haarschleife auf dem Kopf eines Kindergartenkinds wäre.

Am nächsten Tag verschwand das kleine rosa Haarschleifenmädchen, und obwohl ich glaube, dass einem nichts Schlimmeres passieren kann, als nicht zu existieren, war das kleine rosa Haarschleifenmädchen wahrscheinlich glücklicher, als es verschwunden war. Wenigstens hatte es dann nicht mehr so viel Angst.

Die Polizei glaubt, Max ist aus der Schule weggelaufen. Das sagen die, wenn sie im Kreis zusammenstehen und flüstern. Sie glauben nicht, dass Mrs Gosk die Wahrheit sagt. Sie glauben, Max hat die Klasse morgens wahrscheinlich früher verlassen, als von Mrs Gosk behauptet, und dass sie Max deswegen noch nicht gefunden haben.

»Sie hat den Kleinen einfach aus den Augen verloren«, sagte einer der Polizisten, und reihum nickten alle zustimmend.

»Wenn das der Fall ist, lässt sich nicht sagen, wie weit er gekommen sein könnte«, meinte ein anderer Polizist, und wieder nickten alle.

Polizisten sind nicht wie Kinder. Die sind anscheinend immer alle einer Meinung.

Der Polizeichef sagte, Beamte und freiwillige Gemeindehelfer (was bloß ein schicker Ausdruck für Leute ist) würden im Wald hinter der Schule suchen und die Straßen in der Nachbarschaft abklappern und nach Max Ausschau halten. Dabei klopfen sie an alle Haustüren an und fragen, ob jemand Max gesehen hat. Ich habe überlegt, ob ich auch suchen soll, bleibe aber vorerst im Schulgebäude. Obwohl ich nicht abgeriegelt bin, bleibe ich abgeriegelt. Ich warte darauf, dass Max zurückkommt. Mrs Patterson kann ihn ja nicht ewig bei sich behalten.

Wenn die Polizei doch bloß drauf käme, dass Mrs Patterson Max mitgenommen hat. Immer wieder muss ich daran denken, dass die Fernsehpolizei es schon längst herausbekommen hätte.

Im Lauf der letzten paar Tage habe ich eine Menge Polizeibeamte gesehen. Erst den Polizisten zu Hause, nachdem Tommy Swinden bei Max das Fenster zerschmissen hatte, dann die Polizistenmänner und die eine Polizistenfrau, die zur Tankstelle kamen, als Dee angeschossen wurde und Sally blockierte. Und jetzt wimmelt es hier in der Schule von Polizistinnen und Polizisten. Von denen sieht aber niemand aus wie die Polizei im Fernsehen, und darum fürchte ich, dass von denen auch keiner so schlau ist. Die echten Polizisten sind alle ein bisschen kleiner, ein bisschen dicker und ein bisschen haariger als die im Fernsehen. Einer hat sogar in den Ohren Haare. Allerdings nicht die junge Polizistin, sondern einer von den Polizistenmännern. Im Fernsehen habe ich noch nie so normal aussehende Polizisten gesehen. Wem machen die Fernsehmacher eigentlich was vor?

Wem machen die eigentlich was vor? Das ist eine typische Mrs-Gosk-Frage. Die stellt sie oft. Hauptsächlich den bösen Jungs, wenn die ihr vormachen wollen, sie hätten ihre Hausaufgaben auf dem Küchentisch liegen lassen. Dann sagt sie: »Wem machst du hier eigentlich was vor, Ethan Woods? Ich bin doch nicht von gestern.«

Ich würde Mrs Patterson gern fragen, wem sie hier eigentlich was vormacht, aber es sieht so aus, als würde sie allen was vormachen.

Mrs Palmer ärgert sich darüber, dass die Schule abgeriegelt ist. Das habe ich sie zu Mrs Simpson sagen hören, nachdem die Polizei mit der Durchsuchung fertig war. Mrs Palmer glaubt, Max ist weggelaufen, und deshalb sieht sie nicht ein, wieso die ganze Schule so lange abgeriegelt bleiben muss. Die Polizei hat schon alle Räume und Schränke, ja sogar den Keller durchsucht, und darum wissen sie, dass Max nicht hier ist. Wahrscheinlich sind sie einfach vorsichtig. Der Polizeichef sagte, wenn aus einer Schule ein Kind verschwinden kann, könnten andere es auch.

»Vielleicht hat jemand den Jungen mitgenommen«, sagte er zu Mrs Palmer, als die sich beschweren wollte. »In dem Fall weiß möglicherweise jemand in der Schule etwas darüber.«

Ich glaube nicht, dass er wirklich denkt, jemand hätte Max mitgenommen. Er ist einfach vorsichtig. Er spielt den Fall der Fälle durch. Darum ist Mrs Palmer wütend. Sie glaubt nicht, dass es einen Fall der Fälle gibt. Sie denkt, Max ist einfach spazieren gegangen und nicht mehr zurückgekommen. Das denkt der Polizeichef auch.

Ich werde den Gedanken nicht los. Jede Minute, die die Polizei Keller und Wald durchsucht und an Türen klopft, ist eine Minute mehr, in der ich Max für immer verliere.

Ich glaube nicht, dass Max tot ist. Keine Ahnung, wieso mir diese Idee immer wieder durch den Kopf schießt, denn ich glaube nicht daran. Ich meine, Max lebt und es geht ihm gut. Vermutlich sitzt er mit dem blauen Rucksack in Mrs Patterson Auto auf dem Rücksitz. Es geht ihm gut, denke ich, aber auch immer wieder: Er ist nicht tot. Könnte ich doch aufhören, daran zu denken, dass er nicht tot ist, und einfach denken, er lebt.

Wenn Max nun aber tot wäre, würde ich es jemals erfahren? Oder würde ich einfach so verpuffen, ohne je zu erfahren, was passiert ist? Immer wieder halte ich die Luft an und warte drauf, dass ich verpuffe, aber wenn ich verpuffen würde, wüsste ich es ja nicht mal. Ich würde einfach verpuffen. Ich würde existieren und im nächsten Moment schon nicht mehr. Darauf zu warten, dass es passiert, ist also dumm. Aber ich kann nicht anders.

Ich hoffe immer noch, dass es vielleicht einen Grund gibt, wieso Mrs Patterson Max mitgenommen hat. Vielleicht waren sie Eis essen und haben sich verfahren, oder vielleicht nimmt sie Max auf einen Ausflug mit und hat vergessen, es Mrs Gosk zu sagen, oder vielleicht hat sie Max mitgenommen, damit er ihre Mutter kennenlernt. Vielleicht fahren sie jetzt jeden Moment in die Auffahrt rein, und Max ist wieder da.

Allerdings glaube ich nicht, dass Mrs Patterson gestern mit ihrer Mutter gesprochen hat.

Ich glaube nicht, dass Mrs Patterson überhaupt eine Mutter hat.

Ob Max' Mom schon Bescheid weiß, überlege ich. Und sein Dad. Vermutlich. Vielleicht suchen sie gerade im Wald nach ihm.

Mrs Palmer kommt ins Klassenzimmer. Mrs Gosk hat den Kindern wieder aus *Charlie und die Schokoladenfabrik* vorgelesen, was ich normalerweise ganz toll finde, aber jetzt verpasst Max die Geschichte. Dabei mag er es furchtbar gern, wenn Mrs Gosk der Klasse vorliest. Allerdings ist Veruschka Salz gerade im Müllschlucker verschwunden, und ich finde, im Moment sollte Mrs Gosk keine Geschichten über verschwundene Kinder vorlesen.

Mrs Gosk hört auf zu lesen und schaut Mrs Palmer an.

Mrs Palmer sagt: »Könnte ich der Klasse kurz etwas sagen, Mrs Gosk?«

Mrs Gosk bejaht, aber ihre Augenbrauen gehen hoch, was bedeutet, sie ist verblüfft.

»Liebe Jungen und Mädchen, ich bin sicher, ihr habt gehört, dass wir Max Delaney vorhin ins Büro gerufen haben. Und ihr wisst Bescheid, dass die Schule abgeriegelt wurde. Bestimmt habt ihr viele Fragen. Es besteht aber kein Grund zur Sorge. Wir müssen bloß sichergehen, dass wir Max auch wirklich finden. Wir glauben, er ist vielleicht spazieren gegangen oder wurde früher abgeholt und hat vergessen, es uns zu sagen. Das ist alles. Vielleicht weiß jemand, wo Max hingegangen sein könnte. Hat er heute was gesagt? Dass er früher geht?«

Diese Fragen hat Mrs Gosk ihren Schülern schon vor einem Weilchen gestellt, als sie die Polizeiautos vorfahren sahen und Mrs Palmer die Lehrerinnen bat, »bis auf Weiteres Maßnahmen zur Abriegelung zu ergreifen.« Sie lässt Mrs Palmer trotzdem fragen.

Briana meldet sich. »Max geht oft ins Lernzentrum. Vielleicht hat er sich heute auf dem Weg dahin verirrt.«

»Danke, Briana«, sagt Mrs Palmer. »Das wird gerade überprüft.«

»Wieso ist die Polizei hier?« Das ist Eric, der sich nicht gemeldet hat. Eric meldet sich nie.

»Die Polizei hilft uns dabei, Max zu finden«, sagt Mrs Palmer. »Das können die nämlich gut – verloren gegangene Kinder finden. Ich bin sicher, dass er bald wieder auftaucht. Aber hat er heute was gesagt? Irgendetwas?«

Kopfschütteln. Keins der Kinder hat Max was sagen hören, weil keins mit Max redet.

»Okay, Kinder. Ich danke euch«, sagt Mrs Palmer. »Mrs Gosk, könnte ich Sie einen Augenblick sprechen?«

Mrs Gosk legt das Buch hin und geht zu Mrs Palmer an die Tür.

Ich hinterher.

»Bist du sicher, dass er nichts zu dir gesagt hat?«, fragt Mrs Palmer.

»Nichts«, sagt Mrs Gosk. Sie klingt sauer. Wäre ich auch. Die Frage hat der Polizeichef Mrs Gosk schon zweimal gestellt.

»Und weißt du sicher, um wie viel Uhr Max die Klasse verlassen hat?«

»Ganz sicher«, erwidert Mrs Gosk, noch saurer.

»Okay. Informiere mich, falls den Kindern was einfällt. Ich will mal sehen, ob sie die Abriegelung aufheben. Draußen sind schon ein paar Eltern, die ihre Kinder abholen wollen.«

»Die Eltern wissen es bereits?«, fragt Mrs Gosk.

»Die Polizei klopft seit zwei Stunden an die Haustüren, und der Elternbeirat hat freiwillige Helfer organisiert, die die Nachbarschaft durchsuchen. In den Medien läuft eine Vermisstenmeldung. Draußen steht schon ein Übertragungswagen. Bis um sechs werden es dann noch mehr sein.«

»Oh«, macht Mrs Gosk. Sie klingt jetzt viel weniger verärgert, eher wie ein kleines Kind, das gerade bestraft wurde. So klingt Mrs Gosk sonst nie, ängstlich und verdattert, und das macht mir Angst.

Mrs Palmer zieht ab und lässt Mrs Gosk in der Tür stehen. Ich folge ihr über den Korridor. Ich will hören, was sie zum Polizeichef sagt, und nicht, was mit der fiesen Veruschka Salz weiter passiert.

Mir egal, wie bösartig die ist. Kinder, die verschwinden, finde ich auf einmal nicht mehr besonders witzig.

Als Mrs Palmer quer durch die Halle auf ihr Büro zusteuert, öffnet sich eine von den Eingangstüren. Der Polizist, der danebensteht, hält sie auf.

Mrs Patterson kommt herein.

Ich bleibe stehen.

Nicht zu fassen: Mrs Patterson läuft in die Schule rein. Ich rechne damit, dass Max hinter ihr herkommt, aber der Polizist macht die Tür wieder zu.

Kein Max.

24. Kapitel

»Karen, das ist ja nicht zu fassen«, sagt Mrs Patterson. »Was kann denn da passiert sein?«

Mrs Palmer umarmt Mrs Patterson mitten in der Eingangshalle.

Mrs Palmer umarmt Mrs Patterson, und Max ist nicht da.

Erst habe ich überlegt, ob ich zu Mrs Pattersons Auto rauslaufe und nachschaue, ob Max noch auf dem Rücksitz sitzt, dann aber beschlossen, es nicht zu tun. Mrs Patterson sagte, sie könne die Nachricht von Max' Verschwinden nicht fassen, und weil sie schließlich diejenige war, die ihn hat verschwinden lassen, weiß ich, dass sie lügt. Max ist nicht mehr auf ihrem Rücksitz.

Erst dachte ich, er sei tot, und mein ganzer Körper füllte sich mit Traurigkeit. Einen Moment dachte ich auch, ich wäre tot. Dann fiel mir ein, dass ich ja noch da bin, also muss Max noch am Leben sein.

Die Sache ist so: Wenn Max tot wäre (was er nicht ist) und ich noch am Leben, dann würde das bedeuten, dass ich nicht verschwinde, wenn Max stirbt oder aufhört, an mich zu glauben.

Ich will nicht, dass Max tot ist, und ich glaube auch nicht, dass Max tot ist (ist er ja nicht), aber wenn er tot wäre und ich nicht, dann würde das etwas bedeuten. Es wäre zwar das Traurigste, was je passiert ist, aber es würde was bedeuten. Etwas Wichtiges über mich. Damit sage ich nicht, ich will, dass Max tot ist, denn das will ich nicht, und er ist es ja auch nicht. Aber wenn er mal tot wäre und ich noch existieren würde, dann wäre das wichtig zu wissen.

Ich muss bloß immer wieder denken, er könnte tot sein. Ich gucke eben zu viel Fernsehen.

Als Mrs Patterson und Mrs Palmer gerade fertig sind mit Umarmen, biegt der Polizeichef um die Ecke. Es war eine lange Umarmung. Ich glaube, die mögen sich jetzt, obwohl sie sich vor Max' Verschwinden nicht mochten. Und ich glaube, Mrs Palmer hat die Sache mit *Scheißgewerkschaft* ganz vergessen. So wie sie da mitten in der Eingangshalle stehen, sehen sie aus wie die besten Freundinnen. Wie Schwestern sogar.

»Ruth Patterson?«, fragt der Polizeichef.

Keine Ahnung, ob er wirklich Polizeichef ist, aber weil er heute zuständig ist und einen dicken Bauch hat, sieht er wie ein Polizeichef aus. Sein richtiger Name ist Bob Norton, was kein Fernsehpolizistenname ist. Darum glaube ich auch nicht so recht daran, dass er Max finden wird.

Mrs Patterson dreht sich um. »Ja, die bin ich.«

»Kann ich Sie mal in Mrs Palmers Büro sprechen?«

»Natürlich.«

Mrs Patterson klingt beunruhigt. Der Polizeichef denkt wahrscheinlich, es ist wegen Max, aber ich glaube, sie hat Angst, dass sie erwischt wird. Vielleicht versucht sie, dass ihre Angst vorm Erwischtwerden so klingt wie Besorgnis um Max' Verschwinden.

Mrs Patterson und Mrs Palmer sitzen zusammen auf einem der Sofas, der Polizeichef auf dem Sofa auf der anderen Seite des Couchtischs. Er hat einen gelben Notizblock auf dem Schoß und einen Stift in der Hand.

Ich setze mich neben den Polizeichef. Obwohl er keine Ahnung davon hat, bin ich in seinem Team.

»Mrs Patterson«, sagt der Polizeichef. »Sie sind Max Delaneys Förderlehrerin. Ist das richtig?«

»Ja. Ich verbringe viel Zeit mit Max, habe aber auch andere Schüler.«

»Sie sind nicht den ganzen Tag bei ihm?«

»Nein. Max ist ein schlauer Junge. Er braucht nicht den ganzen Tag Unterstützung.«

Während Mrs Patterson spricht, nickt Mrs Palmer beiläufig. So liebenswürdig habe ich sie Mrs Patterson gegenüber noch nie gesehen.

»Darf ich fragen, warum Sie heute gefehlt haben?«, will der Polizeichef wissen.

»Ich hatte einen Arzttermin. Eigentlich zwei Termine.«

»Wo denn?«

»Den ersten hier in der Nähe.« Mrs Patterson deutet zur Vorderseite der Schule hinüber. »In der ambulanten Klinik, da haben sie ein Physiotherapiezentrum im Haus. Heute früh hatte ich Krankengymnastik, wegen eines Schulterproblems. Und dann einen Termin in der Farmington Avenue. Dort war ich auch, als Nancy anrief.«

»Mrs Palmer sagte, Sie fehlen recht oft, vor allem freitags. Ist das wegen der Krankengymnastik?«

Mrs Patterson mustert Mrs Palmer erstaunt, dann wendet sie sich wieder dem Polizeichef zu. Sie lächelt.

Sie hat Max verschleppt, sitzt hier vor einem Polizeichef und lächelt.

»Ja. Also, manchmal bin ich krank, und manchmal habe ich Arzttermine.« Sie macht eine Pause, holt tief Luft, und dann sagt sie: »Niemand weiß es, aber ich habe Lupus und hatte deswegen in den letzten Jahren einige gesundheitliche Probleme. Eine Fünftagewoche ist mir manchmal einfach zu viel.«

Mrs Palmer ringt leise nach Luft. »Ruth, ich hatte ja keine Ahnung.«

Sie streckt die Hand aus, will Mrs Patterson an der Schulter anfassen. Es ist die Art, wie ihn seine Mom gern anfassen würde, wenn Max sich aufregt, falls er sich je so von ihr anfassen lassen würde. Unglaublich, dass sie Mrs Patterson so anfasst. Max verschwindet, und Mrs Patterson sagt was von einem Lupus, und auf einmal will Mrs Palmer sie umarmen und ihr die Schulter tätscheln.

»Schon gut«, sagt Mrs Patterson, an Mrs Palmer gewandt. »Ich wollte die anderen nicht beunruhigen.«

»Können Sie uns irgendetwas sagen, was uns vielleicht helfen könnte, Max zu finden?« Der Polizeichef klingt ein bisschen verärgert, und das freut mich.

»Da fällt mir eigentlich nichts ein«, sagt Mrs Patterson. »Max ist noch nie abgehauen, er war allerdings schon immer ein neugieriger Junge, stellt oft Fragen über den Wald. Ich kann mir aber nicht vorstellen, dass er allein dorthin geht.«

»Abgehauen?«, fragt der Polizeichef.

Diesmal ergreift Mrs Palmer das Wort. »Einige unserer Kinder mit speziellen Bedürfnissen laufen immer mal wieder fort. Wenn sie es bis zur Tür schaffen, laufen sie manchmal auf die Straße hinaus. Aber Max haut nicht ab.«

»Ist Max noch nie abgehauen?«, fragt der Polizeichef.

»Nein«, sagt Mrs Patterson. »Noch nie.«

Unglaublich, wie ruhig die ist. Vielleicht wird man mit Lupus ein guter Lügner.

Der Polizeichef schaut auf seinen gelben Notizblock. Er räuspert sich. Ich weiß nicht, wie ich darauf komme, aber ich kann mir denken, dass er gleich ein paar wichtige Fragen stellen wird. Schwierigere Fragen.

»Max sollte heute von Mrs Gosks Klasse ins Lernzentrum hinübergehen, kam dort aber nie an. Geht er den Weg denn normalerweise allein?«

»Manchmal«, sagt Mrs Patterson, aber das stimmt nicht. Ich bin immer bei ihm, wenn er ins Lernzentrum geht. »Wenn ich in der Schule bin, hole ich ihn ab, aber er braucht eigentlich keine Begleitung.«

»Wir bemühen uns darum, dass Max eigenständiger wird«, sagt Mrs Palmer. »Also lassen wir Max manchmal selbstständig im Gebäude herumgehen, auch wenn Ruth da ist.«

»An den Freitagen«, sagt Mrs Patterson, »ist es so geplant, dass ich mit Max im Lernzentrum bin, und darum begleite ich ihn normalerweise, weil ich ja auch dorthin muss.«

»Halten Sie es für möglich, dass Max früher aus Mrs Gosks Unterricht weggegangen ist?«

»Vielleicht«, meint Mrs Patterson. »Er kann keine analoge Uhr lesen. Hat Donna ihn denn zur richtigen Zeit losgeschickt?«

»Sie behauptet, ja«, sagt der Polizeichef. »Ich frage mich bloß, ob sie ihn vielleicht versehentlich früher losgeschickt haben könnte oder ob er aus der Klasse weg ist, ohne es ihr zu sagen und ohne dass sie es gemerkt hat.«

»Schon möglich.«

»Sie lügt!«, schreie ich. Ich kann mich einfach nicht zurückhalten. Mrs Gosk schickt ihre Kinder nie zu früh los. Sie vergisst eher, sie wegzuschicken, weil sie zu beschäftigt mit ihren Büchern und ihrem Unterricht ist. Und ohne Erlaubnis würde Max nie den Raum verlassen. Nie und nimmer.

Je mehr Mrs Patterson lügt, desto mehr Angst kriege ich. Sie ist eine wahre Meisterin.

»Was ist mit den Eltern von Max?«, erkundigt sich der Polizeichef. »Sollte ich über die irgendetwas Besonderes wissen?«

»Wie meinen Sie das?«

»Wie sind sie denn als Eltern? Vertragen sie sich? Bringen sie Max pünktlich zur Schule? Wirkt er gut versorgt? Solche Sachen.«

»Ich verstehe nicht«, sagt Mrs Patterson. »Glauben Sie etwa, die haben Max etwas angetan? Ich dachte, er war heute in der Schule.«

»War er auch, und wahrscheinlich ist er einfach ein bisschen spazieren gegangen und wird jeden Moment auftauchen, oder er schaukelt irgendwo in einem Garten hinter irgendeinem Haus oder versteckt sich im Wald. Wenn Max aber nicht spazieren war, dann hat ihn jemand mitgenommen, und es ist fast immer jemand, den das Kind kennt. Meistens ein Familienmitglied. Fällt Ihnen denn jemand ein, der Max mitgenommen haben könnte? Könnten seine Eltern etwas damit zu tun haben?«

Diese Frage beantwortet Mrs Patterson nicht so rasch wie die anderen, und das fällt dem Polizeichef auf. Er beugt sich vor. Ich auch. Er glaubt, dass er jetzt gleich etwas Gewichtiges hören wird. Ich auch. Aber der Polizeichef denkt, dass er jetzt gleich eine gewichtige Tatsache serviert bekommt.

Ich denke, es wird eine gewichtige Lüge.

»Mir war nie so recht wohl dabei, dass Max hier in die Schule geht.«

Sie redet, als würde sie gerade einen schweren Rucksack hochwuchten. All ihre Worte klingen gleichzeitig schwer und leicht.

»Max ist ein sehr sensibler Junge und hat keine Freunde. Die anderen Kinder machen sich schon mal über ihn lustig. Manchmal überschaut er nicht so ganz, was er gerade macht, und bringt sich in Gefahr. Läuft draußen vor einen Bus oder vergisst, dass er allergisch gegen Nüsse ist. Wenn er mein Sohn wäre, also, ich weiß nicht, ob ich Max auf eine öffentliche Schule schicken würde. Ich finde es zu gefährlich. Schwer nachvollziehbar, dass gute Eltern so einen Jungen wie Max auf eine normale Schule schicken.«

Mrs Patterson schweigt und betrachtet ihre Schuhe. Ich glaube nicht, dass ihr klar ist, was sie da gerade gesagt hat, denn als sie wieder aufschaut, scheint sie vom Anblick des Polizeichefs überrascht.

»Ich glaube aber nicht, dass sie etwas tun würden, um Max zu schaden«, sagt sie eilig.

Zu eilig, finde ich.

Mrs Patterson kann Max' Eltern nicht leiden. Das

wusste ich bisher nicht, aber jetzt weiß ich es. Ich glaube, sie wollte nicht, dass das jemand erfährt.

»Es gibt aber in Bezug auf seine Eltern nichts Spezielles, wogegen Sie Bedenken haben?«, will der Polizeichef wissen. »Außer dass sie Max auf eine öffentliche Schule schicken?«

Nach einer kleinen Pause sagt Mrs Patterson: »Nein.«

Der Polizeichef stellt Mrs Patterson Fragen über die anderen Lehrkräfte im Lernzentrum, über Max' Klassenkameraden und über alle Leute, die Max jeden Tag sieht, also nicht sehr viele. Sie behauptet, sie kann sich nicht vorstellen, dass jemand von der Schule Max mitgenommen hat.

Der Polizeichef nickt stumm.

»Ich werde Sie dann bitten, mit einem von meinen Mitarbeitern den Weg abzugehen, den Max normalerweise zum Lernzentrum nimmt, um zu sehen, ob Ihnen vielleicht noch etwas einfällt. Wenn ja, informieren Sie mich bitte. Er wird auch Ihre Kontaktdaten aufnehmen und Sie zu anderen Personen befragen, mit denen Max möglicherweise täglich in Kontakt kommt. Okay?«

»Okay«, willigt Mrs Patterson ein. »Ist es in Ordnung, wenn ich danach nach Hause gehe? Für eine Weile wenigstens. Die Krankengymnastik und der Arzttermin waren sehr anstrengend, und ich möchte mich ausruhen. Ich könnte mich ja vielleicht auch auf eine Couch im Lehrerzimmer legen, wenn Ihnen lieber ist, dass ich in der Schule bleibe.«

»Nein, schon gut. Wir melden uns bei Ihnen, wenn nötig. Falls Max bis heute Abend nicht auftaucht, werden wir vermutlich noch mal mit Ihnen reden müssen.

Manchmal ist den Leuten nicht klar, dass sie vielleicht etwas wissen, was uns helfen könnte.«

»Ich will tun, was ich kann«, sagt Mrs Patterson. Sie will von der Couch aufstehen, hält dann aber inne. »Sie nehmen doch an, dass Sie ihn finden, oder?«

»Das hoffe ich«, erwidert der Polizeichef. »Wie gesagt, wahrscheinlich taucht er in der nächsten Stunde auf, spielt irgendwo in einem Garten. Also, ja, ich glaube, wir werden ihn finden.«

Ich werde ihn finden, das weiß ich.

Ich werde mit zu Mrs Patterson nach Hause fahren.

25. Kapitel

Max' Eltern stehen im Büro am Empfang. Ich sehe sie zuerst, weil ich als Erster aus Mrs Palmers Büro trete. Dann sieht Mrs Patterson sie, erkennt aber anscheinend ihre Gesichter nicht. Wahrscheinlich kennt sie sie überhaupt nicht. Sie hat ihnen ihren Sohn gestohlen und dem Polizeichef gesagt, sie seien schlechte Eltern, und weiß nicht mal, wer sie sind. Ich glaube, Max' Eltern wissen auch nicht, wer sie ist. Sie kennen ihren Namen, haben sie aber bisher noch nie von Angesicht zu Angesicht gesehen. Sie haben ihre Termine immer bei Mrs McGinn und Mrs Riner und Mrs Gosk.

Nicht bei Mrs Patterson. Bei Förderlehrkräften nie.

Mrs Patterson bleibt nicht stehen, um mit ihnen zu reden, sondern geht links durch die Seitentür hinaus, wo ein Polizist auf sie wartet, ein alter Mann mit einem braunen Fleck am Hals, der nicht so aussieht, als könnte er einem Schurken Einhalt gebieten, auch wenn der Schurke Mrs Patterson wäre, was ja stimmt.

Dann kommt Mrs Palmer aus ihrem Büro und sieht Max' Eltern.

»Mr und Mrs Delaney.« Sie klingt überrascht, geht zum Empfang hinüber und macht die Schwingtür auf, die den Bereich für die gewöhnlichen Leute von dem der Mitarbeiter trennt. »Kommen Sie doch bitte herein.«

Normalerweise ist Max' Mom der Boss, aber im Moment sieht sie nicht nach Boss aus. Ihre Hände zittern, und ihr Gesicht ist blass. Sie wirkt ganz schlaff und ein bisschen wie eine Puppe. Es hört sich wahrscheinlich dumm an, aber sogar ihre Lockenhaare wirken weniger lockig. Sie sieht nicht so flott aus wie sonst, sondern verängstigt. Hungrig sogar. Hungrig nach Neuigkeiten, glaube ich.

Jetzt ist Max' Dad derjenige, der nach Boss aussieht. Er hat den Arm um Max' Mom gelegt und schaut im Büro umher, so wie Mrs Gosk immer guckt, wenn sie überprüft, wer da ist und wer nicht.

Sie gehen am Empfang vorbei zu Mrs Palmers Büro, aber ich glaube, Max' Mom würde sich nicht rühren, wenn Max' Dad sie nicht vorwärtsschieben würde.

»Wissen Sie etwas Neues?«, fragt Max' Dad, bevor sie überhaupt in Mrs Palmers Büro sind.

Er hört sich auch an wie der Boss. Seine Worte sind wie Pfeile. Sie schießen direkt auf Mrs Palmer zu, und man merkt, dass sie ganz schön geladen sind. Er stellt nicht einfach eine Frage. Er schreit Mrs Palmer dafür an, dass Max verschwunden ist, obwohl er gar nicht schreit und bloß gefragt hat, ob es etwas Neues gibt.

»Kommen Sie doch erst mal in mein Büro«, sagt Mrs Palmer. »Chief Norton wartet bereits, und er kann alle Ihre Fragen beantworten.«

»Chief Norton war nicht hier, als Max verschwunden ist«, entgegnet Max' Dad.

Noch mehr Pfeile, scharfe Pfeile.

»Bitte«, sagt Mrs Palmer. »Treten Sie ein.«

Wir betreten Mrs Palmers Büro. Diesmal setzen sich Max' Eltern auf die Couch, auf der noch vor wenigen Minuten Mrs Patterson und Mrs Palmer gesessen haben. Ich würde ihnen so gern sagen, dass sie genau da sitzen, wo vor ein paar Minuten noch die Person saß, die Max gestohlen hat.

Mrs Palmer geht zu der Couch hinüber, wo der Polizeichef immer noch sitzt. Weil für mich kein Platz ist, bleibe ich neben der Couch von Max' Eltern stehen. Hier gibt es zwar keine Seiten, weil im Gegensatz zu vorhin kein Schurke im Raum ist, aber ich habe trotzdem das Gefühl, es gibt Seiten, und irgendwas sagt mir, dass ich auf der Seite von Max' Eltern sein will.

Der Polizeichef steht auf, um Max' Eltern die Hand zu schütteln. Nachdem er sich vorgestellt hat, setzen sich außer mir alle hin.

»Mr und Mrs Delaney, ich bin Chief Norton und leite hier die Suche nach Ihrem Sohn. Ich will Ihnen kurz erklären, wie weit wir bisher sind.«

Max' Mom nickt, sein Dad nicht. Der rührt sich nicht. Ich glaube, das macht er mit Absicht. Wenn er sich rühren würde, wenn er bloß nicken würde, dann gäbe es hier im Raum keine verschiedenen Seiten mehr. Dann wären alle auf derselben Seite. Dann wären sie ein Team.

Er bleibt absolut reglos.

Der Polizeichef erzählt Max' Eltern von der Durchsuchung der Schule und dass Leute die Umgebung durchkämmen. Sie *operieren unter der Annahme*, dass Max weggelaufen ist und bald gefunden wird, sagt er, was sich anhört, als hoffte er, Max wäre weggelaufen und würde bald gefunden, weil er sonst nämlich nicht wüsste, was er tun soll.

»Max ist noch nie weggelaufen«, sagt Max' Dad.

»Nein«, meint der Polizeichef. »Seine Lehrerinnen halten es aber für möglich, und es ist wahrscheinlicher als jedes andere Szenario.«

»Was denn?«, will Max' Dad wissen.

»Wie bitte?«, sagt der Polizeichef.

»Von welchen anderen Szenarien reden Sie?«

Der Polizeichef schweigt einen Augenblick. Als er schließlich spricht, kommen seine Worte langsam. »Nun ja, es ist weitaus wahrscheinlicher, dass er von der Schule weggelaufen ist, als dass er entführt wurde.«

Als er *entführt* sagt, schluchzt Max' Mom leise auf.

»Ich will Sie nicht ängstigen, Mrs Delaney. Wie gesagt, ich rechne jeden Moment damit, dass mein Handy klingelt und man mir sagt, Max wurde gefunden, beim Spielen in irgendeinem Garten, oder er hat sich im Wäldchen hinter einem Haus in der Nachbarschaft verirrt. Wenn er aber nicht gefunden wird, müssen wir die Möglichkeit ins Auge fassen, dass ihn jemand verschleppt hat. Ich habe für den Fall bereits die notwendigen Maßnahmen in die Wege geleitet. Wir untersuchen beide Möglichkeiten gleichzeitig, für den Fall der Fälle.«

»Kann es sein, dass er weggelaufen ist und ihn jemand von der Straße aufgelesen hat?«

Die Frage kommt von Mrs Palmer, und an ihrem Gesichtsausdruck und dem des Polizeichefs sehe ich, dass beide wünschten, sie hätte sie nicht gestellt. Zumindest nicht vor Max' Eltern. Sie mustert Max' Mom, die aussieht, als würde sie gleich losweinen. »Verzeihung«, sagt sie. »Ich wollte Sie nicht ängstigen.«

»Unwahrscheinlich«, sagt der Polizeichef. »Es wäre ein ziemlicher Zufall, wenn Max in dem Moment beschließt wegzulaufen, in dem ein Kindesentführer an der Schule vorbeifährt. Wir schauen uns aber alle Optionen an, befragen das gesamte Personal, das mit Max in Kontakt kommt, um herauszubekommen, ob in letzter Zeit jemand Neues Kontakt mit ihm hatte.«

»Warum war Max allein?«, fragt Max' Mom.

Das ist eine gute Frage. Eine pfeilscharfe Frage, die Mrs Palmer direkt zwischen die Augen hätte treffen sollen. Stattdessen klang sie wie Wackelpudding, mit nichts dahinter. Max' Mom sieht sogar aus wie Wackelpudding, ganz schwabbelig und schwach.

»Max' Förderlehrerin war heute nicht da, und Max ist schon oft selbstständig ins Lernzentrum gegangen«, sagt Mrs Palmer. »Zu den speziellen Zielen seines Förderunterrichts gehört ja, dass er lernt, sich im Gebäude unabhängiger zu bewegen und sich an einen Zeitplan zu halten. Es war also nicht ungewöhnlich, dass er von seinem Klassenzimmer allein ins Lernzentrum gegangen ist.«

»Und Sie glauben, da ist er verschwunden?«, fragt Max' Vater. »Zwischen seinem Klassenzimmer und dem Lernzentrum?«

»Ja«, beeilt sich der Polizeichef. Ich glaube, er will, dass Mrs Palmer still ist, und darum kommt er ihr zuvor. »Zuletzt wurde Max in seinem Klassenzimmer gesehen. Er erschien nicht im Lernzentrum, aber weil seine Förderlehrerin heute fehlte, haben die Kollegen im Lernzentrum es nicht bemerkt. Sie ist ja diejenige, die ihn dort betreut. Und seine Klassenlehrerin, Mrs Gosk, nahm an, Ihr Sohn ist im Lernzentrum. Max konnte also schon zwei Stunden lang verschwunden sein, bevor es jemandem auffiel.«

Max' Dad fährt sich mit den Händen durchs Haar. Das macht er, wenn er sich davon abhalten will, was Schlimmes zu sagen. Das macht er oft, wenn er mit Max' Mom streitet. Normalerweise kurz bevor er rausgeht und die Fliegengittertür zuknallt.

»Wir hätten gern ein paar Auskünfte von Ihnen«, sagt der Polizeichef. »Die Namen der Personen, die mit Max regelmäßig in Kontakt kommen. Neue Leute in seinem Leben. Tägliche Gewohnheiten. Eventuelle medizinische Informationen.«

»Sie sagten doch, Sie finden ihn jeden Moment«, sagt Max' Mom.

»Ja, ich weiß, das glaube ich auch. Wir haben mehr als hundert Leute draußen, die die Gegend durchkämmen, und die Medien verbreiten unsere Informationen ebenfalls.«

Als der Polizeichef noch etwas hinzufügen will, klopft es an der Tür, und eine Polizistin steckt den Kopf herein.

»Mrs Patterson würde jetzt nach Hause gehen, falls Sie sie nicht mehr brauchen.«

»Bei der Begehung ist nichts rausgekommen?«, fragt der Polizeichef.

»Nein.«

»Haben wir ihre Kontaktdaten?«

»Ja.«

»Na gut«, sagt er. »Sie kann gehen.«

»Sie lassen die Schurkin laufen!«, schreie ich, aber niemand hört mich.

Es ist, wie wenn Max' Dad oder Sally den Fernseher

anschreien, wenn sie sehen, wie ein Detektiv den Schurken irrtümlich laufen lässt, bloß dass die Schurken im Fernsehen normalerweise gefasst werden. Das hier ist die reale Welt, und ich glaube nicht, dass die Fernsehregeln hier funktionieren. In der realen Welt können auch Schurken wie Tommy Swinden und Mrs Patterson siegen. Max hat nur mich, und ich bin nutzlos.

»Okay, dann schicke ich sie nach Hause«, sagt die Polizistin.

Damit ist es auch für mich Zeit zu gehen, obwohl ich zu gern hier bei Max' Mom bleiben würde. Man kann ihr nur helfen, indem man Max hilft, aber jetzt von ihr wegzugehen ist irgendwie nicht richtig. Sie sieht so schwach aus. Als wäre sie bloß eine halbe Portion.

Trotzdem – ich muss meinen Freund finden.

Ich passiere durch die Tür und betrete wieder das Hauptbüro. Mrs Patterson sehe ich nicht. Die Polizistin, die zu Chief Norton sagte, Mrs Patterson wäre bereit zu gehen, telefoniert inzwischen. Sie sitzt an dem Schreibtisch, wo normalerweise die Sekretärin sitzt. Ich weiß zwar nicht, wo Mrs Patterson steckt, aber ich weiß, wo sie ihr Auto abstellt, und weil ich fürchte, dass sie bereits unterwegs zum Parkplatz ist, will ich gerade aus dem Büro rennen, als ich die Polizistin ins Telefon sagen höre: »Sie können ihr sagen, dass sie jetzt gehen kann. Sie soll aber ihr Handy eingeschaltet lassen, falls wir sie brauchen.«

Gut! Mrs Patterson ist also noch nicht weg.

Trotzdem – weil ich vor ihr in ihrem Auto sein will, renne ich los.

Ich kannte mal einen imaginären Freund, der sich beamen konnte. Statt irgendwohin zu laufen, konnte er an einem Ort verschwinden und gleich an einem anderen wieder auftauchen, vorausgesetzt, er war vorher schon mal dort gewesen. Das fand ich erstaunlich, denn es war so, als würde er eine Sekunde lang aufhören zu existieren und eine Sekunde später wieder neu existieren. Ich fragte ihn, wie es denn sei, wenn man aufhörte zu existieren, weil ich wissen wollte, ob es wehtat, aber er begriff meine Frage nicht.

»Ich höre nicht auf zu existieren«, sagte er. »Ich beame mich einfach von einem Ort zum andern.«

»Aber wie fühlt es sich an, wenn man diese eine Sekunde lang aufhört zu existieren, bevor man wieder erscheint?«

»Wie gar nichts«, erwiderte er. »Ich zwinkere einfach kurz und bin schon an dem neuen Ort.«

»Aber wie fühlt es sich denn an, wenn dein Körper von dem ursprünglichen Ort verschwindet?«

»Wie gar nichts fühlt es sich an.«

Weil ich merkte, dass er langsam sauer wurde, hörte ich auf zu fragen. Ich war ein bisschen neidisch, dass er sich beamen konnte, allerdings war er bloß so groß wie eine Barbiepuppe und hatte blaue Augen. Ganz blaue Augen. Ohne das Weiße. Es war, als würde er durch eine dunkelblaue Sonnenbrille schauen, er konnte also kaum etwas sehen, besonders an bedeckten Tagen oder wenn die Erzieherin das Licht ausmachte, um einen Film vorzuführen. Er hatte auch keinen Namen, was unter imaginären Freunden zwar nicht ungewöhnlich ist, aber doch ein bisschen traurig. Und jetzt ist er weg. Über die Weihnachtsferien hörte er auf zu existieren, da war Max noch im Kindergarten.

Jetzt würde ich mich auch gern beamen können!

Stattdessen laufe ich den gleichen Weg den Korridor entlang, den Max und ich heute schon mal gegangen sind, als Mrs Patterson ihn verschleppt hat. Wieder direkt zu der Glastür, durch die Max heute schon mal hinausgegangen ist.

Mrs Pattersons Auto steht nicht auf dem Parkplatz. Ich laufe die Reihe auf und ab, kann es aber nicht finden. Es gibt aber doch bloß einen Weg zum Parkplatz, bloß einen Korridor und eine Tür, und ich weiß, dass Mrs Patterson mich auf dem Weg hierher nicht überholt hat, denn ich bin die ganze Strecke gerannt, und Mrs Patterson würde nicht rennen, denn dann würde sie ja Verdacht erregen.

Dann komme ich drauf: Sie hat zwei Autos. Sie ist mit einem anderen Wagen zur Schule gefahren. Einem ohne den blauen Rucksack und lauter Spuren von Max. Zum Beispiel ein Kopfhaar von ihm oder Schmutz von seinen Turnschuhen oder seine Fingerabdrücke. Lauter Sachen, die Wissenschaftler als Beweis dafür nutzen können, dass Max auf dem Rücksitz gesessen hat. So muss es sein! Sie ist mit einem anderen Auto zur Schule zurückgefahren, falls die Polizei es inspizieren wollte. Das wäre ganz schön hinterhältig-schlau, und ich halte Mrs Patterson für die hinterhältigst-schlauste Person, die mir je begegnet ist. Sie muss jeden Augenblick durch diese Tür kommen und in ein anderes Auto steigen. Eines, das ich noch nie gesehen habe. Vielleicht in das, vor dem ich gerade stehe.

Ich schaue umher, ob ich auf dem Parkplatz vielleicht ein neues Auto entdecken kann. Eins, das ich noch nie gesehen habe. Da sehe ich es. Kein neues Auto, das ich noch nie gesehen habe, sondern Mrs Pattersons altes Auto. Das mit dem blauen Rucksack und Max' Haar und Max' Schmutz. Es steht auf dem Kreisel von der Einfahrt zur Schule, direkt vor dem Eingangstor, obwohl es verboten ist, dort zu parken, solange Schule ist. Das weiß ich, weil sich Mrs Palmer manchmal über die Sprechanlage meldet und bittet, derjenige, der seinen Wagen im Kreisel geparkt hat, möge ihn *unverzüglich* entfernen. Das *unverzüglich* spricht sie so aus, dass derjenige, der das Auto dort abgestellt hat, merkt, dass sie sauer ist. Sie könnte ganz einfach sagen: »Bitte entfernen Sie Ihren Wagen aus dem Kreisel. Und wer immer Sie sind, ich bin stinksauer, dass Sie dort geparkt haben«, aber stattdessen sagt sie *unverzüglich*, was gleichzeitig netter und nicht so nett klingt.

Es ist immer jemand von den Eltern oder ein Aushilfslehrer, der dort parkt, denn die Lehrkräfte wissen Bescheid. Mrs Patterson weiß Bescheid. Wieso parkt Mrs Patterson dann jetzt also im Kreisel? Polizeiautos stehen auch dort, aber die Polizei darf die Regeln ja übertreten.

Dann sehe ich, dass das Auto von Max' Eltern ebenfalls im Kreisel geparkt ist. Es steht hinter Mrs Pattersons Auto, aber dann plötzlich nicht mehr, denn Mrs Pattersons Auto bewegt sich auf einmal. Es fährt hinten um den Kreisel in Richtung Straße.

Ich renne los. Ich renne, so schnell ich kann, also bloß so schnell, wie Max es sich für mich vorgestellt hat, was nicht besonders schnell ist. Ich will schreien: »Halt! Warten Sie! Sie durften doch gar nicht im Kreisel parken!« Aber sie würde mich ja nicht hören, weil ihre Scheiben hochgekurbelt sind und sie so weit weg ist und ich ja imaginär bin und mich bloß imaginäre

Freunde und mein Freund, den sie verschleppt hat, hören können.

Ich überquere die Auffahrt, ohne in beide Richtungen zu gucken oder den Fußweg zu benutzen, und dann renne ich über den Rasen auf die andere Seite des Kreisels, aber Mrs Patterson fährt schon auf die Straße und biegt nach rechts ab. Ach, könnte ich mich doch beamen! Ich mache die Augen zu und versuche, mir den Rücksitz in Mrs Pattersons Auto vorzustellen, mit dem blauen Rucksack und dem Haar von Max' Kopf und dem Schmutz von seinen Turnschuhen, aber als ich die Augen wieder aufmache, renne ich immer noch über den Rasen, und Mrs Pattersons Auto verschwindet um eine Biegung unten am Hügel.

Ich laufe langsamer, dann bleibe ich stehen. Ich stehe mitten auf dem Rasen vor dem Eingang, unter ein paar Bäumen. Gelbe und rote Blätter fallen rings um mich herunter.

Ich habe Max verloren.

Wieder.

26. Kapitel

Zu Max' Eltern sagte Chief Norton, er hätte die Hoffnung noch nicht aufgegeben, Max irgendwo in der Nachbarschaft zu finden, er würde den *Schwerpunkt der Ermittlungen* aber in eine andere Richtung verlagern.

Das bedeutet, er glaubt inzwischen nicht mehr daran, dass Max weggelaufen ist.

Er schickte Max' Eltern mit einer Polizistin ins Lehrerzimmer, zur Beantwortung weiterer Fragen. Dann sagte er zu dem Polizisten mit dem braunen Fleck am Hals, er soll bei Burger King und Aetna anrufen, um nachzuprüfen, ob Max' Eltern bei der Arbeit waren, als Max verschwand. Er muss nachprüfen, dass es nicht seine Eltern waren, die Max verschleppt haben. Das wundert mich nicht. Als Erstes muss die Polizei immer die Eltern überprüfen.

Im Fernsehen sind anscheinend immer die Eltern die Schurken.

Der Beamte kommt wieder ins Büro und teilt Chief Norton mit, dass Max' Eltern den ganzen Tag auf der Arbeit waren und *immer deutlich sichtbar*, was bedeutet, sie hätten nicht zur Schule fahren, Max klauen und wieder zurückfahren können, ohne dass jemand ihr Fehlen bemerkt hätte.

Der Chief scheint erleichtert.

Wahrscheinlich ist es besser, nach einem Fremden zu suchen, der kleine Jungen klaut, als festzustellen, dass eine Mom oder ein Dad den eigenen Kleinen geklaut haben. Aus dem Fernsehen weiß ich aber auch, dass die Leute, die Kindern was antun und sie klauen, normalerweise keine Fremden sind, was hier ja auch stimmt. Mrs Patterson ist keine Fremde. Sie ist bloß schlau.

Etwa zwanzig Minuten vor Schulschluss hob der Chief die Abriegelung auf, und die Kinder durften ihre Mäntel anziehen und sich an den Bussen anstellen. Heute waren die Schlangen allerdings kurz. Viele Kinder wurden von ihren Eltern abgeholt. Die kauten an ihren Nägeln, drehten nervös an ihren Eheringen und gingen hastiger als sonst, als hätte sich der Kidnapper auf dem Rasen vor der Schule hinter den Bäumen versteckt und würde bloß darauf warten, sich noch mehr Kinder zu schnappen.

Ich versuchte, mit Puppy zu reden, bevor der mit Piper nach Hause fuhr, hatte aber bloß ein paar Minuten, bevor ihr Bus aufgerufen wurde.

»Mrs Patterson hat Max geklaut«, sagte ich zu ihm.

Wir standen in Pipers Klassenzimmer und schauten zu, wie sie die Papiere aus ihrem Fach im Rucksack verstaute. Genauer gesagt, Puppy stand. Ich muss mich immer auf den Boden setzen, wenn ich mit Puppy rede, weil er ja ein Welpe ist.

»Sie hat ihn geklaut?«, fragte er.

Es sieht immer komisch aus, wenn Puppy redet, denn Hunde sind ja eigentlich nicht fürs Sprechen gemacht, und er sieht aus wie ein richtiger Hund. Wenn er spricht, hängt ihm die Zunge aus dem Maul, und darum lispelt er. Er kratzt sich auch ziemlich oft, obwohl es, soviel ich weiß, keine imaginären Flöhe gibt.

»Ja«, sagte ich. »Max ist zu ihrem Auto raus, und dann ist sie davongefahren.«

»Also hat sie ihn gar nicht geklaut. Vielleicht sind sie spazieren gefahren.«

»Ja, ich glaube aber nicht, dass Max wusste, was los war. Ich glaube, Mrs Patterson hat ihn reingelegt.«

»Wieso? Wieso sollte eine Lehrerin ein Kind reinlegen?«

Das ist auch ein Grund, wieso ich mit Puppy nicht so gern rede. Der begreift manche Sachen nicht so wie ich. Piper ist erst in der ersten Klasse, und Puppy weicht ihr fast nie von der Seite, kriegt also nichts mit von der Erwachsenenwelt. Er geht nachts auch nicht zur Tankstelle oder ins Krankenhaus und schaut mit Pipers Eltern auch nicht Fernsehen. Er ist zu sehr wie Piper. Wieso eine Lehrerin ein Kind klauen könnte, von so was hat er keinen blassen Schimmer.

»Keine Ahnung, wieso Mrs Patterson ihn reinlegen sollte«, sagte ich, ohne ihm erklären zu wollen, was ein Schurke ist. »Ich glaube aber, Mrs Patterson kann seine Eltern nicht leiden. Vielleicht hält sie sie für böse.«

»Wieso sollten Max' Eltern böse sein? Es sind Eltern.«

Na bitte!

Wenn doch Graham jetzt hier wäre! Ich vermisse sie so sehr. Ich bin wahrscheinlich der Einzige, der sie vermisst. Wenn Meghan sie vermissen würde, dann wäre Graham noch hier. Ob Meghan sich überhaupt an Graham erinnert, frage ich mich.

Egal was geschieht, ich glaube nicht, dass sich jemand an mich erinnern wird, wenn ich verpuffe. Dann wird es sein, als wäre ich nie da gewesen. Es wird keinen Beweis geben, dass ich je existiert habe. Als Graham verpuffte, sagte sie, sie wäre bloß über eins traurig: dass sie Meghan nicht aufwachsen sehen konnte. Wenn ich verpuffen würde, wäre ich zwar traurig, dass ich Max nicht aufwachsen sehe, aber ich wäre auch traurig, mich selbst nicht aufwachsen zu sehen.

Allerdings kann man nicht traurig sein, wenn man verpufft ist, denn verpuffte Leute können sich ja nicht traurig fühlen.

An die kann man sich bloß erinnern oder sie vergessen.

Ich erinnere mich an Graham, also ist es immer noch wichtig, dass sie da war. Sie wurde nicht vergessen. Doch es gibt keine Graham, die sich an mich erinnern würde.

Chief Norton bringt gerade das chinesische Essen herein, das die Polizei für Max' Eltern bestellt hatte.

»Wir haben noch ein paar Fragen, dann sind wir aber bald fertig. Können Sie noch eine Stunde durchhalten? Wir schicken Sie dann mit ein paar Kollegen nach Hause.«

»Wir können so lange bleiben, wie Sie uns brauchen«, sagt Max' Mom.

Sie klingt, als wollte sie die ganze Nacht hier bleiben. Kann ich ihr nicht verdenken. Solange sie nicht nach Hause geht, kann sie weiter daran glauben, dass Max jeden Augenblick gefunden wird. Nach Hause gehen würde bedeuten, sie wissen, dass sie Max heute nicht mehr finden.

Sie werden ihn nicht finden, außer sie gehen zu Mrs Patterson nach Hause.

Der Polizist mit dem braunen Fleck am Hals geht mit Chief Norton hinaus. Damit Max' Eltern in Ruhe essen können, sagt Chief Norton.

Ich gehe nicht weg. Ohne Max sind seine Eltern die Einzigen, die ich habe.

Kaum geht die Tür zu, fängt Max' Mom an zu weinen. Nicht laut wie Kinder am ersten Tag im Kindergarten. Es ist ein leises Weinen, mit viel Schniefen und Tränen, aber mehr nicht. Max' Dad legt den Arm um sie. Er sagt nichts, und ich verstehe nicht, wieso. Sie sitzen einfach zusammen da. Vielleicht schmerzt es die beiden so sehr, dass die einzige Art, es zu sagen, die ist, dass sie nichts sagen.

Mich schmerzt es auch so sehr, aber wenn ich könnte, würde ich reden.

Ich würde ihnen sagen, wie dumm ich mir vorkomme, dass ich Mrs Patterson habe davonfahren lassen. Wie dumm und schuldig und mies ich mir vorkomme. Ich würde ihnen sagen, was für Sorgen ich mir mache, dass heute Freitag ist und ich erst am Montagnachmittag in Mrs Pattersons Auto mitfahren kann. Ich würde ihnen sagen, was für Angst ich habe, dass Mrs Patterson am Montag überhaupt nicht mehr zur Schule zurückkommt und ich sie und Max dann nie wiederfinde.

Wenn ich mit Max' Eltern reden könnte, würde ich ihnen sagen, dass Mrs Patterson Max reingelegt hat und ihn aus der Schule verschleppt hat und gelogen hat und dass Max jetzt in Gefahr ist. Wenn ich ihnen all das sagen könnte, dann könnte Max gerettet werden.

Wenn ich doch ihre Welt bloß berühren und es ihnen mitteilen könnte.

Deshalb ist mir Oswald eingefallen, der Mann im Krankenhaus. Der gemeine, erwachsene imaginäre Freund, den ich nie wiedersehen will.

Aber vielleicht muss ich das jetzt.

27. Kapitel

Heute Abend sind zwei Polizisten im Haus, und zwar die Art von Polizisten, die nicht schlafen. Auf dem Polizeirevier habe ich diese Art von Polizisten schon gesehen. Die können die ganze Nacht über wach bleiben, weil das Polizeirevier nie schließt.

Sie sitzen in der Küche, trinken Kaffee und sehen fern. Es fühlt sich seltsam an, dass zwei Fremde bei uns im Haus sind, besonders, weil Max nicht hier ist. Für Max' Eltern muss es auch seltsam sein, denn die sind heute Abend früh in ihr Schlafzimmer gegangen, statt im Wohnzimmer zu sitzen und fernzusehen.

Max' Dad wollte sich auf die Suche nach Max machen, doch Chief Norton sagte, er soll nach Hause gehen und ein bisschen schlafen. »Wir haben Streifenwagen und freiwillige Helfer in der Nachbarschaft, und Sie müssen doch gut ausgeruht sein, wenn Sie uns morgen eine Hilfe sein wollen.«

»Was ist, wenn Max verletzt ist?«, fragte Max' Dad, und seine Stimme klang verärgert, aber auch ängstlich. Es hörte sich eher nervös und bedrängt an. Es war wie Angst, umkleidet mit einer lauten Stimme und roten Backen. »Was ist, wenn er ausgerutscht und hingefallen ist und sich den Kopf angeschlagen hat und jetzt bewusstlos unter einem Busch liegt, wo Ihre Streifenwagen ihn nicht finden? Oder durch ein offenes Kanalgitter gefallen ist oder versucht hat, da hinunterzusteigen? Was ist, wenn er irgendwo auf der Straße in einer Pfütze liegt und gerade verblutet?«

Max' Mom weinte wieder, und deshalb hörte Max' Dad auch auf, bevor er sonst noch was sagen konnte, etwa, Max würde sterben oder wäre schon tot.

»Das alles haben wir schon in Betracht gezogen«, sagte Chief Norton.

Obwohl Max' Dad fast brüllte, blieb Chief Nortons Stimme ruhig. Er wusste, dass Max' Dad nicht auf ihn wütend war. Womöglich war ihm sogar klar, dass Max' Dad eigentlich gar nicht wütend war, sondern einfach Angst hatte. Er mag Chief Norton heißen, aber ich glaube, er ist viel schlauer, als ich dachte.

»Wir haben im Umkreis von drei Meilen von der Schule tatsächlich jedes Abflussgitter überprüft und erweitern jetzt den Radius. Es ist durchaus möglich, dass Max an einem Ort festsitzt, der für unsere Suchteams schwierig einzusehen ist. Allerdings habe ich dafür gesorgt, dass alle, die ihn suchen, Bescheid wissen und jeden Stein einzeln umdrehen.«

Max' Dad hatte recht. Max sitzt tatsächlich an einem Ort fest, wo niemand ihn sehen kann. Ich glaube aber nicht, dass es darauf ankommt, wie gründlich sie die Gegend durchkämmen.

Max' Eltern gingen nach Hause, und nachdem sie den Polizisten gezeigt hatten, wo Kaffeekanne, Toilette, Telefon und Fernbedienung waren, verabschiedeten sie sich und gingen schlafen.

Max' Eltern haben den Fernseher nicht eingeschaltet, obwohl ich mich nicht erinnern kann, wann sie den letzten Abend ohne Fernsehgucken verbracht haben. Max' Mom hat geduscht und sitzt jetzt auf dem Bett und bürstet ihre Haare. Max' Dad sitzt auch auf der Bettkante und dreht sein Telefon zwischen den Händen hin und her.

»Ich muss immer wieder dran denken, was für Angst er haben muss«, sagt Max' Mom. Sie hat aufgehört, sich die Haare zu kämmen.

»Ich weiß«, sagt Max' Dad. »Ich denke immer wieder, er sitzt irgendwo fest. Vielleicht hat er sich im Keller eines verlassenen Hauses eingesperrt oder vielleicht irgendwo im Wald eine Höhle gefunden und kommt nicht mehr raus. Wo er auch ist, ich muss immer wieder dran denken, wie allein er sich fühlt und was für Angst er haben muss.«

»Ich hoffe ja, dass er Budo bei sich hat.«

Ich stoße einen leisen Schrei aus, als ich Max' Mom meinen Namen sagen höre. Ich weiß, dass sie mich für imaginär hält, aber für diesen Bruchteil einer Sekunde hatte ich fast das Gefühl, sie hielt mich für real.

»Daran habe ich gar nicht gedacht«, sagt Max' Dad. »Na ja, wenn er sich dadurch besser fühlt. Und weniger Angst hat.«

Max' Mom fängt an zu weinen, und dann weint Max' Dad auch. Aber innerlich. Man merkt, dass er weint, aber man merkt auch, dass er nicht glaubt, man würde merken, dass er weint.

»Ich überlege, was wir falsch gemacht haben.« Max' Mom weint immer noch. »Ich meine immer, es ist irgendwie unsere Schuld.«

»Hör auf«, sagt Max' Dad, und ich merke, dass er fertig geweint hat. Vorerst zumindest. »Diese gottverdammte Lehrerin hat ihn aus den Augen verloren, er ist vermutlich herumspaziert und hat sich verirrt. Und hat dann was gesehen, was ihn neugierig gemacht hat, und sitzt jetzt irgendwo fest. Wir haben schon genug Sorgen, wir müssen uns jetzt nicht auch noch die Schuld geben.«

»Du glaubst nicht, dass ihn jemand verschleppt hat?«

»Nein«, sagt Max' Dad. »Das kann ich nicht glauben. Nein, die finden ihn schon noch, tief in einem Brunnen oder im Keller von irgendeinem verlassenen Haus eingesperrt oder in einer Hütte in irgendeinem Garten. Und du kennst ja Max. Er hat vermutlich gehört, wie Leute seinen Namen gerufen haben, antwortet aber nicht, weil er mit niemandem reden will und weil er nicht gern schreit. Er wird frieren, nass und verängstigt sein, aber es wird schon alles gut. Das glaube ich jedenfalls, das glaube ich ganz fest.«

Seine Worte klingen gut. Sie bersten vor Hoffnung, und ich bin sicher, er glaubt wirklich alles, was er gesagt hat. Und ich meine, Max' Mom fängt allmählich auch an, es zu glauben. Eine Sekunde lang glaube sogar ich es. Ich will es glauben.

Max' Mom und Dad umarmen sich und lassen einander gar nicht mehr los. Nach einer Weile komme ich mir komisch vor, so neben ihnen zu sitzen, und gehe. Sie werden wahrscheinlich sowieso bald einschlafen.

Heute Abend will ich nicht zur Tankstelle. Dee und Sally sind ja nicht dort, und ich halte es nicht aus, an all die Leute erinnert zu werden, die ich in meinem Leben schon verloren habe. Graham. Dee. Sally. Max. Die

Tankstelle war mal einer von meinen Lieblingsplätzen, aber das ist vorbei.

Hier kann ich auch nicht bleiben. Nicht die ganze Nacht. Ich habe kein gutes Gefühl, bei Max' Eltern im Zimmer zu sitzen, und in Max' Zimmer will ich nicht allein sitzen. Im Wohnzimmer oder in der Küche kann ich nicht sitzen, weil da die Polizisten sind und eine von diesen Sendungen gucken, wo einer mit einer Gruppe von Leuten redet, die ihn witziger finden als die Fernsehzuschauer.

Außerdem fühlt es sich komisch an, dass diese Fremden im Haus sind.

Ich muss mit jemandem reden. Und es gibt nicht viele Orte, an die ein imaginärer Freund gehen kann, um mit jemandem zu reden, besonders bei Nacht.

Einen Ort weiß ich aber.

28. Kapitel

Das Kinderkrankenhaus liegt gegenüber vom normalen Krankenhaus, aber ins normale Krankenhaus gehe ich nicht mehr. Nicht mehr, seit ich dem fiesen, erwachsenen imaginären Freund begegnet bin. Manchmal werde ich schon nervös, wenn ich nur zum Kinderkrankenhaus unterwegs bin, weil es so nah am Erwachsenenkrankenhaus liegt.

Aber das Kinderkrankenhaus ist der beste Ort, wo man imaginäre Freunde finden kann. Sogar noch besser als die Schule. Eine Schule ist zwar voller Kinder, die meisten lassen ihre imaginären Freunde aber zu Hause, weil man mit einem imaginären Freund schlecht reden oder spielen kann, wenn Lehrer und andere Kinder um einen herum sind. Man bringt sie vielleicht am ersten Tag mit in den Kindergarten, aber wenn es nicht gerade einer wie Max ist, merken die Kinder schnell, dass man nicht gut Freunde gewinnt, wenn man mit einem redet, den sonst niemand sehen kann. An dem Punkt hören die meisten imaginären Freunde dann auf zu existieren.

Der Kindergarten ist ihr Tod.

Im Kinderkrankenhaus ist das anders. Hierher kam

ich, als Max in der ersten Klasse war, denn seine Lehrerin Mrs Kropp erzählte uns, Krankenhäuser würden nie schließen. Sie brachte der Klasse bei, wie man bei einem Notfall eine spezielle Telefonnummer drückt.

Wenn ich Nummern drücken könnte, dann hätte ich heute, als Mrs Patterson Max verschleppt hat, diese Nummer gedrückt.

Mrs Kropp sagte, die Notrufnummer kann man immer drücken, weil Krankenwagen und Krankenhäuser immer offen haben. Eines Nachts beschloss ich also, statt zur Tankstelle ins Krankenhaus zu gehen, das etwa sechs Mal so weit entfernt liegt.

Die Kinder im Kinderkrankenhaus sind immer krank, manche aber bloß ein paar Tage. Sie fallen vom Fahrrad und hauen sich den Kopf an oder fangen sich eine sogenannte Lungenentzündung ein, aber es gibt auch Kinder, die schon ganz lange im Krankenhaus sind, weil sie richtig krank sind. Und viele von diesen Kindern, besonders die richtig kranken, haben imaginäre Freunde, wahrscheinlich weil sie sie brauchen. Manche Kinder sind blass und mager und haben gar keine Haare, und manche wachen mitten in der Nacht auf und weinen leise, damit es niemand hört und sich Sorgen um sie macht. Kranke Kinder wissen, dass sie krank sind, und richtig kranke Kinder wissen, dass sie richtig krank sind, und alle haben sie Angst. Viele brauchen also imaginäre Freunde, die ihnen Gesellschaft leisten, wenn ihre Eltern nach Hause gehen und sie mit den piepsenden Maschinen und blinkenden Lichtern allein bleiben.

Der Aufzug im Krankenhaus ist verzwickt, weil ich nicht durch die Aufzugtüren kann. Durch Glastüren kann ich passieren und auch durch Holztüren und Zimmertüren und sogar Autotüren, aber nicht durch Aufzugtüren. Ich glaube, das liegt daran, dass Max sich vor Aufzügen fürchtet und überhaupt nie in einen reingeht. Vermutlich hält er Aufzugtüren gar nicht für normale Türen. Für ihn sind sie eher wie Falltüren.

Weil ich aber in den vierzehnten Stock will, ist es leichter, den Aufzug zu nehmen. Vierzehn Stockwerke sind eine Menge Treppen. Das bedeutet aber, ich muss mich vergewissern, dass im Aufzug Platz ist, denn obwohl die Leute mich nicht sehen oder fühlen können, rempeln sie mich doch an oder quetschen mich in eine Ecke, wenn es zu viele sind.

Das stimmt nicht ganz. Ich remple nicht gegen sie. Ich remple gegen die Vorstellung von ihnen, und das bedeutet, ich spüre sie, sie mich aber nicht. Es kommt schon mal vor, dass der Aufzug sich mit Leuten füllt und ich so in eine Ecke gequetscht werde, dass ich mich schon fast fühle, wie Max sich in einem Aufzug fühlen würde. Ganz eng und eingesperrt und erstickt, obwohl ich ja eigentlich gar nicht atme. Ich sehe so aus, als würde ich atmen, doch ich atme bloß die Vorstellung von Luft, und die ist ja immer da.

Ein imaginärer Freund zu sein ist schon sehr merkwürdig. Man kann nicht erstickt werden, und man kann nicht krank werden und nicht fallen und sich den Kopf kaputt schlagen, und man kann sich keine Lungenentzündung holen. Das Einzige, was einen umbringen kann, ist, dass ein Mensch nicht an einen glaubt. Das kommt öfter vor als Ersticken und Beulen und Lungenentzündung zusammen.

Ich warte darauf, dass die Frau im blauen Kostüm

auf den Knopf drückt. Sie ist direkt hinter mir ins Krankenhaus gegangen. Ich muss warten, bis jemand den Aufzug benutzt, da ich selber nicht auf den Knopf drücken kann, der dem Aufzug sagt, dass jemand wartet. Und dann muss ich hoffen, dass die Person in einem Stockwerk in der Nähe von meinem aussteigt. Die Frau im blauen Kostüm drückt auf die Nummer elf, was nicht schlecht ist. Falls sonst niemand in den Aufzug steigt, werde ich ebenfalls im elften Stock aussteigen und bis in den vierzehnten Stock die Treppe nehmen.

Weil vor dem elften Stock niemand mehr kommt, steige ich dort aus und gehe die letzten drei Treppen nach oben.

Der vierzehnte Stock ist wie eine Spinne geformt, mit einem Kreis in der Mitte, wo alle Ärzte arbeiten, und mit vier Korridoren, die von der Mitte ausgehen. Ich gehe auf die Kreismitte zu, vorbei an offenen Türen zu beiden Seiten des Korridors. Das ist nämlich auch noch ein Vorteil am Kinderkrankenhaus: Die Ärzte machen die Türen zu den Zimmern der Kinder nicht ganz zu, sodass imaginäre Freunde, die nicht durch Türen passieren können, nicht über Nacht dort drin festsitzen.

Es ist schon spät und deshalb still auf dem Korridor. Das ganze Stockwerk ist still. Die meisten Zimmer sind dunkel. Im Mittelkreis ist ein Grüppchen Ärztinnen, die sitzen und stehen hinter Empfangstresen, schreiben Nummern und Wörter auf Notizblöcke und gehen in Zimmer, wenn ein Summer summt. Sie sind wie die Polizisten, die nie schlafen. Sie können die ganze Nacht über wach bleiben, sehen aber nicht so aus, als würden sie es gern machen.

Am anderen Ende von einem der Spinnenbeine ist

ein Zimmer mit Sofas und weichen Kissen und mit vielen Zeitschriften und Spielen. Hier können sich die kranken Kinder tagsüber aufhalten. Nachts treffen sich hier diejenigen imaginären Freunde, die nicht schlafen.

Früher dachte ich immer, imaginäre Freunde würden alle nicht schlafen, aber Graham sagte, sie schliefe nachts schon, also gibt es vielleicht imaginäre Freunde, die heute Nacht bei ihren Freunden im Krankenhauszimmer schlafen.

Ich stelle mir vor, wie Graham in einem Bett neben Meghan schläft, und würde am liebsten wieder weinen.

Heute Nacht sind drei imaginäre Freunde im Aufenthaltsraum, was nicht viel ist. Alle drei sehen aus wie imaginäre Freunde. Da ist ein Junge, der ganz ähnlich aussieht wie ein Mensch, bloß dass seine Beine und Füße ganz winzig und unscharf sind und sein Kopf viel zu groß für den Körper ist. Er sieht aus wie eine von diesen Baseball-Bommelkopfpuppen, die Mrs Gosk auf ihrem Schreibtisch stehen hat. Weil er aber Ohren und Augenbrauen und Finger hat, sieht er eher wie ein Mensch aus als die meisten imaginären Freunde. Allerdings hat er einen so großen Kopf, dass ich mich frage, wie das beim Laufen aussieht.

Neben dem bommelköpfigen Jungen sitzt ein Mädchen, ungefähr so groß wie eine Limoflasche. Sie hat gelbe Haare und weder Nase noch Hals. Ihr Kopf sitzt wie bei einem Schneemann direkt auf dem Körper. Sie verzieht keine Miene.

Der Dritte sieht aus wie ein Löffel, ist so groß wie ein Junge und hat zwei große, runde Augen, einen winzigen

Mund und Arme und Beine wie ein Strichmännchen. Er ist ganz silbern und trägt keine Kleider, braucht aber auch keine Kleider, denn bis auf seine Arme und Beine sieht er einfach aus wie ein Löffel.

Eigentlich bin ich mir gar nicht sicher, ob es ein Er oder eine Sie ist. Imaginäre Freunde sind manchmal weder das eine noch das andere. Es ist vielleicht ganz einfach ein Löffel.

Als ich eintrete, hören sie auf zu reden und starren mich an. Sie schauen mir aber nicht in die Augen, vermutlich weil sie mich für ein Menschwesen halten.

»Hallo«, sage ich, und der Löffel schnappt nach Luft. Der bommelköpfige Junge schreckt hoch, und sein Kopf bommelt genau so wie bei Mrs Gosks Bommelkopfpuppe.

Das winzig kleine Mädchen rührt sich nicht, zuckt nicht mal mit der Wimper.

»Ich dachte, du wärst real«, sagt der Löffel. Er ist so überrascht, dass es sich anhört, als würde er an seinen Worten schwer schlucken. Er hat eine Jungenstimme, also denke ich, es ist ein Er.

»Ich auch!«, sagt der Bommelkopfjunge. Er klingt ganz aufgeregt vor Freude.

»Nein, nein. Ich bin wie ihr. Ich heiße Budo.«

»Wow! Du siehst so real aus«, sagt der Löffel und kann gar nicht aufhören zu staunen.

»Ich bin real. So real wie du.«

Wenn ich mit imaginären Freunden rede, entspinnt sich immer das gleiche Gespräch. Sie sind überrascht, dass ich kein Menschwesen bin, und sagen mir, wie real ich aussehe. Dann muss ich sie daran erinnern, dass sie auch real sind.

»Klar«, sagt der Löffel. »Aber du siehst aus wie ein richtiger Mensch.«

»Ich weiß«, sage ich.

Nach kurzem Schweigen fängt der Löffel an zu sprechen. »Ich heiße Löffel«, sagt er.

»Ich heiße Klute«, sagt der Bommelkopfjunge. »Sie heißt Summer.«

»Hi«, sagt das kleine Mädchen mit zartem Stimmchen. Obwohl sie bloß »Hi« sagt, merke ich gleich, dass sie traurig ist. So jemand Trauriges habe ich noch nie gesehen. Noch trauriger als Max' Dad, wenn Max nicht richtig Fangen spielen will.

Vielleicht so traurig, wie ich immer noch wegen Graham bin.

»Hast du jemand hier?«, fragt Löffel.

»Wie meinst du das?«

»Hast du einen Menschfreund hier im Krankenhaus?«

»Oh nein«, sage ich. »Ich bin zu Besuch. Ich komme manchmal hierher. Hier kann man gut imaginäre Freunde finden.«

»Das stimmt.« Klute schüttelt den Kopf, dass er wild herumbommelt. »Ich und Eric sind seit einer Woche hier, und ich habe noch nie so viele imaginäre Freunde gesehen.«

»Ist Eric dein Menschfreund?«, frage ich.

Klute bommelt ein Ja.

»Seit wann bist du am Leben?«, will ich wissen.

»Seit dem Sommerlager«, antwortet Klute.

Ich zähle rückwärts bis zum Sommeranfang. »Fünf Monate?«

»Keine Ahnung. Ich zähle keine Monate.«

»Und was ist mit dir?«, frage ich Löffel.

»Das ist jetzt mein drittes Jahr«, sagt Löffel. »Ein Jahr Kindergarten, Vorschule und jetzt erste Klasse. Das sind drei Jahre. Stimmt's?«

»Ja«, bestätige ich. Ich erschrecke, dass Löffel schon so alt ist. Imaginäre Freunde, die nicht wie Menschwesen aussehen, halten normalerweise nicht sehr lang durch. »Drei Jahre sind eine lange Zeit.«

»Ich weiß«, sagt Löffel. »Ich habe noch niemanden getroffen, der älter ist.«

»Ich bin fast sechs«, sage ich.

»Sechs was?«, fragt Klute.

»Sechs Jahre«, sage ich. »Max ist jetzt in der dritten Klasse. Max ist mein Menschfreund.«

»Sechs Jahre?«, fragt Löffel.

»Ja.«

Eine Weile sagt keiner etwas. Sie schauen mich bloß ungläubig an.

»Du hast Max dort gelassen?«, meldet sich Summer zu Wort. Ihre Stimme ist ganz zart, aber überraschend fest.

»Was meinst du damit?«, will ich wissen.

»Du hast Max zu Hause gelassen?«

»Habe ich nicht. Max ist nicht zu Hause. Er ist weg.«

»Oh.« Summer schweigt einen Augenblick, dann fragt sie: »Wieso bist du denn nicht mit Max gegangen?«

»Konnte ich nicht. Ich weiß nicht, wo er ist.«

Ich will gerade erklären, was mit Max passiert ist, als Summer wieder das Wort ergreift. Ihre Stimme ist immer noch ganz zart, aber irgendwie auch laut.

»Ich könnte Grace nie verlassen«, sagt sie.

»Grace?«, frage ich.

»Grace. Meine Menschfreundin. Ich könnte sie nie verlassen. Nicht mal für eine Sekunde.«

Wieder mache ich den Mund auf, um zu erklären, was mit Max passiert ist, aber Summer spricht zuerst.

»Grace wird sterben.«

Ich schaue Summer an. Ich mache den Mund auf und will etwas sagen, aber es kommt nichts heraus. Ich weiß nicht, was ich sagen soll.

»Grace wird sterben.« Summer sagt es noch einmal. »Sie hat Leukämie. Das ist schlimm. Es ist so was wie die schlimmste Grippe, die ein Menschwesen überhaupt kriegen kann. Und jetzt wird sie sterben. Der Doktormann hat Mommy gesagt, dass Grace sterben wird.«

Ich weiß immer noch nicht, was ich sagen soll, und überlege, wie ich sie und mich selber aufmuntern kann, aber wieder kommt mir Summer zuvor.

»Lass Max also nicht zu lange allein, denn er wird vielleicht eines Tages auch sterben. Und du willst doch noch möglichst oft mit ihm spielen, solange er am Leben ist.«

Plötzlich wird mir klar, dass Summers Stimme nicht immer so zart und so traurig gewesen ist. Sie ist zart und traurig, weil Grace sterben wird, doch es gab auch mal eine Zeit, wo Summer lächelte und glücklich war. Wie einen Schatten um diese traurige Summer kann ich die andere, glückliche Summer jetzt sehen.

»Das meine ich ernst«, sagt sie. »Menschfreunde leben nicht ewig. Die sterben.«

»Ich weiß«, sage ich.

Ich sage ihr nicht, dass ich an gar nichts anderes mehr denken kann, als dass Max stirbt.

Stattdessen erzähle ich Summer und Löffel und

Klute von Max. Ich fange damit an, dass ich Max beschreibe. Wie sehr er Lego liebt und Mrs Gosk. Wie er blockiert. Seine Bonus-Stinkerchen. Seine Eltern. Sein Streit mit Tommy Swinden. Dann erzähle ich ihnen von Mrs Patterson und was sie mit ihm gemacht hat. Wie sie Max reingelegt hat. Wie sie alle reingelegt hat außer mir.

Bloß dass sie mich ja auch reingelegt hat, sonst wäre ich nämlich jetzt bei Max.

An der Art, wie sie zuhören, merke ich, dass Löffel am besten begreift, was ich sage, dass aber Summer am besten begreift, wie mir zumute ist. Sie hat Angst um Max, fast genauso sehr wie ich, scheint es. Klute hört zu, aber der erinnert mich an Puppy. Ich glaube, er begreift es überhaupt nicht. Er versucht einfach bloß alles mitzukriegen.

»Du musst ihn finden«, sagt Löffel, als ich fertig erklärt habe. Er sagt es in demselben Ton, in dem Max mit seinen Spielzeugsoldaten spricht. Er sagt es nicht bloß, er befiehlt es.

»Ich weiß«, sage ich. »Aber ich habe keine Ahnung, was ich tun soll, wenn ich ihn finde.«

»Du musst ihm helfen«, sagt Summer. Ihre Stimme ist nicht mehr zart. Immer noch leise, aber nicht zart.

»Ich weiß«, wiederhole ich. »Aber ich weiß nicht, wie. Ich kann der Polizei oder Max' Eltern doch nicht sagen, wo Max ist.«

»Ich hab nicht gesagt, du sollst den Polizeileuten helfen«, sagt Summer. »Ich sagte, Max sollst du helfen.«

»Das verstehe ich nicht«, sage ich.

»Zunächst mal musst du ihn finden«, meint Löffel.

Ich sehe, wie Klutes Kopf herumbommelt, während

er sich von mir zu Summer und zu Löffel und wieder zu mir wendet.

Der kommt hier ja kaum mit, denke ich.

»Du musst ihm helfen.« Jetzt ist Summer verärgert, ja sogar wütend. »Du musst ihm helfen, wieder zurück zu Mommy und Daddy zu kommen.«

»Das weiß ich, aber wenn ich es der Polizei oder seinen Eltern nicht sagen kann, dann –«

»*Du* musst es tun«, sagt Summer.

Es ist, als würde sie schreien, obwohl sie mit dem gleichen zarten Stimmchen spricht. Das klingt genauso, ist aber überhaupt nicht mehr zart. Sondern riesig. Summer wirkt riesig. Sie ist zwar immer noch so groß wie eine Limoflasche, scheint jetzt aber größer.

»Nicht die Polizei«, sagt sie. »Du. Du musst Max retten. Weißt du überhaupt, was für ein Glück du hast?«

»Wie meinst du das?«, frage ich.

»Grace stirbt. Sie wird sterben, und ich kann ihr nicht helfen. Ich kann bei ihr sitzen und versuchen, ihr ein Lächeln zu entlocken, aber ich kann Grace nicht retten. Sie wird sterben und für immer fort sein, und ich kann ihr nicht helfen. Ich kann sie nicht retten. Aber du kannst Max retten.«

»Ich weiß nicht, was ich tun soll«, sage ich.

Ich starre auf dieses winzig kleine Mädchen mit dem zarten Stimmchen hinunter, aber jetzt bin ich derjenige, der sich klein vorkommt. Es ist, als hätte Summer alle Antworten. Ich bin vielleicht der älteste imaginäre Freund auf der Welt, aber dieses kleine Mädchen weiß alles, und ich weiß gar nichts.

Und da erkenne ich, dass sie womöglich die Antwort auf die Frage weiß.

»Was wird mit dir geschehen, wenn Grace stirbt?«, will ich wissen.

»Machst du dir Sorgen, dass Max sterben könnte?«, fragt sie. »Dass ihn die Lehrerin sterben lässt?«

»Vielleicht.« Mir ist nicht wohl bei dem Gedanken, aber ich weiß, es stimmt. An etwas nicht zu denken, macht es nicht unwahr.

»Machst du dir nun Sorgen um Max oder um dich?«, fragt Summer.

Ich überlege, ob ich lügen soll, aber ich kann nicht. Dieses winzig kleine Mädchen mit dem zarten Stimmchen weiß ja doch alles.

»Um beide«, sage ich.

»Du darfst dir aber um dich keine Sorgen machen«, sagt sie. »Max stirbt vielleicht, und du musst ihn retten. Dich kannst du vielleicht retten, indem du Max rettest, aber das ist nicht wichtig.«

»Was wird geschehen, wenn Grace stirbt?«, wiederhole ich meine Frage. »Wirst du dann sterben?«

»Das ist doch gleich.«

»Wieso?«, frage ich.

»Ja, wieso?«, fragt Löffel.

Klute bommelt zustimmend. Wir alle wollen es wissen.

Weil Summer nichts sagt, frage ich noch mal. Ich habe Angst zu fragen. Ich habe jetzt ein bisschen Angst vor Summer. Wieso, kann ich auch nicht erklären, aber es ist so. Ich habe Angst vor diesem winzig kleinen Mädchen mit dem zarten Stimmchen. Trotzdem muss ich fragen.

»Wirst du sterben, wenn Grace stirbt?«

»Ich glaube schon«, erwidert sie und schaut dabei auf

ihre Füßchen. Dann sieht sie zu mir hoch. »Ich hoffe es.«

Wir sehen einander lange an.

»Wirst du Max retten?«, fragt sie schließlich.

Ich nicke.

Summer lächelt. Es ist das erste Mal, dass ich sie lächeln sehe. Es dauert bloß eine Sekunde, dann ist es verschwunden.

»Ich werde Max retten«, sage ich. Und dann, weil ich es wichtig finde, das zu sagen, vor allem zu Summer, füge ich hinzu: »Versprochen.«

Löffel nickt.

Klute bommelt.

Summer lächelt wieder.

29. Kapitel

Ich fahre mit einem Mann im Aufzug nach unten, der eine Maschine auf Rädern vor sich herschiebt. Im vierten Stock hält er den Aufzug an, und ich beschließe auszusteigen. Dass der Aufzug nach unten gefahren ist, heißt ja nicht, dass er es sich nicht anders überlegt und wieder hinauffährt. Das habe ich bei Aufzügen schon erlebt. Auch bei diesem.

Ich steige aus und gehe nach rechts. Das Treppenhaus ist um die Ecke. Unterwegs bemerke ich das Schild an der Wand. Darauf ist eine Liste von Wörtern mit kleinen Pfeilen, die entweder nach links oder nach rechts zeigen.

Ich kann nicht besonders gut lesen, aber einige Wörter kann ich ausmachen.

⇨ WARTEZIMMER
⇨ ZIMMER 401–420
⇦ ZIMMER 421–440
⇦ TOILETTEN
⇨ ITS

Ich spreche die Buchstaben *ITS* laut aus.

»Its.«

Dann fällt mir auf, dass alle Buchstaben großgeschrieben sind. Das bedeutet, es ist gar kein Wort, sondern jeder Buchstabe steht für ein Wort. Es sind Initialen. Das habe ich in der ersten Klasse gelernt.

Ich spreche die Initialen laut aus. »I. T. S.« Ich starre die Buchstaben noch einmal kurz an, dann fällt mir ein Wort ein, in dem sie alle vorkommen: In-ten-siv.

Es dauert eine Weile, bis ich mich daran erinnere, wo ich dieses Wort schon mal gehört habe: Als Dee angeschossen wurde, kam sie auf die Intensiv.

Es könnte sein, dass Dee hier ist. In diesem Gebäude. Auf diesem Stockwerk. Auf der rechten Seite.

Ich gehe nach rechts.

Zu beiden Seiten des Korridors befinden sich Türen. Im Vorbeigehen schaue ich auf die Schildchen neben jeder Tür. Ich suche die Buchstaben ITS oder das Wort Intensiv.

Am anderen Ende des Korridors finde ich die Wörter. Zwei Türen blockieren den Durchgang. Auf dem Schild an der Tür steht Intensivstation!

Ich passiere durch die Türen. Es ist ein großer Raum. In der Mitte steht ein langer Empfangstisch, hinter dem drei Ärzte sitzen, lauter Doktorfrauen. Über dem Schreibtisch brennt Licht, sonst aber nirgends. Der Rest des Raums ist nicht ganz dunkel, nur abgedunkelt. Hier gibt es ganz viele Maschinen, alle auf Rollen, die mich an kleine Feuerwehrautos erinnern: still und reglos, aber immer bereit zum Losfahren.

In einem Teil des Raums hängen Duschvorhänge von der Decke. Manche geschlossen, manche offen. Hinter denen, die offen sind, stehen leere Betten.

Zwei Vorhänge sind zugezogen. Hinter einem davon könnte Dee sein.

Ich gehe zum ersten Vorhang und versuche durchzupassieren, kann aber nicht. Der Vorhang hält mich auf, obwohl er sich nicht bewegt, als ich dagegenstoße.

Max hält Duschvorhänge nicht für Türen. Jedenfalls tat er es nicht, als er sich mich vorstellte. Obwohl Max verschwunden ist, habe ich das Gefühl, er ist jetzt direkt hier und hält mich an dem Duschvorhang auf. Ich habe das Gefühl, wir sind immer noch beieinander, obwohl wir getrennt sind.

Es fühlt sich an wie eine Erinnerung, dass er noch am Leben ist.

Ich kauere nieder und krieche unter dem Spalt zwischen Vorhang und Boden durch. Im Bett hinter dem Vorhang liegt ein Mädchen. Es ist aber nicht Dee, sondern ein kleines Mädchen. Sie sieht aus, als könnte sie in Puppys erste Klasse gehen. Sie schläft. Aus kleinen Maschinen führen Kabel und Schläuche zu ihren Armen und unter ihre Zudecke. Ihr Kopf ist in ein weißes Handtuch gewickelt. Ihre Augen sind ganz grün und blau. Am Kinn und über der Augenbraue klebt ein Heftpflaster.

Sie ist allein. Auf den Stühlen neben ihrem Bett sitzen keine Mutter und kein Vater. Kein Arztmensch kontrolliert, ob alles in Ordnung ist.

Ich denke an Max und frage mich, ob er heute Nacht wohl auch alleine ist.

»Wann wacht sie auf?«

Ein kleines Mädchen, das fast genauso aussieht wie das kleine Mädchen im Bett, sitzt rechts von mir auf einem Stuhl. Ich habe sie beim Durchkriechen unter dem Vorhang nicht gesehen. Sie steht auf, als ich sie anschaue.

Ich bin überrascht, dass sie mich nicht wie die meisten imaginären Freunde für ein Menschwesen gehalten hat. Vielleicht weiß sie, dass ich imaginär bin, weil ich unter dem Duschvorhang durchgekrochen bin und alle Menschleute durch den Vorhang treten.

»Ich weiß nicht, wann sie aufwacht«, sage ich.

»Wieso reden die anderen Leute nicht mit mir?«

»Wer?«, frage ich und schaue umher. Erst glaube ich, es ist noch jemand anderes hinter dem Vorhang. Jemand, den ich nicht bemerkt habe.

»Die anderen Leute«, wiederholt sie. »Ich frage, wann sie denn aufwacht, aber es redet niemand mit mir.«

Jetzt begreife ich. »Weißt du ihren Namen?« Ich deute auf das kleine Mädchen im Bett.

»Nein.«

»Wann bist du ihr begegnet?« Ich deute wieder hin.

»Im Auto«, sagt sie. »Nach dem Unfall. Nachdem das Auto auf das andere draufgefahren ist.«

»Wo warst du, bevor du in dem Auto warst?«

»Nirgends«, sagt sie. Sie sieht verwirrt aus und schaut verlegen auf ihre Schuhe.

»Wann ist das Mädchen eingeschlafen?«, frage ich.

»Ich weiß nicht.« Sie sieht immer noch verwirrt aus. »Die Leute haben sie weggebracht. Ich habe an der Tür gewartet, und als sie zurückkam, hat sie geschlafen.«

»Hast du denn überhaupt mit ihr gesprochen?«, frage ich.

»Ja. In dem Auto. Mommy und Daddy haben nicht geantwortet, also hat sie mich um Hilfe gebeten. Ich bin bei ihr geblieben. Ich hab mit ihr gesprochen. Wir haben gewartet, bis die Männer mit der Maschine sie rausgeholt haben. Die war laut und hat so Feuer gemacht.«

»Ich bin froh, dass ihr aus dem Auto rausgekommen seid«, sage ich.

Ich will nicht, dass sie sich fürchtet, und ich glaube, meine Fragen machen ihr Angst. Ich muss ihr aber doch noch ein paar stellen.

»Hast du Mommy und Daddy gesehen, seit ihr aus dem Auto raus seid?«, will ich wissen.

»Nein.«

»Wie heißt du?«, frage ich.

»Weiß ich nicht.« Jetzt klingt sie traurig. Vielleicht fängt sie gleich an zu weinen.

»Hör zu: Du bist eine besondere Freundin. Eine imaginäre Freundin. Das heißt, sie ist die Einzige, die dich sehen oder hören kann. Sie hat dich im Auto gebraucht, als sie Angst hatte, und deshalb bist du hier. Aber alles wird gut. Du musst nur abwarten, bis sie aufwacht.«

»Wieso kannst du mich sehen?«, fragt sie.

»Weil ich so bin wie du. Ich bin auch ein imaginärer Freund.«

»Ach. Wo ist denn dein kleines Mädchen?«

»Mein Freund ist ein kleiner Junge. Er heißt Max, aber ich weiß nicht, wo er ist.«

Sie schaut mich ungläubig an. Weil sie nichts sagt, warte ich ab. Ich weiß auch nicht, was ich sagen soll. Wir schauen einander bloß unverwandt an, über das Piepsen und Summen der Maschinen hinweg, die neben dem Bett stehen. Unendlich lang ist es still. Schließlich sage ich etwas.

»Ich habe ihn verloren. Aber ich bin dabei, ihn zu suchen.«

Sie schaut mich immer noch ganz verwundert an. Das kleine Mädchen existiert erst seit einem Tag, aber ich weiß, was sie denkt.

Sie denkt, ich bin ein schlechter Freund, weil ich Max verloren habe.

»Ich muss jetzt gehen«, sage ich.

»Okay. Wann wacht sie auf?«

»Bald«, sage ich. »Warte nur ab. Bald ist sie wach.«

Ich krieche wieder unter dem Duschvorhang durch, bevor das kleine Mädchen etwas sagen kann. Ein Stück weiter ist noch so ein zugezogener Vorhang, aber ich weiß, dass Dee nicht dahinterliegt. Das hier ist ja das Kinderkrankenhaus. Im Erwachsenenkrankenhaus gibt es wahrscheinlich auch eine Intensivstation, und wahrscheinlich ist Dee dort.

Ich frage mich, ob Max auch ganz allein ist wie das kleine Mädchen hinter dem Duschvorhang. Auf den Stühlen neben ihrem Bett sitzen keine Mommy und kein Daddy. Vielleicht sind sie auch verletzt.

Vielleicht sind sie tot. Das glaube ich aber nicht, denn das wäre eine zu schreckliche Vorstellung.

Wenigstens hat sie ihre imaginäre Freundin. Die hat zwar noch keinen Namen, wartet aber neben dem Bett, damit das kleine Mädchen nicht allein ist.

Ich muss immer wieder daran denken, was Max' Mom gesagt hat: »Ich hoffe ja immer, dass er Budo bei sich hat.«

Ich bin aber nicht bei Max.

Das kleine Mädchen hat heute Nacht ihre nagelneue imaginäre Freundin bei sich, aber Max ist irgendwo allein. Er lebt, weil ich ja noch da bin und weil der Gedanke, Max wäre tot, eine zu schreckliche Vorstellung ist.

Aber er ist allein.

30. Kapitel

Max' Mom hört einfach nicht auf zu weinen. Es ist kein trauriges, sondern ein angstvolles Weinen. Es erinnert mich daran, wie kleine Kinder weinen, wenn sie ihre Mutter nicht finden.

Bloß dass diesmal eine Mutter ihr kleines Kind nicht finden kann.

Max' Dad hält sie im Arm. Er sagt nichts, weil es nichts zu sagen gibt. Er weint nicht, doch ich weiß, dass er wieder innerlich weint.

Früher waren das für mich die drei schlimmsten Dinge auf der Welt:

1. Tommy Swinden
2. Bonus-Stinkerchen
3. Nicht existieren

Inzwischen sind für mich das die drei schlimmsten Dinge auf der Welt:

1. Warten
2. Nicht wissen
3. Nicht existieren

Es ist Sonntagabend, und das bedeutet, dass ich morgen in die Schule gehen und Mrs Patterson und Max finden kann.

Falls Mrs Patterson überhaupt wieder in die Schule kommt.

Ich glaube schon. Sonst würde es doch verdächtig aussehen. Wenn Mrs Patterson eine Schurkin in einer Fernsehsendung wäre, würde sie ganz bestimmt am Montag in die Schule kommen. Sie würde womöglich sogar der Polizei ihre Hilfe bei der Suche nach Max anbieten.

Ich wette, das wird sie tun. Sie ist schlau und hinterhältig.

Das Wochenende habe ich damit verbracht, nach Max zu suchen, aber jetzt habe ich das Gefühl, es war bloße Zeitverschwendung. Ich habe keine Ahnung, wo Mrs Patterson wohnt, konnte aber nicht einfach zwei Tage lang untätig zu Hause herumsitzen, und bei den Polizisten konnte ich nicht mehr bleiben, weil von denen zu viele laut darüber nachdachten (aber nie im Beisein von Max' Eltern), ob Max tot ist.

Also fing ich an, in anderen Häusern nach Max zu suchen, und hoffte, dass eins davon das von Mrs Patterson war. Ich weiß, dass Mrs Grady und Mrs Paparazzo so nah bei der Schule wohnen, dass sie manchmal zusammen zu Fuß zur Arbeit gehen, und da dachte ich mir, vielleicht wohnen ja die meisten Lehrkräfte in der Nähe (obwohl ich weiß, dass Mrs Gosk weit weg am anderen Flussufer wohnt, darum verspätet sie sich manchmal nämlich). Ich fing also bei den Häusern an zu suchen, die der Schule am nächsten liegen. Ich machte Kreise durch die Umgebung wie die Wellen, die ein Stein macht, wenn Max ihn in den See wirft.

Max schwimmt zwar nicht, schmeißt aber gern Steine ins Wasser.

Mir war klar, dass es fast unmöglich war, auf die Art Mrs Pattersons Haus zu finden, aber ich musste ja irgendwas tun. Es nützte aber nichts. Ich konnte Max und Mrs Patterson nicht finden. Ich fand bloß Eltern, die kein Kind verloren haben. Familien, die um den Abendbrottisch saßen, im Garten hinterm Haus Laub zusammenrechten, sich über Geld stritten, ihren Keller aufräumten und Fernsehfilme guckten. Sie wirkten alle so glücklich. Es war, als wüssten sie nicht, dass Mrs Patterson eines Tages einfach in die Schule fahren konnte, um ihnen ihren kleinen Jungen oder ihr kleines Mädchen zu klauen.

Monster sind schlimm, aber Monster, die sich nicht wie Monster bewegen und nicht so reden, das sind die schlimmsten.

Ich überlege, ob ich wieder ins Krankenhaus gehen sollte, um Löffel und Summer zu besuchen, habe aber Angst, dass Summer dann sauer ist, weil ich Max noch nicht gefunden habe.

Keine Ahnung, wieso ich vor einem kleinen Mädchen in Limoflaschengröße Angst habe, aber so ist es. Nicht Angst, dass sie mir was tut, aber so, wie Max Angst davor hat, Mrs Gosk zu enttäuschen, obwohl er das ja andauernd tut und es gar nicht mal weiß.

Auch habe ich Angst davor, dass Summers Menschfreundin vielleicht gestorben ist und sie auch.

Verschwunden, meine ich. Aufgehört hat zu existieren.

Gestern Nacht war ich an der Tankstelle, um zu schauen, ob Dee wieder da war.

War sie nicht. Sally auch nicht, obwohl ich nicht glaube, dass ich Sally je wiedersehe. Angeschossen zu werden kann einen vielleicht töten, ich glaube aber nicht, dass es einen davon abhält, irgendwann wieder zur Arbeit zu gehen. Aber so wie Sally zu blockieren, hält einen womöglich davon ab, je wieder zur Arbeit zu gehen, und wenn es nur ist, um alten Freunden Hallo zu sagen.

An der Tankstelle wird es wohl nie mehr so sein wie früher. Gestern Nacht haben dort drei Leute gearbeitet, von denen ich aber keinen kannte. Pauley kam herein, um Rubbellose zu kaufen, und ich merkte, dass ihm genauso zumute ist. Er blieb nicht mal, um seine Lose zu rubbeln. Er stand ein Weilchen grübelnd am Tresen und ging dann mit hängendem Kopf weg.

Es ist nicht mehr unser Platz.

Es ist aber auch nichts Neues.

Es ist für keinen mehr was Besonderes. Die Leute, die jetzt dort arbeiten, die arbeiten einfach. Gestern Nacht war es ein Mädchen, das aussah, als müsste sie dringend aufs Klo, ein paar Bonus-Stinkerchen machen. Ihr Gesicht war ganz verkniffen und ernst. Und die anderen, zwei alte Männer, redeten kaum miteinander. Jeder arbeitet bloß. Kein Rumalbern mehr. Kein Fernsehen hinterm Tresen mehr. Kein Schwätzchen mehr mit Kunden, die man mit Namen kennt. Keine Dee mehr, die Sally sagt, er soll sich gefälligst wieder an die Arbeit machen.

Ich weiß nicht, ob ich je wieder zur Tankstelle gehe. Dee würde ich gern wiedersehen. Vielleicht eines Tages auf der Intensivstation, wenn ich mich je ins Erwachsenenkrankenhaus traue. Aber ich glaube, nicht einmal Dee könnte aus der Tankstelle wieder das machen, was es mal war.

Morgen muss ich früh los. Ich fürchte, der Bus wird an unserer Haltestelle nicht halten, wo Max sonst immer steht und den Baum anfasst, um nicht aus Versehen auf die Straße zu laufen. Das war meine Idee, aber als er sie seiner Mutter erzählte, damit er allein warten durfte, sagte er, es sei seine.

Mir war es egal. Nachdem ich ja seine Idee war, war in gewisser Weise meine Idee auch seine.

Wenn es sein musste, konnte ich zu Fuß zur Schule laufen wie am Wochenende, als ich nach Max suchte, doch ich bin schon immer mit dem Bus zur Schule gefahren und habe das Gefühl, es bringt Glück, wenn ich morgen mitfahre. Wie um der ganzen Welt mitzuteilen, ich bin im Bus, weil ich weiß, dass Max bald wieder da ist.

Morgen habe ich eine ganze Liste von Sachen zu erledigen. Die ganze Nacht habe ich darüber nachgedacht und sie auswendig gelernt. Manchmal wünsche ich mir wirklich sehr, ich könnte einen Bleistift halten und Sachen aufschreiben. Diesmal muss ich viel besser aufpassen. Am Freitag habe ich nicht aufgepasst, und Mrs Patterson ist ohne mich weggefahren. Ich muss also darauf achten, dass ich es morgen genau richtig mache.

Meine To-do-Liste ist kurz:

1. Aus dem Haus gehen, wenn Max' Mom aufwacht.
2. Zum Haus der Savoys laufen und mit ihnen auf den Bus warten.

3. Mit dem Bus zur Schule fahren.
4. Direkt zum Parkplatz gehen, wo Mrs Patterson ihr Auto abstellt.
5. Auf Mrs Patterson warten.
6. Wenn Mrs Patterson ihr Auto abstellt, in Mrs Patterson Auto steigen.
7. Das Auto unter keinen Umständen verlassen.

Ich hoffe bloß, dass Mrs Patterson morgen in die Schule kommt. Eigentlich wollte ich eine Liste von Dingen aufstellen, die zu tun sind, falls Mrs Patterson nicht in die Schule kommt, aber mir fällt nichts ein, was ich auf die Liste setzen könnte.

Wenn sie nicht wieder in die Schule kommt, dann ist Max für mich wohl endgültig verloren.

31. Kapitel

Der blaue Rucksack liegt nicht mehr auf dem Rücksitz. Ich sitze genau auf dem Fleck, wo ich ihn das letzte Mal hatte liegen sehen.

Am Donnerstag. Als ich ihn das letzte Mal gesehen habe, war Donnerstag.

Vor vier Tagen. Es kommt mir vor wie vor vierzig Tagen.

Mrs Patterson fuhr vor dem ersten Läuten auf den Parkplatz, stellte ihr Auto auf ihren Stammplatz und ging hinein wie an einem ganz normalen Schultag. Da läuft also jetzt eine Kidnapperin auf den Schulfluren herum, und keiner außer mir weiß es. Ich überlege, ob sie vielleicht vorhat, bald wieder ein Kind zu klauen. Und andere Jungen und Mädchen so reinzulegen, wie sie Max reingelegt hat.

Wollte sie Max, weil er Max ist oder weil sie einfach Kinder sammelt?

Beide Vorstellungen machen mir Angst.

Auf meiner Erledigungsliste steht, ich soll unter allen Umständen im Auto bleiben, aber der Schultag ist lang, und es ist ja noch früh. Es hat noch nicht mal zur ersten Pause geläutet. Ich glaube nicht, dass Mrs Patterson früher geht, denn das würde verdächtig aussehen. Und die Liste habe ich erstellt, damit ich sie anpassen kann, wenn ich will. Das sind nicht solche Regeln wie dass man auf dem Fluren nicht rennen darf oder während einer Brandschutzübung still sein muss oder am erdnussbutterfreien Tisch keine Erdnussbutter essen soll. Es ist meine Regel, also kann ich sie übertreten, wenn ich will. Und das mach ich auch.

Ich will bloß mal schauen, was drinnen in der Schule vor sich geht.

Ich will zu Mrs Gosk.

In der Eingangshalle sitzt ein Mann an einem Schreibtisch. In der Eingangshalle hat noch nie ein Schreibtisch gestanden, und es hat auch noch nie ein Mann in der Eingangshalle an einem Schreibtisch gesessen. Obwohl er keine Uniform trägt, sehe ich gleich, dass es ein Polizist ist. Er guckt gleichzeitig ernst und gelangweilt, genau wie diese Polizisten, die nachts auf der Polizeiwache arbeiten.

Gerade ist eine Frau durch die Eingangstür hereingekommen, und der Polizist winkt sie an seinen Schreibtisch herüber. Er bittet sie, auf einem Klemmbrett zu unterschreiben. Während sie ihren Namen schreibt, fragt er sie, warum sie heute hier ist.

Sie trägt ein Tablett mit Cupcakes.

Er ist bestimmt kein guter Polizist. Sogar ein Kindergartenkind wüsste, wieso diese Frau hier ist.

Ich gehe zu Mrs Gosks Klassenzimmer. Als ich eintrete, gibt sie gerade Unterricht. Schon als ich ihre Stimme auf dem Gang höre, geht es mir ein bisschen besser.

Sie steht vor der Klasse und redet über ein Boot namens *Mayflower*. Mit ihrem Zollstock patscht sie auf eine Landkarte, die vor der Tafel heruntergerollt hängt, und will wissen, wo Nordamerika ist. Die Antwort auf diese Frage weiß ich, weil Max Landkarten so liebt. Er plant gern imaginäre Gefechte mit imaginären Armeen auf realen Landkarten, und deshalb kenne ich die Namen von sämtlichen Kontinenten und Weltmeeren und auch von vielen Ländern.

Max' Platz ist leer. Es ist der einzige leere Platz im Klassenzimmer. Sonst fehlt heute niemand. Es wäre besser, wenn heute auch noch jemand fehlen würde. Dann würde Max' Platz weniger leer aussehen.

Jemand hätte krank zu Hause bleiben sollen.

Ich setze mich auf Max' Platz. Der Stuhl ist so weit herausgezogen, dass ich mich setzen kann, ohne mir von der Vorstellung des Tischs und der Vorstellung des Stuhls eingequetscht vorzukommen. Mrs Gosk hat inzwischen aufgehört, auf die Landkarte zu patschen. Jimmy hat die Frage nach Nordamerika beantwortet, und ein paar andere Kinder scheinen erleichtert, dass er die Antwort wusste. Sie befürchteten, Mrs Gosk würde sie fragen, wo Nordamerika ist, und ahnten schon, dass das eine Art Frage war, auf die sogar ein Dummkopf die Antwort wissen müsste. Jetzt zeigt sie den Kindern ein Bild von der *Mayflower*, bloß dass es so aussieht, als hätte jemand das Boot in der Mitte auseinandergehackt. Wir können das Innere des Bootes sehen. Kleine Zimmer voll mit Tischchen und Stühlchen und Leutchen.

Die *Mayflower* war ein großes Boot.

Mrs Gosk hebt den Blick vom Bild zur Klasse und sagt: »Stellt euch mal vor, ihr verlasst euer Zuhause für immer. So wie die Pilgerväter. Ihr segelt nach Amerika und könnt bloß einen kleinen Koffer mitnehmen. Was würdet ihr da reinpacken?«

Hände fliegen hoch. Die Art von Frage können alle beantworten. Dafür braucht keiner Jimmy. Auch wer nicht aufgepasst hat, kann sich melden und diese Frage beantworten, ohne dass er sich wie ein Dummkopf anhört. Solche Fragen stellt Mrs Gosk oft. Ich glaube, sie will, dass alle Kinder etwas zu erzählen haben, und vermittelt den Kindern gern das Gefühl, sie sind Teil der Geschichte.

Da kommen die ersten Antworten. Mrs Gosk lacht, als Malik sagt: »Ganz, ganz viel Unterwäsche«, und Leslyan erklärt: »Mein Aufladegerät fürs Handy. Das vergess ich immer, wenn wir in die Ferien fahren.«

Ich wundere mich, dass Mrs Gosk lacht. Und bin sauer. Mrs Gosk verhält sich genauso wie immer. Nicht wie die Mrs Gosk, der ein Schüler fehlt und der die Polizei vor zwei Tagen die Schuld in die Schuhe schieben wollte. Sie ist, finde ich, sogar noch mehr typisch Mrs Gosk als je zuvor. Sie ist wie eine doppelt gemoppelte Mrs Gosk, wie sie da im Raum umherhüpft, als hätte sie Feuer unter den Füßen.

Dann begreife ich es.

Mrs Gosk *spielt* Mrs Gosk. Sie lächelt, stellt gute Fragen und schwingt ihren Zollstock herum, denn sie ist nicht die Einzige, die traurig ist oder sich um Max Sorgen macht. Die Kinder machen sich auch Sorgen. Viele kennen Max nicht besonders gut, und viele sind gemein zu ihm, manche mit Absicht und manche aus Versehen, aber alle wissen, dass Max verschwunden ist, und sind bestimmt besorgt und haben Angst. Sind vielleicht sogar traurig. Das weiß Mrs Gosk, und obwohl in der ganzen Schule vermutlich sie diejenige ist, die sich am meisten Sorgen macht und Angst hat, spielt sie den Kindern die doppelt gemoppelte Mrs Gosk vor. Sie macht sich Sorgen um Max, aber sie macht sich auch Sorgen um die zwanzig anderen Kinder im Klassenzimmer und zieht deshalb eine Show für sie ab. Sie versucht, daraus den besten, normalsten Schultag zu machen, den sie je erlebt haben.

Ich liebe Mrs Gosk.

Ich liebe sie vielleicht mehr, als Max sie liebt.

Ich bin froh, dass ich gekommen bin. Schon allein dadurch, dass ich Mrs Gosk sehe, geht es mir besser.

Ich gehe zurück zu Mrs Pattersons Auto. Ich will im Büro vorbeischauen und sehen, was Mrs Palmer heute macht. Ich will sehen, ob der Polizeichef immer noch auf ihrer Couch sitzt. Ich will sehen, ob Max' Eltern heute in die Schule kommen, um weitere Fragen zu beantworten. Ich will ins Lehrerzimmer gehen und sehen, was die anderen Lehrkräfte über Max sagen. Ich will sehen, ob Mrs Hume und Mrs McGinn und Mrs Riner genauso besorgt sind wie ich. Ich will Mrs Patterson ausfindig machen und sehen, ob sie sich heute normal benimmt oder ob sie andere Kinder auch so belügt, wie sie Max belogen hat. Am meisten aber will ich noch mehr Zeit in Mrs Gosks Klassenzimmer verbringen.

Aber wenn Mrs Gosk heute so tun kann, als wäre sie ganz sie selbst, dann kann ich in einem Auto warten, bis Mrs Patterson zurückkommt.

Warten ist eins von den drei schlimmsten Dingen auf der Welt, aber bald wird es vorbei sein.

Wenn ich mich einfach in Mrs Patterson Auto setze und warte, werde ich Max finden.

32. Kapitel

Mrs Patterson macht die Tür auf und klettert auf den Fahrersitz. Die letzte Glocke hat vor etwa fünf Minuten geläutet, und es warten immer noch Busse in der Kreisauffahrt darauf, sich mit Kindern zu füllen. Doch Mrs Patterson ist keine Lehrerin, die für Kinder verantwortlich ist. Sie muss sich nicht darum kümmern, wie sie nach Hause kommen oder ob sie von einem Babysitter, einem Onkel oder einer Großmutter abgeholt werden. Sie muss sich nicht einmal darum kümmern, ob sie Spielkameraden haben, mittags genug essen oder für den Winter einen warmen Mantel haben.

Mit solchen Sachen können nur Lehrerinnen wie Mrs Gosk betraut werden, und darum können Lehrerinnen wie Mrs Patterson beim letzten Glockenläuten gehen. Lehrerinnen wie Mrs Patterson finden das wahrscheinlich gut, aber die wissen ja nicht, wie sehr die Kinder Mrs Gosk lieben.

Kinder können einen nicht lieben, wenn man sie bloß eine Stunde pro Woche unterrichtet.

Oder wenn man sie klaut.

Mrs Patterson lässt den Motor an und biegt aus dem Kreisel nach links ab, damit sie nicht hinter den Bussen festsitzt. Man darf einen Bus nicht überholen, wenn bei dem das Stoppschildchen leuchtet.

Ich erinnere mich an den Tag, als Max zwischen den Bussen herausgerannt ist und beinahe von jemandem angefahren worden wäre, der über den Kreisel fuhr und die Stoppschildchen-Regel missachtete.

Graham war damals dabei. Graham und Max. Es scheint so lange her.

Mrs Patterson fährt. Sie schaltet das Radio nicht ein. Sie telefoniert nicht. Sie singt nicht, summt nicht und führt nicht mal Selbstgespräche. Sie behält beide Hände am Lenkrad und fährt.

Ich beobachte sie. Ich überlege, ob ich auf den Beifahrersitz klettern soll, tue es aber nicht. Ich habe noch nie auf dem Vordersitz gesessen und will auch nicht neben ihr sitzen. Ich will ihr folgen. Ich will, dass sie mich zu Max führt, damit ich ihn retten kann. Aber ich will nicht neben ihr sitzen.

Auch wenn ich Summer nie begegnet wäre, hätte ich vorgehabt, Max zu retten. Ich liebe Max und bin der Einzige, der ihn retten kann. Ich denke aber immer noch viel an Summer, wenn ich daran denke, Max zu retten. Ich denke an das Versprechen, das ich ihr gegeben habe. Keine Ahnung, wieso, aber so ist es.

Während Mrs Patterson fährt, halte ich nach Anhaltspunkten Ausschau. Ich warte ab, ob sie etwas sagt. Ich war schon mit Max' Eltern allein im Auto und auch mit vielen, vielen Leuten, die meinen, sie wären allein im Raum, und normalerweise machen die irgendetwas. Früher oder später macht jeder was. Sie schalten das Radio ein, summen, stöhnen oder richten sich die Haare in dem Spiegelchen an der Sonnenblende oder trommeln mit den Fingern aufs Lenkrad. Manchmal führen sie auch Selbstgespräche, machen Listen oder jammern über irgendjemand vor sich hin oder sagen etwas zu den Leuten, die in anderen Autos um sie herumfahren, so als könnten die anderen Leute sie durch Glas und Metall hindurch hören.

Manche Leute sind auch widerlich. Bohren im Auto in der Nase. Das ist widerlich, obwohl das Auto anscheinend einer der besten Orte zum Nasebohren ist, weil man da allein ist und die Popel loswerden kann, bevor man zu Hause ist. Max' Mom schimpft, wenn Max in der Nase bohrt, aber Max sagt, manche Popel gehen mit dem Taschentuch nicht raus, und ich denke, er hat recht, denn ich habe Max' Mom auch schon in der Nase bohren sehen. Allerdings nie, wenn jemand zuschaut.

Das sage ich zu Max.

»Nasebohren ist wie Stinkerchen«, sage ich zu ihm. »Das muss man ganz für sich machen.«

Manchmal bohrt Max immer noch in der Nase, wenn andere dabei sind, aber nicht mehr so oft wie früher.

Mrs Patterson bohrt nicht in der Nase, kratzt sich nicht am Kopf, gähnt nicht mal oder seufzt oder schnieft. Sie hält den Blick geradeaus gerichtet und nimmt die Hände nur vom Lenkrad, um beim Abbiegen den Blinkpfeil einzuschalten. Wenn sie fährt, ist sie ganz ernst bei der Sache.

Sie ist bei allem ernst, glaube ich. *Ein ernster Typ*, würde Mrs Gosk sagen, und da kriege ich bloß noch mehr Angst. Ernste Leute tun ernste Dinge und machen keine Fehler. Mrs Gosk sagt, Katie Marzik ist ein ernster Typ, weil Katie bei den Diktaten immer null Fehler hat und alle Matheaufgaben ohne Hilfe löst. Sogar diejenigen, die der Rest der Klasse nicht mal mit Hilfestellung lösen kann.

Falls Katie Marzik mal Kidnapperin werden will, wenn sie groß ist, dann wird sie bestimmt eine gute.

Ich wette, Katie Marzik fährt später mal genauso wie Mrs Patterson: Blick auf die Straße, Hände am Lenkrad und Mund zu.

Wenn Mrs Patterson zu sich nach Hause fährt, und ich glaube, das tut sie, dann mache ich mir Sorgen, was sie wohl mit Max angestellt hat. Wie konnte sie ihn den ganzen Tag wegsperren, solange sie in der Schule war?

Sie hätte Max mit einem Seil fesseln können, und das wäre schlimm. Max mag es nicht, wenn er stillhalten muss. Er weigert sich, im Schlafsack zu schlafen, weil der zu eng ist. Der zerquetscht ihn, behauptet er. Und Rollkragenpullis drücken ihm den Hals zu, behauptet er, obwohl sie das gar nicht tun, aber irgendwie doch. Er betritt keinen begehbaren Kleiderschrank, auch wenn die Tür weit offen steht, und zieht sich nie die Decke über den Kopf. Er trägt immer nur sieben Kleidungsstücke auf einmal, die Schuhe nicht mitgezählt. Niemals mehr als sieben, denn mehr als sieben ist zu viel. »Das ist zu viel!«, schreit er dann. »Zu viel! Zu viel!«

Das bedeutet, wenn es draußen sehr kalt ist, kriegt ihn seine Mutter bloß dazu, dass er Unterhose, Hosen, Hemd, Mantel, zwei Socken und eine Mütze anzieht. Nie Fingerhandschuhe oder Fäustlinge. Und wenn sie Socken oder Mütze und Unterhose wegnehmen würde, was sie manchmal wohl gern täte, wenn sie könnte, dann will er trotzdem keine Handschuhe oder Fäustlinge tragen, denn er mag seine Hände nicht fest eingepackt und in einen Handschuh gequetscht haben. Also näht ihm seine Mom Pelzfutter in alle Manteltaschen, und er steckt zum Wärmen einfach die Hände in die Taschen.

Falls Mrs Patterson Max tagsüber gefesselt oder in einen Wandschrank oder eine Kiste gesperrt hätte, dann wäre das sehr, sehr schlimm.

Ich bin sauer auf mich, weil ich nicht schon früher drauf gekommen bin, aber auch froh, denn dann hätte ich mir noch mehr Sorgen gemacht.

Vielleicht hat Mrs Patterson ja jemanden, der ihr hilft. Vielleicht ist Mrs Patterson verheiratet und ihr Mann ihr Komplize. Vielleicht war es ja seine Idee. Vielleicht sagte Mrs Patterson zu Mr Patterson, sie wären bessere Eltern für Max als seine richtigen Eltern, und darum hat Mr Patterson Daddy gespielt und Max den ganzen Tag beaufsichtigt, was besser wäre als Max zu fesseln oder ihn in einen Schrank zu sperren, aber trotzdem schlimm, weil Max keine Fremden mag, keine fremden Orte, keine neuen Speisen oder andere Schlafenszeiten oder alles, was irgendwie anders ist.

Mrs Patterson schaltet ihren Blinkpfeil ein, aber es kommt gar keine Straße zum Abbiegen. Nur Häuser. Eins dieser Häuser muss ihres sein. In einem von diesen Häusern ist Max. Ich kann jetzt kaum noch stillsitzen. Endlich bin ich fast angekommen.

Sie fährt an drei Auffahrten vorbei und biegt schließlich rechts ab. Vor uns liegt ein langer Zufahrtsweg. Auf der Anhöhe steht ein blaues Haus. Es ist klein, sieht aber makellos aus. Wie aus einem Bilderbuch oder einer Zeitschrift. Auf ihrem Rasen vorm Haus stehen vier hohe Bäume, aber im Gras liegt kein einziges Blatt, obwohl auch an den Bäumen kein einziges Blatt hängt.

Aus den Abflüssen schauen keine Blätter hervor, und es ist auch kein Laub ums Haus aufgehäuft. Zwei Blumenkörbe stehen am Treppenaufgang an der Haustür. Es ist die gleiche Sorte, die die Eltern jedes Jahr in der Schule verkaufen. Winzige gelbe Blumen in Körben. Vielleicht hat Mrs Patterson sie letzte Woche von den Eltern gekauft, als sie zum Verkauf angeboten wurden. Jedes Blümchen in den Körben sieht makellos aus. Ihre Einfahrt ist ebenfalls makellos. Keine Risse oder ausgebesserten Stellen. Hinter ihrem Haus ist ein Teich. Ein großer Teich, vermute ich. Hinter den Hausecken kann ich kleine Teile davon ausmachen.

Während sie hochfährt, nimmt sie eine Fernbedienung in die Hand und drückt auf einen Knopf. Das Garagentor geht auf. Sie fährt in die Garage und schaltet den Motor aus. Gleich darauf höre ich das Garagentor rasseln und summen. Es geht zu.

Ich bin in Mrs Pattersons Haus.

Im Kopf höre ich wieder Summers Stimme, die mir das Versprechen abnimmt, Max zu retten.

»Ich weiß«, sage ich.

Mrs Patterson kann mich nicht hören. Nur Max kann mich hören, und bald wird er mich ganz real hören. Er ist irgendwo in diesem Haus. Er ist ganz in der Nähe, und ich werde ihn finden. Unglaublich, dass ich es bis hierher geschafft habe.

Mrs Patterson öffnet die Tür und steigt aus.

Ich steige aus.

Es ist Zeit, meinen Freund zu finden.

»Zeit, Max zu retten«, sage ich.

Ich versuche, tapfer zu klingen, bin es aber nicht.

33. Kapitel

Ich warte nicht auf Mrs Patterson. Sie bleibt in einem kleinen Raum innerhalb der Garage stehen, um Mantel und Schal abzulegen. Hier sind Haken, an denen man Sachen aufhängen kann, ordentlich auf dem Boden aufgereihte Stiefel und Schuhe, eine Waschmaschine und ein Trockner, aber kein Max. Ich gehe an ihr vorbei in ein Wohnzimmer.

Dort gibt es mehrere Sessel, ein Sofa, einen Kamin und einen Fernseher an der Wand und ein Tischchen mit Büchern und Fotos in Silberrahmen, aber keinen Max.

Flur und Treppe sind rechts von mir, und ich gehe nach oben, nehme zwei Stufen auf einmal. Eigentlich brauche ich mich nicht zu beeilen, denn nun bin ich ja endlich in Mrs Pattersons Haus, tue es aber trotzdem. Ich habe das Gefühl, jede Sekunde zählt.

Oben an der Treppe ist ein Korridor mit vier Türen. Drei davon stehen offen, eine ist geschlossen.

Die erste Tür links ist offen. Es ist ein Schlafzimmer, aber nicht Mrs Pattersons Schlafzimmer. Da sind gar keine Sachen drin. Bloß ein Bett, eine Kommode, ein Nachttischchen und ein Spiegel. Möbel, aber keine Sachen. Nichts auf der Kommode. Nichts auf dem Fußboden. Am Türhaken hängen kein Morgenmantel und auch keine Jacke. Zu viele Kissen auf dem Bett. Ein Berg von Kissen. Es ist genau wie das Zimmer bei Max' Eltern oben ganz am hinteren Ende des Flurs. »Gästezimmer«, nennen sie es, aber Max' Eltern haben noch nie einen Gast gehabt. Vermutlich weil Max keinen Übernachtungsgast haben möchte. Es ist wie ein Musterschlafzimmer. Ein Schlafzimmer, das man bloß anschaut, aber nie benutzt. Wie ein Schlafzimmer im Museum.

Neben dem Bett ist ein Wandschrank, den ich inspiziere. Ich passiere durch die Tür ins Dunkle. Ich kann nichts sehen, weil es so dunkel ist, also flüstere ich: »Max? Bist du da?«

Ist er nicht. Das weiß ich schon, bevor ich seinen Namen flüstere.

Keine Ahnung, wieso ich seinen Namen flüstere. Max ist doch der Einzige, der mich hören kann. Max' Mom würde sagen, ich habe zu viel ferngesehen, und wahrscheinlich hat sie recht.

Die zweite Tür links steht ebenfalls offen. Es ist ein Badezimmer. Dieses Badezimmer sieht auch wie ein Musterzimmer aus. Ein Museumsbadezimmer. Hier sind auch keine Sachen drin. Nichts am Waschbecken oder auf dem Boden. Die Handtücher hängen perfekt auf den Haltern, und der Klodeckel ist zu. Es ist ein Gästebad, glaube ich, obwohl ich noch nie von einem Gästebad gehört habe.

Ich gehe über den Flur zu der Tür, die geschlossen ist. Falls Max oben ist, dann wahrscheinlich in einem Zimmer mit geschlossener Tür. Ich passiere durch die Tür. Max ist nicht in dem Zimmer. Es ist ein Babyzimmer. Eine Wiege steht da, eine Spielzeugkiste und ein Tisch mit einem Korb voller Windeln drauf. Auf dem Boden sind Bauklötzchen und eine kleine blaue Lokomotive und ein kleiner Plastikbauernhof mit kleinen Leuten und Tierchen.

Max würde der kleine Plastikbauernhof nicht gefallen, weil die Leute nicht real aussehen. Es sind so kleine Zapfen mit Gesichtern drauf, und die Art von Spielzeug mag er nicht. Er mag realistische Spielsachen. Aber die kleinen Bauernhoftiere und Leute stehen vor der kleinen Plastikscheune, dem Baby muss es also gefallen.

Dann kapiere ich es auf einmal: Mrs Patterson hat ein Baby! Unglaublich.

Auch in diesem Zimmer ist eine Art Einbauschrank. Ein langer Schrank mit Schiebetüren, aber eine Schiebetür steht offen. Die Regale sind vollgestopft mit winzigen Schühchen und Hemdchen und Höschen und winzigen zusammengerollten Socken.

Aber kein Max.

Mrs Patterson hat ein kleines Baby. Das passt irgendwie nicht. Monster sind nicht dafür da, kleine Babys zu haben.

Ich gehe vom Babyzimmer in das Zimmer auf der gegenüberliegenden Flurseite. Mrs Pattersons Schlafzimmer. Das ist mir sofort klar. Es gibt ein Bett und eine Kommode und noch mal einen Fernseher an der Wand. Das Bett ist gemacht, aber ohne aufgetürmte Kissen, und oben am Kopfende ist eine Wasserflasche und ein Buch. Neben dem Bett steht ein kleiner Tisch, darauf eine Uhr, ein Stapel Zeitschriften und eine Brille. In diesem Zimmer sind Sachen. Anders als im Gästezimmer.

Gleich neben dem Schlafzimmer befinden sich ein Bad und eine große Kammer ohne Türen. Die Kammer ist fast so groß wie Max' Zimmer. Eine Menge Kleider, Schuhe und Gürtel, aber immer noch kein Max.

Ich rufe: »Max! Bist du da? Kannst du mich hören?« Für den Fall, dass ich ihn nicht gesehen habe.

Niemand antwortet.

Ich verlasse Mrs Pattersons Schlafzimmer. Im Flur bleibe ich stehen und schaue nach oben, ob dort vielleicht eine Dachbodentreppe ist. Max' Eltern haben eine Luke mit einer Treppe dran. Wenn man an einer Strippe zieht, geht die Luke auf, die Treppe klappt auseinander, und man kann auf den Dachboden hinaufsteigen. Hier gibt es keine Dachbodentreppe. Und keinen Dachboden.

Ich gehe wieder die Treppe hinunter.

Statt zurück ins Wohnzimmer gehe ich nach links. Der Flur auf der linken Seite führt zur Küche, und gegenüber ist noch mal ein Wohnzimmer. Sofas und Polstersessel, kleine Tische und Lampen, noch ein Kamin und ein Regal voller Bücher, aber kein Max.

Ich gehe durchs Wohnzimmer und dann nach links in ein Esszimmer. Ein langer Tisch mit Stühlen. Ein Beistelltischchen mit weiteren Fotos und einem Tablett mit Flaschen. Ich wende mich wieder nach links und betrete die Küche. Jede Menge Küchensachen, aber kein Max.

Das Erdgeschoss besteht aus einem Wohnzimmer, einem weiteren Wohnzimmer, einem Esszimmer und einer Küche. Das ist alles. Nirgends ein Max.

Und keine Mrs Patterson.

Ich laufe noch mal durchs Haus, diesmal etwas schneller. Ich entdecke eine Toilette, die ich beim ersten

Mal nicht gesehen hatte, weil die Tür zu war und neben der Haustür ein Mantelschrank war.

Kein Max.

Dann entdecke ich die gesuchte Tür im Flur zur Küche.

Die Kellertür.

Mrs Patterson ist im Keller bei Max. Ich weiß es.

Ich passiere durch die Tür auf eine Treppe. Im Treppenhaus und in dem Raum am Fuß der Treppe brennt Licht. Der Raum am Fuß der Treppe ist mit Teppichboden ausgelegt und sieht aus wie ein weiteres Wohnzimmer. In der Zimmermitte befindet sich ein großer, grüner Tisch, ohne Stühle drum herum, über den ein kleines Netz gespannt ist. Sieht aus wie ein kleiner Tennisplatz. Wie ein Puppentennisplatz. Auch hier unten gibt es Sofas und Sessel und einen Fernseher, aber keinen Max.

Und keine Mrs Patterson.

Auf der gegenüberliegenden Seite ist eine offene Tür. Ich passiere durch in einen Raum, der wie ein normaler Keller aussieht. Der Boden ist aus Stein, und in der Ecke stehen große, schmutzige Maschinen. Die eine ist die Heizung für das Haus, die andere die Maschine mit den Wasserleitungen, aber welche welche ist, weiß ich nicht. Es gibt einen Tisch mit Hämmern und Sägen, darüber hängen Schraubenzieher an der Wand, und alles ist genauso ordentlich wie Mrs Pattersons Kleiderschrank und Rasen. Das ganze Haus ist ordentlich. Im ganzen Haus wirkte bloß die Wasserflasche am Kopfende des Bettes fehl am Platz.

Das ist alles. Hier unten gibt es keine Einbauschränke oder Treppen oder sonst irgendwas.

Kein Max. Und keine Mrs Patterson.

Sie ist mir wieder entkommen. In ihrem eigenen Haus.

Ich laufe nach oben in die Küche und rufe laut Max' Namen. Ich laufe in die Garage, um nachzusehen, ob Mrs Pattersons Auto noch dort steht. Da steht es. Der Motor macht dieses tickende Geräusch, das Autos manchmal machen, nachdem sie abgeschaltet wurden. Ihr Mantel hängt noch an dem Haken neben der Waschmaschine.

Vielleicht ist sie draußen. Bin ich bescheuert? Mir kann doch nicht jemand in seinem eigenen Haus entkommen. Trotzdem habe ich das Gefühl, dass ich jetzt gleich in Panik gerate. Irgendwas stimmt da nicht. Das weiß ich. Und wenn Mrs Patterson draußen ist, wo ist dann Max?

Ich halte mir die Hand vors Gesicht und betrachte sie eingehend, prüfe nach, ob ich durchgucken kann.

Sie ist noch ganz fest und stabil. Ich bin nicht am Verschwinden. Mit Max muss also alles okay sein. Irgendwo ist er, und alles ist okay mit ihm. Mrs Patterson weiß, wo Max ist, ich muss also bloß Mrs Patterson ausfindig machen, um Max endlich zu finden.

Ich gehe nach draußen, passiere durch die gläserne Schiebetür im Esszimmer und trete auf eine Veranda auf der Rückseite des Hauses. Treppenstufen führen auf ein kleines Rasenstück und zu einem anderen Treppchen und dem Teich hinunter. Es ist ein langer, schmaler Teich. Auf der anderen Seite kann ich Häuser ausmachen, und durch die Bäume sehe ich die Lichter von den anderen Häusern links und rechts von Mrs Pattersons Haus. Mrs Pattersons Nachbarn wohnen nicht sehr nah dran, trotzdem glaube ich nicht, dass sie Max nach draußen bringen würde.

Im Wasser am Fuß des Treppchens ist ein Steg, neben dem ein kleines Boot dümpelt. Ein Paddelboot. Als wir letzten Sommer in Boston waren, wollte ihn seine Mom zu einer Bootsfahrt überreden, aber Max wollte nicht. Er hätte beinahe blockiert, bis seine Mom endlich aufhörte, ihn zu bitten, es doch mal zu versuchen. Damals dachte ich wieder mal, bestimmt fängt sie gleich an zu weinen, denn all die anderen kleinen Jungen und Mädchen amüsierten sich mit ihren Eltern in den Booten, bloß Max wollte nicht.

Mrs Patterson ist nicht auf der Veranda. Es gibt einen Tisch mit Schirm und ein paar Stühle, aber keinen Max und keine Mrs Patterson.

Ich springe seitlich von der Veranda herunter und laufe ums Haus. Ich laufe und schaue und laufe rund ums Haus, bis ich wieder auf der Veranda bin und auf den Teich hinausstarre. Die Sonne steht so tief am Himmel, dass alle Schatten lang sind. Das Sonnenlicht lässt das Wasser glitzern.

Ich rufe Max' Namen so laut, wie ich noch nie im Leben etwas gerufen habe. Ich rufe wieder und immer wieder.

Die Vögel in den Bäumen antworten, aber nicht auf mein Rufen. Nur Max kann mich hören, und Max antwortet nicht.

Mir ist, als hätte ich meinen Freund noch einmal verloren.

34. Kapitel

Ich gehe zurück ins Haus. Bestimmt ist mir ein Zimmer, eine Kammer oder ein Schrank entgangen. Ich stehe im Esszimmer und rufe wieder Max' Namen. Meine Stimme hat kein Echo, weil die Welt sie nicht hören kann. Nur Max kann meine Stimme hören. Aber wenn die Welt meine Stimme hören könnte, würde er jetzt widerhallen. Wieder und wieder würde er ertönen. So laut schreie ich Max' Namen.

Ich gehe noch mal durchs Erdgeschoss, langsamer diesmal, in einem Bogen vom Esszimmer zur Küche zum Wohnzimmer und wieder zurück ins Esszimmer. Im Wohnzimmer mit dem Fernseher bleibe ich stehen und betrachte die Fotos in den Silberrahmen. Auf allen drei Bildern ist ein Baby zu sehen, ein kleiner Junge. Auf einem Bild krabbelt er, auf einem anderen steht er aufrecht und hält sich am Rand einer Badewanne fest. Auf allen drei Bildern lächelt er. Er hat braunes Haar, große Augen und ein rundes Gesicht.

Ich kann immer noch nicht recht glauben, dass Mrs Patterson ein Baby hat. Einen kleinen Jungen. Ich spreche es laut aus, damit es mir realer vorkommt. »Mrs Patterson hat ein Baby, einen kleinen Jungen.«

Ich sage es noch einmal, denn ich glaube es immer noch nicht.

Wo ist Mrs Pattersons Baby?, überlege ich. *In der Kinderkrippe?*

Dann fällt mir etwas ein. Vielleicht ist ihr Baby ja bei einer Nachbarin, während Mrs Patterson arbeitet. Vielleicht ist Mrs Patterson ins Nachbarhaus hinübergegangen, um ihr Baby zu holen.

Genau, jetzt weiß ich es. Mrs Patterson ist aus dem Haus gegangen, als ich oben war oder im Keller, hat aber nicht ihr Auto genommen. Sie ist ihr Baby holen gegangen, bei der Nachbarin oder vielleicht aus der Kinderkrippe ganz in der Nähe. Vielleicht holt sie ihr Baby jeden Tag ab und geht zu Fuß nach Hause, denn frische Luft ist gesund für Babys, und dann kann sie es fragen, ob es einen schönen Tag hatte, obwohl es nicht antworten kann, denn das machen Mütter so.

Jetzt bin ich erleichtert. Ich weiß zwar nicht, wo Max ist, aber wenn ich Mrs Patterson folge, werde ich ihn schon finden. Solange ich sie nicht verliere, ist alles gut. Vielleicht ist Max bei Mrs Pattersons Mann in einem anderen Haus. Vielleicht haben Mr und Mrs Patterson ein Ferienhaus in Vermont, so wie das, von dem Sadie McCormick immer gern erzählt, wenn ihr mal jemand zuhört, und vielleicht ist Max ja gerade dort. Weit weg von den Orten, an denen die Polizei ihn sucht.

Das wäre ganz schön schlau von Mrs Patterson.

Max so weit wegzuschaffen, dass ihn die Polizei nie würde finden können.

Weit weg von den Eltern, denen sie nicht traut, und der Schule, auf die er ihrer Meinung nach nicht gehen sollte.

Aber das ist okay. Wenn ich bei Mrs Patterson bleibe, wird sie mich irgendwann zu Max führen. Und auch wenn er in Vermont ist, werde ich ihn finden.

Ich schaue nach, was mit meiner Hand ist, halte sie mir vors Gesicht. Mir ist nicht wohl dabei, aber ich sage mir wieder, ich tue es ja wegen Max, obwohl mir klar ist, dass ich auch wegen mir selber nachschaue. Mehr sogar wegen mir selber. Meine Hand ist noch ganz fest und stabil. Alles in Ordnung. Ich verschwinde nicht. Und mit Max ist alles okay. Irgendwo ist Max, und alles ist okay.

Ich beschließe, das Haus noch einmal zu durchsuchen, während ich darauf warte, dass Mrs Patterson zurückkehrt. Ich komme mir vor wie der Polizist im Fernsehen, der nach Spuren sucht. Spuren, die mich zu Max führen.

In der Küche bemerke ich eine Kammer, die mir vorher nicht aufgefallen ist, und schaue hinein, obwohl ich weiß, dass Max nicht drin ist. Es wäre dumm, einen Jungen an so einem Ort zu verstecken, und außerdem hätte Max mein Rufen gehört, wenn er in dieser Kammer wäre. Es ist dunkel drin, aber im Düstern kann ich die Umrisse von Dosen und Schachteln erkennen. Es ist eine Speisekammer.

Ich entdecke weitere Bilder von Mrs Pattersons Sohn, auf beiden Kaminsimsen und auf den Tischchen im Wohnzimmer. Von Mr Patterson finde ich keine Bilder, was mir erst seltsam scheint, aber dann wird mir klar, dass Mr Patterson wahrscheinlich derjenige ist, der all die Bilder aufnimmt. Max' Dad macht es auch so. Auf vielen Fotos von Max ist er gar nicht drauf, weil er immer hinter der Kamera ist statt davor.

In Mrs Pattersons Haus ist nicht viel Zeug. Keine Stapel von Zeitschriften. Keine Schalen mit Obst. Keine Spielsachen auf dem Boden oder Körbe mit schmutziger Wäsche neben der Waschmaschine. Kein Geschirr im Spülbecken oder leere Kaffeetassen auf dem Küchentisch.

Das Haus erinnert mich an unser Haus, als Max' Eltern es verkaufen wollten. Da war Max im Kindergarten, und seine Eltern beschlossen, dass sie ein größeres Haus brauchten, falls Max mal ein Brüderchen oder Schwesterchen bekam, und darum stellten sie auf dem Rasen vorm Haus ein großes Schild auf, wie eine Art Preisschild, bloß ohne Preis, damit man wusste, dass das Haus zu verkaufen war. Und eine Dame namens Meg brachte immer wieder Fremde ins Haus, wenn keiner da war, damit die sich umsehen und entscheiden konnten, ob sie es kaufen wollten.

Max hasste den Gedanken ans Umziehen. Er hasst Veränderung, und ein Hauswechsel wäre ja eine Riesenveränderung. Weil er ein paar Mal blockierte, als er herauskriegte, dass Fremde ins Haus kamen, sagten seine Eltern ihm schließlich nichts mehr davon.

Ich glaube, dass wir deshalb nie umgezogen sind. Sie hatten Angst, Max könnte permanent blockieren, falls wir in ein neues Haus zögen.

Immer wenn Fremde kamen, um sich das Haus anzusehen, stopften Max' Eltern sämtliche Zeitungen und Zeitschriften in eine Küchenschublade und schmissen alle auf dem Boden verstreuten Kleider in einen Schrank. Sie machten auch ihr Bett, was sie sonst nie tun. Es sollte so aussehen, als würden perfekte Leute in dem Haus wohnen.

Und so sieht Mrs Pattersons Haus aus. Bereit für fremde Besucher. Ich glaube aber nicht, dass Mrs Patterson ihr Haus verkaufen will. Vermutlich ist sie einfach so.

Ich schaue noch mal im Obergeschoss und im Keller nach, auf der Suche nach Kammern, die ich beim ersten Mal nicht gesehen habe, oder nach Hinweisen, wo Max vielleicht sein könnte. Ich entdecke noch mehr Fotos von Mrs Pattersons Baby und im Flur oben eine Kammer. Max ist nicht drin.

Im Keller entdecke ich drei Schränke, aber die sind dunkel und staubig und zu klein für Max. Ich finde Kästen mit Nägeln, einen Haufen Ziegelsteine, Plastikbehälter voller Kleider und einen Rasenmäher, aber keine Mrs Patterson und keinen Max.

Okay. Jeden Moment wird Mrs Patterson durch die Haustür hereinkommen. Obwohl mir klar ist, dass Max nicht bei ihr sein wird, ist das schon okay. Es reicht mir schon, wenn ich Mrs Patterson finde. Sie wird mich zu Max führen.

Ich stehe im Esszimmer und schaue durch die gläserne Schiebetür auf den Teich hinaus, als ich endlich höre, wie die Tür aufgeht. Inzwischen tauchen die Schatten der Bäume in den Teich, und das orangegelbe Glitzern auf den Kräuselwellen ist beinahe verschwunden. Die Sonne steht so tief, dass heute nichts mehr glitzert. Ich drehe mich um und gehe in die Küche, auf den Flur zu, der zur Haustür führt, als ich plötzlich sehe, dass das, was ich aufgehen hörte, gar nicht die Eingangstür war.

Es war die Kellertür.

Gerade geht Mrs Patterson durch die Kellertür. Sie kommt durch die Kellertür in die Küche.

Ich war erst vor ein paar Minuten im Keller, habe in die Schränke geschaut und die Kästen mit Nägeln gefunden. Vor zwei Minuten war Mrs Patterson nicht im Keller, und jetzt tritt sie durch die Kellertür und macht sie hinter sich zu.

Ich habe mich noch nie so gefürchtet wie jetzt.

35. Kapitel

Mein erster Gedanke ist: Mrs Patterson ist eine imaginäre Freundin, und ich habe es nicht gemerkt. Vielleicht kann sie wie ich durch Türen passieren, kam irgendwie nach Hause und ging in den Keller, ohne dass ich sie gehört habe.

Mir ist sofort klar, dass das lächerlich ist.

Irgendwas muss aber besonders an ihr sein, denn irgendwie war sie im Keller, ohne dass ich sie gesehen habe. Vielleicht kann sie sich unsichtbar machen oder sich selber zum Schrumpfen bringen.

Mir ist klar, dass auch das lächerlich ist.

Ich schaue zu, wie sie den Kühlschrank aufmacht und Hähnchen herausholt. Sie stellt einen Topf auf den Herd und macht sich daran, das Hähnchen zu braten. Während es brutzelt, fängt sie an Reis zu kochen.

Hähnchen mit Reis. Max' Lieblingsessen. Max isst nicht viele Sachen, aber Hähnchen mit Reis isst er immer. Er mag Speisen, die keine leuchtenden Farben haben.

Ich will noch mal in den Keller und die Kammer oder Treppe finden, die mir offenbar entgangen ist. Vielleicht hat Mrs Patterson unter dem Keller noch einen

Keller. Vielleicht gibt es im Fußboden eine Tür, die ich nicht gesehen habe, weil ich normalerweise nicht nach Türen im Boden Ausschau halte.

Doch ich habe Angst, Mrs Patterson noch einmal zu verlassen. Ich werde warten. Sie macht gerade Abendessen für Max. Das weiß ich. Ich werde ihr folgen, wenn sie fertig ist.

Mrs Patterson richtet beim Kochen kein Durcheinander an. Als sie mit dem Schneidebrett fertig ist, wäscht sie es kurz ab und steckt es in die Spülmaschine. Nachdem sie den Reis in eine Glasschüssel geschüttet hat, stellt sie die Packung wieder in die Speisekammer. Max' Mom würde Mrs Patterson mögen, wenn die Max nicht verschleppt hätte. Die beiden haben es gerne ordentlich. Max' Mom sagt: »Während der Arbeit gleich saubermachen.« Max' Dad stapelt aber trotzdem das Geschirr ins Spülbecken und lässt es über Nacht dort stehen.

Mrs Patterson schiebt ein rotes Tablett auf die Anrichte. Obwohl es sauber aussieht, wischt sie es mit einem Papiertuch ab. Sie stellt zwei Pappteller, zwei Plastikgabeln und zwei Pappbecher auf das Tablett.

Max isst gern von Papptellern und trinkt gern aus Pappbechern, weil er weiß, dass die sauber sind. Anderen Leuten und Spülmaschinen traut Max nicht zu, seine Teller, Gabeln und Becher sauber zu kriegen. Max' Eltern lassen ihn nicht immer von Papp- und Plastikgeschirr essen, aber manchmal schon, vor allem, wenn Max' Mom will, dass er was Neues ausprobiert.

Doch woher weiß Mrs Patterson, dass Max Pappteller und Plastikgabeln mag? Sie war doch noch nie bei uns zum Abendessen! Da fällt mir ein, dass Mrs Patterson schon ein paar Tage mit Max zusammen ist. Sie hat erfahren, dass Max Geschirrspülern nicht traut.

Mrs Patterson verteilt Reis und Hähnchen auf zwei Teller, dann schenkt sie in beide Becher Apfelsaft ein.

Max' Lieblingsgetränk ist Apfelsaft.

Sie hebt das Tablett hoch und geht die Treppe hinunter in den Keller. Ich hinterher.

Am unteren Treppenabsatz wendet Mrs Patterson sich nach links in den Teil des Kellers mit dem Teppichboden, dem grünen Tisch mit dem Netz und dem Fernseher.

Irgendwo unter dem Teppich ist eine Tür. Das weiß ich. Vermutlich befindet sich Max direkt unter mir. In einem Keller unter dem Keller.

Dann geht Mrs Patterson quer durch den Raum an dem grünen Tisch vorbei zu einer Wand, an der ein Blumenbild hängt und wo oben drüber ein Regal verläuft. Ich rechne schon damit, dass sie sich vornüber beugt, um den Teppich wegzuziehen, doch stattdessen greift sie nach oben und schiebt ein Stückchen von dem Regal in die Wand. Es klickt, und ein Teil der Wand bewegt sich. Mrs Patterson schiebt es weiter, bis genug Platz ist, dass sie eintreten kann. Sie tut es, und eine Sekunde später gleitet die Wand wieder zurück, das Regal klickt wieder und ist eingerastet. Das Teilstück, wo sich die Geheimtür in der Wand befindet, ist unsichtbar. An der Wand ist eine Tapete, und die Stelle, wo ein winziger Zwischenraum zwischen Wand und Tür sein könnte, wird vom Tapetenmuster verdeckt. Getarnt. Obwohl ich weiß, dass dort die Tür ist, kann ich ihre Umrisse nicht mehr erkennen. Es ist eine supergeheime Tür.

Max ist hinter einer supergeheimen Tür.

Ich durchquere den Raum. Endlich werde ich Max sehen. Ich trete in die Tür, kann aber nicht durchpassieren. Ich stoße gegen die Tür und falle rückwärts zu Boden. Weil die Tür in der Wand unmöglich zu sehen ist, muss ich sie verfehlt haben. Ich trete nach links und versuche es noch mal, diesmal langsamer, falls ich sie wieder verfehle. Wieder stoße ich gegen die Wand. Ich versuche es noch drei Mal, stoße aber jedes Mal wieder gegen die Wand.

Hier ist zwar eine Tür, aber es ist wie bei den Aufzugtüren im Krankenhaus. Als Max mich ausgedacht hat, hat er sich nicht vorgestellt, dass supergeheime Türen, die wie Wände aussehen, ja eigentlich auch Türen sind, und darum kann ich nicht durchpassieren.

Max ist auf der anderen Seite dieser Tür, die keine Tür ist. Die einzige Möglichkeit für mich, dort hineinzugelangen, ist, wenn Mrs Patterson die Tür wieder aufmacht.

Ich muss warten.

Ich setze mich auf den grünen Tisch und starre die Wand an. Ich darf jetzt nicht beiseitetreten und auch nicht mit offenen Augen träumen. Wenn Mrs Patterson diese Tür aufmacht, gibt es gerade genug Platz, dass sie rausgehen kann, und das bedeutet, ich muss mich durch diesen Spalt quetschen, sobald sie weg ist. Wenn ich zu langsam bin, komme ich nicht durch.

Ich warte.

Ich starre das Blumenbild an und warte drauf, dass es sich bewegt. Ich versuche, nur an die Tür zu denken, die eine Wand ist, frage mich aber inzwischen auch, wie es wohl hinter der Wand sein mag. Es muss hinter der Wand einen Raum geben, und er muss groß genug sein, dass Mrs Patterson und Max dort miteinander zu Abend essen können. Doch er ist unter der Erde und hat keine Fenster und ist wahrscheinlich verriegelt, sodass Max sich ganz schön eingesperrt vorkommen muss. Und das bedeutet, dass er womöglich blockiert ist. Oder vielleicht war er blockiert, und die Blockade hat sich wieder gelöst.

Ich will Max sehen, sorge mich aber, wie er nach drei Tagen hinter einer Wand wohl aussieht. Auch wenn er nicht blockiert ist, geht es ihm sicher nicht gut.

Ich warte.

Endlich bewegt sich die Wand. Ich springe von der Tischkante und trete hinüber. Die Wand geht auf, und Mrs Patterson tritt durch die Öffnung. Nachdem sie durch ist, schaut sie hinter sich und gibt mir damit genügend Zeit, durch die Öffnung zu passieren.

Ich glaube, sie schaut zurück, um sich zu vergewissern, dass Max nicht versucht, ihr zu folgen, doch ich irre mich. Ein Blick in den Raum hinter der Wand, und ich weiß, dass ich mich irre.

Max versucht nicht zu fliehen.

Ich traue meinen Augen nicht.

36. Kapitel

Das grelle Licht blendet. Vielleicht ist es auch bloß, weil ich so lange in dem schwach erleuchteten Keller gestanden habe, als ich darauf wartete, dass die Wand sich bewegt. Das Zimmer ist aber viel heller, als ich mir einen unterirdischen Raum vorgestellt hätte.

Während meine Augen sich ans Licht gewöhnen, kann ich erkennen, dass das Zimmer ganz in Gelb, Grün, Rot und Blau gestrichen ist. Es erinnert mich an Mr Michauds Kindergartenraum, wo eine Riesenraupe über die weiße Tafel kroch und an allen Wänden Fingerfarbenbilder seiner Schüler hingen. Es erinnert mich an eine Schachtel Buntstifte. An die Schachteln mit bloß acht oder zehn Farben drin. Der ganze Raum ist eine Farbexplosion.

Da steht ein Bett in Form eines Rennautos, rot und golden angemalt, und aus dem Brett am Kopfende ragt sogar ein Lenkrad heraus. An der Kommode ist jede Schublade in einer anderen Farbe angemalt. Ganz hinten in der Ecke ist eine Tür, auf der in roter Krakelschrift das Wort *Jungs* steht. Ein Schreibtisch steht da mit einem Stapel Malpapier und einem noch höheren Stapel Millimeterpapier, Max' Lieblingspapiersorte.

Gut zum Zeichnen von Landkarten und Schlachtplänen. Modellflugzeuge hängen an Drähten von der Decke. Überall sind Spielzeugsoldaten, Panzer und Armeelaster. Heckenschützen auf einem Regalbrett über dem Bett. Auf einem Sitzsack eine Reihe Panzer. Kolonnen von Soldaten marschieren quer durch das Zimmer. Auf dem Bett ein Flugfeld mit Abwehrgeschützen auf den umliegenden Kissen. Da hat vor Kurzem ein Gefecht stattgefunden, wie ich an der Anordnung der Soldaten und Panzer feststelle.

Grün hat Grau besiegt, glaube ich. Sieht nicht so aus, als hätte Grau eine Chance gehabt.

Das Zimmer ist größer, als ich dachte. Viel größer. Überall verlaufen Eisenbahngleise, verschwinden unter dem Bett und kommen auf der anderen Seite wieder zum Vorschein. Eine Eisenbahn sehe ich nicht. Die parkt vermutlich unter dem Bett.

Dutzende, vielleicht sogar Hunderte von *Star-Wars*-Figuren stehen auf der Kommode, und auf einer Seite sind *Star-Wars*-Raumschiffe so angeordnet, wie Max es gern hat. Weil die X-Wing-Kampfjets zum Abheben eine Startbahn brauchen, sind davor keine anderen Raumschiffe abgestellt. Der Millennium Falcon kann direkt hochfliegen, ist also von TIE-Fighters und Twin-Pod Cloud Cars umstellt. Neben jedem Raumschiff stehen Sturmtruppen und Cloud-City-Truppen und warten, dass Max den Startbefehl erteilt.

Außer in einem Spielwarenladen habe ich noch nie so viele *Star-Wars*-Sachen auf einem Haufen gesehen. Max auch nicht. In seiner Klasse hat er wahrscheinlich die meisten *Star-Wars*-Sachen, aber gegen diese Sammlung hier sieht seine zu Hause direkt mickrig aus.

Es gibt genügend Sturmtruppen hier, um eine kleine Armee aufzubauen.

Es gibt *sechs X-Wing-Kampfjets*. Max hat zwei, und das ist auch schon eine Menge.

An der Wand gegenüber vom Bett hängt ein Fernseher, darunter sind DVDs gestapelt. Der Stapel ist fast so hoch, wie Max groß ist, und sieht so aus, als könnte er jeden Moment umfallen. Drei grüne Hubschrauber stehen darauf, mit Heckenschützen, die die Umgebung bewachen. Die DVD, auf der die Heckenschützen stehen, heißt *Starship Troopers*. Diesen Film liebt Max heiß und innig.

Auf dem Fußboden liegt ein Teppich. Er ist dunkelblau mit lauter Sternen, Planeten und Monden. Er ist neu und dick, und ich würde wie Max gern meine Zehen darin versenken. Aber meine Füße berühren nur die Vorstellung von einem Teppich, sinken also nicht darin ein, sondern bleiben obendrauf.

Neben dem Bett steht ein Kaugummiautomat.

Auf dem Bett liegt der blaue Rucksack aus Mrs Pattersons Auto. Er ist offen. Unter der Klappe kann ich Legosteine hervorlugen sehen.

Legosteine, damit Max auf dem Autorücksitz *beschäftigt* war! Um ihn abzulenken, bis sie ihn zu sich nach Hause gebracht hatte.

In der Mitte des Zimmers sind noch mehr Legosteine, Tausende von Legosteinen in Größen und Formen, die sogar ich noch nie gesehen habe. Große Legosteine und kleine Legosteine, mechanische Legosteine, die Sorte, die Batterien braucht und die Max am liebsten mag. Mehr als Max sich je erträumen könnte. Alles nach Größe und Form gestapelt, und mir ist sofort klar, dass Max die Häufchen gestapelt hat. Sie sehen nach Max aus. Aufgereiht wie die Soldaten auf dem Fußboden, alle im gleichen Abstand voneinander.

Und vor diesen Stapeln, wie ein Lego-General, mit dem Rücken zu mir, sitzt Max.

Ich habe ihn gefunden.

37. Kapitel

Ich kann es nicht fassen. Ich stehe im gleichen Raum wie Max. Ich warte noch kurz, bevor ich seinen Namen sage, und schaue ihn bloß an, so wie seine Mom ihn nachts anschaut, wenn er schläft, nach ihren verstohlenen Küssen. Ich habe eigentlich nie ganz begriffen, wieso sie ihn einfach so anschaut, aber jetzt begreife ich es.

Ich will überhaupt nie mehr aufhören, ihn anzuschauen.

Ich habe Max vermisst, wusste aber bis jetzt nicht, wie sehr. Jetzt weiß ich, wie es sich anfühlt, wenn man jemanden so sehr vermisst, dass man es gar nicht beschreiben kann. Um es zu beschreiben, müsste ich neue Wörter erfinden.

Schließlich sage ich seinen Namen. »Max«, sage ich. »Ich bin hier.«

Max schreit auf, lauter, als ich ihn je habe schreien hören.

Der Schrei dauert nicht lang. Bloß ein paar Sekunden. Doch ich bin sicher, gleich kommt Mrs Patterson hereingerannt, um zu sehen, was los ist. Dann wird mir klar, dass ich Mrs Patterson und Max ja nicht hören konnte, während ich auf der anderen Wandseite wartete. Und Max mich nicht hören konnte, als ich vorhin seinen Namen schrie.

Ich glaube, dieser Raum ist schalldicht.

Im Fernsehen gibt es ganz viele schalldichte Räume. Hauptsächlich in Spielfilmen, aber manchmal auch in Shows.

Max dreht sich nicht zu mir um, als er schreit, und das ist ein schlechtes Zeichen. Es bedeutet, dass er vielleicht gleich blockiert, dass er genau jetzt blockiert. Ich gehe zu Max hinüber, fasse ihn aber nicht an. Als sein Schrei leise verebbt, sage ich: »Max, ich bin hier.« Ich sage genau das, was ich gesagt hatte, bevor er anfing zu schreien, sage es leise und knapp. Während ich spreche, bewege ich mich, bis ich dann vor ihm stehe, zwischen uns seine Armee von Legosteinen. Ich sehe, dass er gerade ein U-Boot baut, und es sieht aus, als könnte sich der Propeller tatsächlich von selber bewegen, wenn es fertig ist.

»Max«, wiederhole ich. »Ich bin hier.«

Max schreit nicht mehr. Inzwischen atmet er heftig. Max' Mom nennt es hyperventilieren. Es hört sich an, als hätte er gerade einen Tausend-Meilen-Lauf hinter sich gebracht und schnappt jetzt nach Luft. Manchmal endet es damit, dass Max blockiert.

»Max«, sage ich wieder. »Ich bin hier. Es ist okay. Ich bin hier. Es ist okay.«

Max anzufassen wäre das Schlimmste, was ich machen könnte. Max anschreien wäre auch schlimm. Das wäre so, als würde man ihn in seine innere blockierte Welt stoßen. Stattdessen sage ich es immer wieder, ganz leise und knapp. Ich möchte ihn mit meiner Stimme erreichen. Das ist, als würde ich ihm ein Seil zuwerfen und ihn inständig bitten, sich dran festzuhalten. Manchmal funktioniert es, und ich kann ihn rausziehen, bevor er blockiert, und manchmal eben nicht. Doch es ist das Einzige, von dem ich weiß, dass es hilft.

Und es funktioniert.

Das merke ich.

Sein Atem wird langsamer, aber sein Atem würde auch langsamer werden, wenn er blockieren würde. An seinen Augen merke ich, dass er nicht blockiert ist. Die sehen mich. Seine Augen sehen meine Augen. Er verschwindet nicht. Er kommt wieder, kehrt zurück in die Welt. Als seine Augen mich anlächeln, weiß ich, dass er wieder da ist.

»Budo«, sagt er. Er klingt glücklich, und das macht mich glücklich.

»Max«, erwidere ich.

Plötzlich ist mir zumute wie Max' Mom. Ich will mich über die aufgestapelten Legosteine stürzen und Max um den Hals fallen und ihn ganz fest drücken. Aber ich darf nicht. Max ist wahrscheinlich froh, dass die Legohaufen uns trennen. So können seine Augen mich anlächeln, ohne dass er befürchten muss, ich würde ihn anfassen.

Max weiß, dass ich ihn normalerweise niemals anfassen würde, aber vielleicht denkt er, jetzt ist es anders. Wir waren ja noch nie drei Tage getrennt.

»Alles okay?«, frage ich und setze mich vor Max auf den Boden, zwischen uns immer noch die Legosteine.

»Ja«, sagt Max. »Du hast mich erschreckt. Ich hab nicht gedacht, dass ich dich noch mal sehe. Ich baue gerade ein U-Boot.«

»Ja«, sage ich. »Hab ich gesehen.«

Ich weiß nicht, was ich als Nächstes sagen soll. Ich überlege, was am besten wäre. Was Max retten könnte. Vielleicht sollte ich es raffiniert anstellen und herauskriegen, wie er gerade tickt, aber dann meine ich, ich sollte vielleicht einfach herauskriegen, was hier los ist. Das hier ist eine ernste Sache.

Das hier ist sogar noch ernster als die Sache mit Tommy Swinden.

Ich beschließe, es nicht raffiniert anzustellen. Ich beschließe, nicht *mit dem Teufel im bleichen Mondlicht zu tanzen.* Das sagt Mrs Gosk immer, wenn sie meint, ein Schüler lügt sie an. Dann sagt sie: »Du tanzt mit dem Teufel im bleichen Mondlicht, Mr Woods. Pass bloß auf.«

Ich tanze jetzt mit einem echten Teufel im bleichen Mondlicht und habe keine Zeit zu vergeuden.

»Max.« Ich bemühe mich, nach Mrs Gosk zu klingen. »Mrs Patterson ist böse, und wir müssen dich hier rauskriegen.«

»Sie ist nicht böse«, sagt Max.

»Sie hat dich verschleppt«, wende ich ein. »Sie hat dich reingelegt und dich aus der Schule verschleppt.«

»Mrs Patterson sagt, ich soll nicht zur Schule gehen. Sie sagt, in der Schule bin ich nicht sicher.«

»Das stimmt nicht«, sage ich.

»Doch.« Max klingt, als würde er gleich sauer. »Du weißt doch: Tommy Swinden bringt mich um, wenn ich in der Schule bleibe. Ella und Jennifer fassen mich dauernd an. Und mein Essen. Die anderen veräppeln mich. Mrs Patterson weiß das mit Tommy Swinden und den anderen, und sie sagt, die Schule ist nicht gut für mich.«

»Deine Eltern glauben, in der Schule bist du sicher. Und das sind schließlich deine Eltern.«

»Eltern wissen nicht immer am besten Bescheid. Sagt Mrs Patterson.«

»Max, du bist in einem Keller eingesperrt. Das ist böse. Bloß böse Menschen sperren Kinder im Keller ein. Wir müssen dich hier rauskriegen.«

Max' Stimme wird weicher. »Wenn ich zu Mrs Patterson sage, ich bin glücklich, dann ist sie auch glücklich.«

Ich verstehe nicht, was Max meint. Bevor ich ihn fragen kann, spricht er weiter.

»Wenn Mrs Patterson glücklich ist, dann fasst sie mich nicht an und tut mir nicht weh.«

»Hat Mrs Patterson das zu dir gesagt?«

»Nein. Aber das glaube ich«, sagt Max. »Ich glaube, wenn ich versuche abzuhauen, dann wird sie vielleicht richtig sauer.«

»Das glaube ich nicht, Max. Ich glaube nicht, dass sie dir wehtun will. Sie will dich bloß klauen.«

Aber während ich es sage, überlege ich, ob Max vielleicht recht hat. Max versteht Menschen nicht sehr gut, doch es gibt Situationen, wo er sie besser versteht als sonst jemand. Er begreift vielleicht nicht, dass es albern aussieht, wenn er mitten im Unterricht an den Fingern nuckelt, doch er war der Einzige, der gemerkt hat, dass Mrs Gosk an dem Tag, als ihre Mutter gestorben ist, traurig war. Max merkte es sofort, obwohl Mrs Gosk es sehr gut verstecken konnte, und die anderen Kinder merkten es erst am nächsten Tag, als sie es ihnen sagte. Also frage ich mich, ob er in Bezug auf Mrs Patterson ebenfalls recht hat. Vielleicht ist sie ein schlimmerer Teufel, als ich dachte.

»Willst du denn nicht weg?«, frage ich.

»Hier ist es gut«, erwidert Max. »So viele tolle Sachen. Und du bist auch hier. Versprichst du mir, dass du nie weggehst?«

»Ja, ich versprech's dir. Aber was ist mit Mom und Dad?«

Ich will noch mehr sagen. Ich will all die Dinge aufzählen, die Max vermissen wird, wenn er in diesem Zimmer eingesperrt bleibt, aber ich kann nicht. Mir wird klar, dass die Einzigen, die Max in seinem ganzen Leben vielleicht vermissen wird, seine Mom und sein Dad sind. Freunde hat er nicht. Seine Oma ist letztes Jahr gestorben, und seine andere Oma wohnt in Florida und sieht ihn nie. Seine Tanten und Onkel sind ihm gegenüber nervös und wortkarg. Seine Cousins gehen ihm aus dem Weg. Er hat bloß seine Eltern und seine Sachen und mich. Und seine Sachen sind ihm womöglich genauso wichtig wie seine Eltern. Es ist traurig, das zu sagen, aber es stimmt. Wenn Max zwischen Legosteinen und Armeesoldaten oder Mom und Dad wählen müsste, bin ich mir nicht sicher, wofür er sich entscheiden würde.

Ich glaube, das weiß Max' Mom auch. Sein Dad weiß es wohl auch, lügt sich aber was vor und behauptet, es stimmt nicht.

»Ich kann Mom und Dad aber doch wiedersehen«, sagt Max. »Hat Mrs Patterson gesagt. Irgendwann. Aber nicht jetzt. Sie sorgt für mich und beschützt mich und bewahrt mich vor der Schule. Sie sagt ›mein kleiner Kerl‹ zu mir.«

»Was ist mit ihrem Sohn?«, will ich wissen. »Hast du den kennengelernt?«

»Mrs Patterson hat keinen Sohn mehr. Der ist gestorben, hat sie gesagt.«

Ich sage nichts. Ich warte.

Max schaut auf sein U-Boot hinunter und sucht die passenden Teile für die unfertige Seite. Nach kurzer Pause fängt er wieder an: »Der ist gestorben, weil sein Daddy nicht gut genug auf ihn aufgepasst hat. Darum ist er gestorben.«

Ich überlege, ob ich fragen soll, wo Mr Patterson denn jetzt ist, tue es aber nicht. Wo auch immer Mr Patterson ist, hier ist er jedenfalls nicht. Er gehört hier nicht dazu. Das weiß ich inzwischen.

»Gefällt es dir hier?«, frage ich.

»Ist ein gutes Zimmer«, meint Max. »Viele tolle Sachen. Als ich herkam, war hier Chaos, aber Mrs Patterson hat gesagt, ich darf es ordnen. Die Legosteine waren alle durcheinander, und die *Star-Wars*-Sachen waren in der Spielzeugkiste, und alle Armeesoldaten waren noch in Schachteln verpackt, in Plastik und so. Und die DVDs da waren auch in einer Kiste. Jetzt ist alles richtig. Sie hat mir sogar ein Sparschwein und Pennies geschenkt, die sollte ich da reinstecken. Es waren so viele, dass sie fast nicht reingepasst hätten.«

Max deutet zum Tisch hinüber, wo in einer Ecke ein kleines Sparschwein aus Metall steht. Es hat dünne Metallbeine, Metallohren und eine Metallschnauze. Es ist matt angelaufen und alt.

»Das gehörte Mrs Patterson, als sie klein war«, scheint Max meine Gedanken zu lesen.

Ich finde es clever von Mrs Patterson, Max das Zimmer herrichten zu lassen. Ich wette, das hat ihm geholfen, den ersten Tag zu überstehen. Max kann erst aufhören, mit den Legosteinen zu spielen, wenn sie in die richtigen Stapel sortiert sind, und im Kindergarten sortierte er immer die Lego-Ecke, bevor er nach Hause ging, weil es ihn sonst die ganze Nacht geplagt hätte. Ich wette, Max war hier den ganzen Tag schwer beschäftigt, falls er nicht blockiert war.

»Max, wenn du Angst vor Mrs Patterson hast, dann ist es hier nicht gut für dich.«

»Solang sie zufrieden ist, habe ich keine Angst vor ihr. Und jetzt bist du ja hier. Jetzt geht's mir viel besser. Solang du da bist, ist alles gut. Ich habe zu Mrs Patterson gesagt, dass ich dich brauche, und sie meinte, vielleicht würdest du ja kommen. Und jetzt bist du da. Jetzt können wir doch einfach zusammen hierbleiben.«

Da wird es mir klar: Solange Max in diesem Zimmer bleibt, werde ich nie verschwinden.

Max' Eltern drängen ihn immer, er soll endlich groß werden, neue Leute kennenlernen, was Neues ausprobieren. Sein Dad möchte, dass Max nächstes Jahr in die Jugendsportmannschaft eintritt, und Max' Mom will wissen, ob er vielleicht Klavierspielen kann. Sie schicken ihn jeden Tag in die Schule, obwohl Max ihnen gesagt hat, Tommy Swinden würde ihn umbringen.

Darauf bin ich vorher noch gar nicht gekommen, aber Max' Eltern sind für mich die größte Gefahr.

Sie wollen, dass Max groß wird.

Mrs Patterson will das Gegenteil. Die will Max in diesem speziell für ihn hergerichteten Zimmer festhalten und sicher verwahren. Die wird keinen Lösegeldbrief schicken oder Max in winzige Stücke zerhacken. Die will ihn bloß hierbehalten, so als würde er ihr gehören. Eingesperrt und sicher verwahrt. Die ist ein

Teufel im bleichen Mondlicht, aber nicht wie im Film oder Fernsehen, sondern ein echter Teufel, und vielleicht sollte ich ja am Ende doch mit ihr tanzen.

Wenn Max hierbleibt, könnte ich so lange leben, wie Max lebt. Länger als je ein imaginärer Freund gelebt hat.

Wenn Max in diesem Zimmer bleibt, können wir vielleicht bis in alle Ewigkeit glücklich sein.

38. Kapitel

Max und ich spielen gerade mit den Armeesoldaten, als die Tür aufgeht und Mrs Patterson hereinkommt. Sie trägt ein rosafarbenes Nachthemd.

Ich werde ganz verlegen. Vor mir steht eine Lehrerin im Schlafgewand.

Max schaut sie überhaupt nicht an. Er hält den Kopf gesenkt und schaut wie gebannt auf den Haufen Armeesoldaten vor sich. Die sind gerade von einem sogenannten Marschflugkörper getroffen worden. Eigentlich bloß von einem Buntstift, den Max aus einem Plastikflugzeug fallen ließ, aber der jagte die Männchen in die Luft, die Max gerade so hübsch aufgereiht hatte.

»Hast du mit deinen Armeesoldaten gespielt?«, fragt Mrs Patterson. Sie klingt überrascht.

»Ja«, sagt Max. »Budo ist hier.«

»Ach, ja? Das freut mich aber für dich, Max.«

Sie scheint sich wirklich zu freuen. Vielleicht ist sie ja erleichtert, zu hören, dass Max einen Spielkameraden hat, auch wenn sie nicht glaubt, dass ich real bin. Vermutlich denkt sie, Max gewöhnt sich allmählich an sein neues Zimmer, und ich wäre deshalb wieder da.

Sie weiß nicht, wie schwer es für mich war, hierherzugelangen.

»Zeit zum Schlafengehen«, sagt Mrs Patterson. »Hast du schon Zähne geputzt?«

»Nein.« Max hält den Blick immer noch gesenkt. In seiner Hand ist ein grauer Heckenschütze, den er beim Sprechen hin und her dreht.

»Putzt du dir noch die Zähne?«

»Ja«, sagt Max.

»Möchtest du gern, dass ich dich ins Bett bringe?«

»Nein.« Max sagt es schnell. Er beantwortet ihre Frage schnell, obwohl es bloß das Wort *Nein* ist.

»Na gut, in einer Viertelstunde musst du aber im Bett sein mit Licht aus.«

»Ja«, sagt Max.

»Also dann, gute Nacht, Max.«

Als sie die letzten drei Wörter sagt, klingt ihre Stimme höher, so als würde sie darauf warten, dass er was sagt. Sie wartet darauf, dass er »Gute Nacht« erwidert und damit das kleine Gutenachtritual beendet. Eine Weile steht sie an der Tür und wartet auf Max' Antwort.

Max starrt auf seinen Heckenschützen und sagt nichts.

Als sie merkt, dass Max nicht antworten wird, fällt ihr Gesicht zusammen. Augen, Wangen und Kopf, alles fällt, und für einen kurzen Moment tut Mrs Patterson mir irgendwie leid. Sie hat Max zwar geklaut, wehtun wird sie ihm aber bestimmt nicht. In diesem winzigen Augenblick von Traurigkeit erkenne ich es ganz sicher.

Sie liebt Max.

Mir ist klar, dass man einen kleinen Jungen nicht so einfach seinen Eltern wegnehmen kann, weil man seinen eigenen kleinen Jungen verloren hat, und wahrscheinlich ist sie ja doch ein Teufel und ein Monster. Aber in diesem Bruchteil einer Sekunde sieht sie eher nach einer traurigen Frau aus als nach einem Monster. Sie dachte sich wohl, Max würde sie glücklich machen, aber das hat er bisher nicht getan.

Schließlich geht sie, macht ohne ein weiteres Wort die Tür hinter sich zu.

»Kommt sie wieder, um dich zu kontrollieren?«, frage ich.

»Nein.«

»Na, dann können wir doch die ganze Nacht spielen!«

»Ich weiß nicht«, sagt Max. »Die spitzelt nicht durch die Tür, aber ich glaube, sie würde es trotzdem irgendwie mitkriegen.«

Max geht zu der Tür mit der Aufschrift *Jungs* hinüber und macht sie auf. Auf der anderen Seite der Tür ist ein Badezimmer. Er nimmt eine Zahnbürste vom Waschbecken, drückt etwas Zahnpasta drauf und fängt an zu bürsten.

»Woher wusste die, dass sie dir Crest-Kinder-Zahngel besorgen soll?«, will ich wissen. Max benutzt keine andere Zahnpasta.

»Gar nicht.« Er bürstet weiter. »Hab ich ihr gesagt.«

Ich könnte wegen der Zahnpasta weiter nachhaken, tue es aber nicht. Entweder hatte Max gleich am ersten Abend blockiert, als er Colgate oder Crest Cool Mint benutzen sollte (was einmal vorkam, als Max' Dad den Versuch machte, die Zahnpasta zu wechseln), oder sie hatte ihn vorher gefragt, welche Zahnpasta er haben wollte.

Wahrscheinlich hat sie ihn gefragt. Obwohl Mrs Patterson jede einzelne Kleinigkeit in Max' Leben verändert hat, ist ihr ja auch klar, dass jede Veränderung für Max ein Problem bedeutet. Max' Dad begreift es, versucht aber trotzdem dauernd was zu ändern, auch wenn er weiß, dass Max dann blockiert. Seine Mom begreift es zwar auch, will die Dinge aber langsam verändern, damit Max es nicht merkt. Max' Dad verändert einfach was, wie zum Beispiel die Zahnpasta.

»Ganz nett hier«, sage ich, während Max in den Schlafanzug schlüpft. Es ist ein Schlafanzug mit Tarnmuster. Nicht der Schlafanzug, den er normalerweise trägt, aber ich merke, dass er ihm sehr gefällt. Als er ihn fertig angezogen hat, geht er ins Bad, um sich im Spiegel anzuschauen.

»Ist ja recht nett hier«, wiederhole ich.

Max antwortet nicht.

Ich muss immer wieder daran denken, wie Max den Armeesoldaten in der Hand herumgedreht hat, als Mrs Patterson mit ihm redete, und wie er sie dabei gar nicht anschauen wollte. Max sagte, es sei doch ein gutes Zimmer und wir könnten einfach zusammen hierbleiben. Ich glaube ihm, aber hinter diesen Worten verstecken sich wohl noch andere, die Max nicht sagt.

Max hat Angst. Max ist traurig.

Einesteils will ich vergessen, wie er diesen Armeesoldaten angestarrt hat, will ein paar Tage oder einen Monat oder sogar ein ganzes Jahr abwarten, denn mit der Zeit wird Max dieses neue Zimmer mögen und Mrs Patterson vielleicht sogar auch. Einesteils will ich ja glauben, dass es Max dann gut gehen wird, wie er ja sagte, denn das bedeutet, dass ich für immer existiere.

Aber andernteils will ich Max jetzt gleich retten, bevor es zu spät ist. Bevor etwas passiert, was ich noch nicht absehen kann. Dieser andere Teil von mir denkt, dass ich seine einzige Chance bin und bald etwas tun muss.

Jetzt.

Und zwischen den beiden Teilen von mir stehe ich, blockiert wie Max. Ich will uns beide retten, weiß aber nicht, ob ich das kann.

Ich weiß nicht, wie viel von Max ich verlieren darf, um mich selber zu retten.

39. Kapitel

Endlich ist Max eingeschlafen.

Nach dem Zähneputzen hat er das Licht ausgemacht und ist ins Bett geklettert. Ich habe mich neben sein Bett gesetzt und gewartet, bis er die Kissen richtig angeordnet hat. Genau wie zu Hause.

Bloß dass es hier im Zimmer neun Nachtlämpchen gibt, sechs mehr als in Max' Schlafzimmer zu Hause. Es ist also nicht besonders dunkel.

Ich wartete darauf, dass Max was sagte, aber er lag bloß da und starrte an die Decke. Ich fragte ihn, ob er reden wollte, weil wir normalerweise immer reden, bevor er einschläft, aber er schüttelte bloß den Kopf. Nach einem Weilchen flüsterte er: »Gute Nacht, Budo.«

Das war alles.

Dann dauerte es noch lange, bis er einschlief.

Und seitdem sitze ich hier und überlege, was ich machen soll. Ich lausche seinem Atem. Er wirft sich ein bisschen herum, wacht aber nicht auf. Wenn ich die Augen zumache und ihm einfach bloß zuhöre, ist es fast so, als wären wir wieder zu Hause.

Wenn wir zu Hause wären, würde ich jetzt im Wohnzimmer sitzen und mit Max' Eltern Fernsehen gucken.

Ich vermisse sie bereits.

Ich fühle mich in diesem Zimmer gefangen.

Ich bin in diesem Zimmer gefangen. Ich bin ein Gefangener, genau wie Max. Ich starre die Tür an und frage mich, wie ich Max denn jemals retten soll, wenn ich nicht mal selber fliehen kann.

Auf einmal weiß ich, was zu tun ist.

Ich stehe auf und gehe an die Tür. Ich mache drei Schritte in die Tür, trete durch sie hindurch und stehe gleich darauf in dem Teil des Kellers mit dem kleinen Tennistisch und der Treppe. Weil es in diesem Zimmer kein Nachtlämpchen gibt, ist es stockfinster.

Durch die Tür auf Max' Wandseite bin ich passiert, weil die wie eine Tür aussieht. Max hat sogar »Tür« dazu gesagt. Er hatte behauptet, Mrs Patterson würde nicht durch die Tür spitzeln, was bedeutet, dass es für Max eine Tür ist, und wenn es eine Tür ist, kann ich durchpassieren. Es ist seine Vorstellung von einer Tür.

Aber die supergeheime Tür auf dieser Wandseite ist in Max' Vorstellung keine Tür, ich kann also nicht durchpassieren. In Max' Vorstellung ist es eine Wand. Nur zur Probe drehe ich mich um und gehe wieder auf die Wand zu. Es ist dunkel, und ich stoße sogar noch heftiger dagegen als erwartet.

Ich hatte recht. Auf dieser Seite ist es bloß eine Wand.

Das ist vielleicht keine gute Idee gewesen. Wenn Max aufwacht, kann ich nicht zurück in das Zimmer, um ihm mitzuteilen, dass ich noch da bin. Ich werde nicht mal erfahren, ob er wach ist. Ich habe Max wieder allein gelassen, und er wird es merken. Ich habe wieder einen großen Fehler gemacht.

Ich mache kehrt und taste mich an der Wand entlang, bis ich die Treppe erreiche. Langsam steige ich die Stufen hoch, halte mich dabei am Geländer fest und passiere am Treppenabsatz oben durch die Tür in den Flur zwischen Küche und Wohnzimmer. Mrs Patterson steht in der Küche. Auf dem Küchentisch stehen Suppendosen und Käsemakkaroni-Packungen. Mrs Patterson stellt die Dosen und Packungen in einen großen Pappkarton.

Das sind zwei von Max' Lieblingsspeisen.

Auf dem Tisch sind vier weitere Pappkartons gestapelt. Die Deckel sind zu, sodass ich nicht sehen kann, was drin ist. Erst denke ich, diese Kartons sind wichtig, aber dann weiß ich: Sind sie nicht. Ich suche nach Hinweisen, wie ich Max retten kann, aber es gibt keine. Max ist in einem geheimen Kellerraum eingesperrt, und niemand weiß, dass er hier ist. Das ist nicht rätselhaft, das ist einfach nur schlimm.

Mrs Patterson macht den Deckel zu und stellt den Karton zu den anderen. Sie geht zur Spüle hinüber, um sich die Hände zu waschen. Dabei summt sie.

Als sie fertig ist, geht sie an mir vorbei in Richtung Obergeschoss. Ich hinterher. Was anderes kann ich nicht machen. Das Haus verlassen kann ich ja nicht. Obwohl mich das Geheimzimmer nicht zurückhalten konnte, sitze ich in diesem Haus fest. Ich weiß nicht, wo ich bin und wo alles andere ist. Hier gibt es keine Tankstellen, Polizeistationen oder Krankenhäuser zu besuchen. Hier ist Max. Ohne Max kann ich nicht weg. Ich habe ihm versprochen, dass ich nie weggehen würde, obwohl ich allmählich glaube, dass ich muss, wenn ich ihn retten will.

Auf dem Boden in Mrs Pattersons Schlafzimmer stehen Pappkartons, die vorher noch nicht da waren. Mrs Patterson öffnet ihre Kommode und fängt an, von dort Kleider in die Pappkartons zu packen. Sie nimmt aber nicht alle, sondern sucht welche aus. Jetzt glaube ich, die Pappkartons könnten vielleicht doch ein Hinweis sein. Lebensmittel in einen Pappkarton zu packen, ist zwar nicht normal, aber nicht so merkwürdig, wie Kleider in einen Pappkarton zu packen.

Nachdem sie fünf Kartons mit Kleidung und Schuhen und einem Bademantel gefüllt hat, bringt sie die Kartons nach unten und stellt sie zu dem Stapel auf den Tisch. Dann geht sie wieder nach oben und putzt sich die Zähne. Sie macht sich zum Schlafengehen fertig, denke ich und gehe. Obwohl sie so eine Schurkin ist, finde ich es nicht richtig, ihr dabei zuzuschauen, wie sie ihre Zähne mit Zahnseide reinigt und sich das Gesicht wäscht.

Ich gehe ins Extrazimmer und setze mich auf einen Stuhl, um nachzudenken. Ich brauche einen Plan.

Ich wünschte, Graham wäre hier.

40. Kapitel

Ich höre Max' Stimme. Er ruft meinen Namen. Ich stehe auf und laufe auf den Flur. Ich bin ganz durcheinander. Seine Stimme kommt nicht aus dem Keller, sondern aus Mrs Pattersons Schlafzimmer. Ich mache kehrt und renne den Gang entlang, passiere durch die Tür. Die Sonne blitzt durch Mrs Pattersons Schlafzimmerfenster. Ich schaue direkt hinein und bin für einen kurzen Augenblick geblendet. Ich mache die Augen zu und sehe orangegelbe Flecken vorbeitreiben. Ich höre Max immer noch meinen Namen rufen. Der Ton kommt aus diesem Zimmer, klingt aber auch weit entfernt, wie unter einer Decke oder in einen Schrank eingesperrt. Ich mache die Augen auf und sehe Mrs Patterson. Sie sitzt aufrecht im Bett und mustert ihr Telefon. Bloß dass es gar kein Telefon ist. Es ist größer als ein Telefon und klobiger. Es hat einen Bildschirm, auf den Mrs Patterson jetzt starrt. Aus dem Ding, das kein Telefon ist, kommt Max' Stimme.

Ich gehe auf die andere Bettseite hinüber, setze mich neben Mrs Patterson und schaue ihr über die Schulter, um mir das Ding anzusehen, das kein Telefon ist. Auf dem kleinen Bildschirm ist Max zu sehen. Obwohl der schwarz, weiß und grau ist, kann ich Max erkennen. Auch er sitzt aufrecht im Bett, und er schreit laut meinen Namen.

Er klingt so verängstigt.

Mrs Patterson und ich stehen gleichzeitig auf, sie auf einer, ich auf der anderen Bettseite. Sie schlüpft in ein Paar Hausschuhe und geht aus dem Zimmer.

Ich hinterher.

Sie geht schnurstracks in den Keller. Ich bin direkt hinter ihr. Aus dem Ding, das kein Telefon ist, kann ich Max durch die Wand schreien hören. Seltsam. Er ist direkt hinter dieser Wand, aber ich kann keinen Mucks hören, obwohl ich weiß, dass er schreit.

Mrs Patterson öffnet die Geheimtür und tritt hindurch. Max' Schreie erfüllen den Raum.

Ich stehe hinter Mrs Patterson. Ich will nicht, dass Max mich sieht und mich anspricht. Er schreit meinen Namen, aber das ist okay. Ich will nicht, dass er sagt: »Budo! Da bist du ja wieder! Wo warst du? Wieso warst du bei Mrs Patterson?«

Dann erfährt Mrs Patterson nämlich, dass ich außerhalb von dem Geheimzimmer war und ihr nachspioniert habe.

Ich weiß ja, dass es nicht so kommt, denn Mrs Patterson glaubt nicht daran, dass ich real bin, doch das vergesse ich in den ersten paar Sekunden, als ich jetzt wieder im Zimmer bin. Man vergisst leicht, dass die Leute nicht glauben, man existiert.

Als ich eintrete, habe ich erst ziemlich Angst. Angst, von Mrs Patterson ertappt zu werden. Mrs Patterson ist ein schlechter Mensch, und ich will nicht, dass sie auf mich sauer ist, auch wenn sie nicht an mich glaubt.

»Max, ist ja gut«, sagt Mrs Patterson. Sie kommt auf sein Bett zu, bleibt aber ein paar Schritte davor stehen, was klug ist. Max zu nahe zu kommen, wenn er sich aufregt, ist etwas, was die Leute meistens tun wollen, aber nie tun sollten. Mrs Patterson ist ganz schön schlau.

Sie ist wirklich der Teufel im bleichen Mondlicht.

»Budo!«, schreit Max wieder.

Es klingt hundertmal schlimmer als im wirklichen Leben. Es ist das Schlimmste, was ich je gehört habe. Ich komme mir vor wie der schlechteste Freund der Welt. Als ich hinter Mrs Patterson hervortrete, überlege ich, wie ich es heute bloß über mich bringe, Max allein zu lassen.

»Ich bin hier, Max«, sage ich.

»Ich bin sicher, er kommt wieder«, sagt Mrs Patterson so unmittelbar nach mir, dass ich schon glaube, sie kann mich hören.

»Budo!«, schreit Max wieder, aber diesmal ist es ein glücklicher Schrei. Er sieht mich.

»Guten Morgen, Max«, sage ich. »Tut mir leid. Ich war draußen vor dem Zimmer blockiert.«

»Blockiert?«, fragt Max.

»Was ist blockiert?«, will Mrs Patterson wissen.

»Budo war blockiert«, sagt Max. »Richtig?« Während er es sagt, schaut er mich an.

»Ja«, sage ich. »Das erzähl ich dir, wenn wir allein sind.«

Eins habe ich nämlich gelernt: dass es für Max zu kompliziert ist, gleichzeitig mit mir und mit anderen Menschwesen zu sprechen. Also versuche ich es möglichst zu vermeiden.

»Ich bin sicher, Budo kann die Blockade selber lösen«, sagt Mrs Patterson. »Keine Angst.«

»Hat er schon«, sagt Max.

»Ah, gut.« Mrs Patterson klingt, als hätte sie gerade tief Luft geholt, nachdem sie lange unter Wasser war. »Da bin ich aber froh, dass er wieder da ist.«

»Okay«, sagt Max. Hört sich nach einer komischen Antwort an, aber Max weiß nie, was er sagen soll, wenn ihm die Leute sagen, wie ihnen zumute ist. Meistens sagt er gar nichts und wartet einfach, dass die anderen was sagen. Aber *okay* ist seine Standardantwort.

»Kannst du dich anziehen?«, fragt Mrs Patterson. »Ich habe noch nicht mal angefangen, dir Frühstück zu machen.«

»Ja«, sagt Max.

»Okay«, sagt Mrs Patterson.

Sie steht wieder neben der Tür und wartet. Ich bin mir nicht sicher, ob sie darauf wartet, dass Max etwas sagt, oder ob sie überlegt, was sie noch sagen soll. Jedenfalls sieht sie traurig aus. Max nimmt nicht mal Notiz von ihr. Er hat schon wieder einen X-Wing-Fighter in der Hand und drückt auf den Knopf, damit die Flügel sich ausbreiten.

Mrs Patterson seufzt, dann geht sie.

Als die Tür mit einem Klicken zufällt, schaut Max von seinem Spielzeug hoch. »Wo warst du?«, fragt er.

Ich weiß, dass er sauer ist, weil er mich dabei anschaut, obwohl er ein *Star-Wars*-Spielzeug in der Hand hat.

»Ich bin gestern Abend rausgegangen, konnte dann aber nicht wieder rein.«

»Wieso nicht?«, will Max wissen. Sein Blick liegt wieder auf dem X-Wing-Kampfjet.

»Auf dieser Seite ist es eine Tür, aber auf der anderen Seite eine Wand«, antworte ich.

Max sagt nichts. Das bedeutet entweder, er versteht, was ich gesagt habe, oder meine Antwort ist ihm schon wieder egal. Normalerweise weiß ich, welches von beiden es ist, diesmal aber nicht.

Er legt den X-Wing-Kampfjet auf sein Kopfkissen und steigt aus dem Bett. Dann geht er zum Bad und macht die Tür auf. Er dreht sich um und mustert mich wieder.

»Versprich mir, dass du mich nie mehr allein lässt«, sagt er.

Ich verspreche es, obwohl ich weiß, dass ich ihn schon sehr bald verlassen werde.

41. Kapitel

Ich überlege, ob ich Max vielleicht gar nichts davon sage, dass ich weggehe. Ich glaube, es ist leichter für ihn, wenn ich mich einfach verdrücke. Dann wird mir klar, dass das *für mich* leichter wäre. Nicht für Max.

Ich fürchte aber, dass Max dann so wütend auf mich wird, dass er anfängt, nicht mehr an mich zu glauben.

Wenn ich bloß wüsste, was ich machen soll.

Ich dachte mir, Max wäre für immer hier eingesperrt und ich hätte Zeit, alles genau auszuknobeln. Einen Plan auszuhecken. Aber jetzt fürchte ich, dass Max vielleicht nicht für immer hier eingesperrt ist und mir jetzt von vornherein gar nicht genug Zeit bleibt, ihm zu helfen.

Insgeheim hatte ich gehofft, Max würde es hier ganz toll finden und wir könnten hier vielleicht für immer bleiben. Ich weiß, dass es schlimm wäre, wenn ich Max nicht helfen würde, aber ich weiß auch, dass es schlimm wäre, wenn ich aufhören würde zu existieren. Löwen fressen Giraffen, um zu überleben, obwohl die Giraffen den Löwen gar nichts getan haben, und niemand nimmt es den Löwen übel. Weil Existieren so wichtig ist. Es ist das Allerwichtigste. Ich weiß, dass ich Max helfen soll, und ich will Max ja auch helfen und will die richtige Entscheidung treffen, aber ich will auch existieren.

Das ist eine Menge Stoff zum Nachdenken, und jetzt fürchte ich, dass ich zum Nachdenken gar keine Zeit mehr habe.

Max hat fertig gefrühstückt und spielt jetzt auf der Playstation. Er steuert ein Auto um die Autorennbahn. Ich schaue ihm beim Spielen zu, denn Max mag es, wenn ich ihm bei seinen Videospielen zuschaue. Er redet nicht mit mir und fragt mich nichts. Ich soll ihm einfach bloß zuschauen.

Die Tür schwingt auf, und Mrs Patterson betritt das Zimmer. Sie trägt ihre Schulkleidung und Parfüm. Ich kann sie riechen, bevor ich sie sehe.

Nicht alle imaginären Freunde können riechen, aber ich schon.

Sie riecht nach alten Blumen und trägt graue Hosen, eine rosa Bluse und ein Jackett. In der Hand hat sie eine *Transformers*-Lunchbox.

»Max«, sagt sie. »Ich muss jetzt zur Arbeit.«

Sie spricht so, als würde sie ihre Stimme ins Wasser tauchen, um zu sehen, wie kalt es ist. Langsam und vorsichtig.

Max antwortet nicht. Für seine Eltern ist es schwer, eine Antwort aus ihm herauszukriegen, wenn er ein Videospiel spielt, ich bin mir also nicht sicher, ob er Mrs Patterson absichtlich ignoriert.

»Ich habe dir dein Mittagessen in die Box gepackt«, sagt sie. »Suppe in deine Thermoskanne und dazu Joghurt und eine Orange. Ich weiß, es macht bestimmt keinen Spaß, jeden Tag das Gleiche zu essen, aber ich kann dir ja nichts geben, an dem du dich womöglich verschluckst, wenn ich nicht hier bin.«

Sie wartet darauf, dass Max etwas sagt, aber der steuert bloß weiter sein elektronisches Auto um die Bildschirmbahn.

»Aber keine Sorge«, sagt sie. »Bald sind wir dann den ganzen Tag zusammen. Okay?«

Max ist immer noch stumm. Starrt unverwandt auf den Bildschirm.

»Du wirst mir heute fehlen, Max«, sagt Mrs Patterson, und es klingt, als wollte sie mit ihrer Stimme nach ihm greifen, so wie ich es manchmal mache. Sie wirft ihm ein Seil zu, aber ich weiß schon, dass er nicht danach greifen wird. Er ist mit Videospielen beschäftigt. Alles andere ist unwichtig.

»Du fehlst mir jeden Tag, Max«, sagt sie. »Und du sollst auch wissen: Alles was ich tue, tue ich für dich. Bald wird alles viel besser. Okay?«

Jetzt will ich aber, dass Max antwortet. Ich will, dass er Mrs Patterson fragt, von was sie da redet. Wie wird sich alles ändern? Wann wird es sich ändern? Was hat sie vor?

Stattdessen blickt er unverwandt auf den Bildschirm, während sein Auto um die Rennstrecke rast.

»Also, dann, Max. Bis bald.«

Sie will sagen, ich liebe dich. Das weiß ich. Ich kann diese drei Wörter an ihren Lippen hängen sehen. Und ich glaube ihr, dass sie Max liebt. Dass sie ihn sehr liebt. Wieder tut mir Mrs Patterson leid. Sie hat Max geklaut, und obwohl sie behauptet, es ist nur zu seinem Besten, weiß ich, dass sie einfach wieder einen kleinen Jungen haben will. Und der kleine Junge, den sie geklaut hat, redet bloß ein ganz kleines bisschen mehr als ihr toter kleiner Junge.

Mrs Patterson geht aus dem Zimmer und macht die Tür hinter sich zu. Als die Tür mit einem Klicken zufällt, blickt Max auf. Er starrt für einen Augenblick die Tür an, dann kehrt sein Blick zu seinem Spiel zurück.

Ich warte an der Tür, schaue Max bei seinem Spiel zu. Ich zähle bis hundert. Ich öffne den Mund zum Sprechen und zähle dann noch einmal bis hundert.

Als ich mit dem zweiten Mal fertig bin, sage ich etwas.

»Ich gehe auch weg, Max.«

»Was?« Max schaut von seinem Spiel auf.

Das ist jetzt nicht leicht, weil ich Max etwas Wichtiges sagen und es ihm begreiflich machen muss, aber keine große Zeit dafür habe. Wenn ich das Zimmer verlassen hätte, bevor Mrs Patterson durch die Tür gegangen ist, hätte sie Max in ihrem Ding, das kein Telefon ist, schreien gehört und wäre wieder reingekommen. Vielleicht auch von der Arbeit zu Hause geblieben. Für mich ist es wichtig, dass sie jetzt in die Garage geht, obwohl ich unmöglich wissen kann, ob sie es tatsächlich tut. Ich vermute es einfach mal. Allerdings habe ich zweimal bis hundert gezählt, sie hatte also genug Zeit, zum Auto zu gelangen. Wahrscheinlich zu viel Zeit. Womöglich bin ich schon zu spät dran.

»Ich geh jetzt, Max«, sage ich. »Aber bloß bis heute Abend. Ich fahre mit Mrs Patterson in die Schule, damit ich nach Mrs Gosk schauen und sehen kann, ob mit deinen Eltern alles okay ist. Nach der Schule komme ich mit ihr dann wieder hierher.«

»Ich will auch mit«, sagt Max.

Damit habe ich nicht gerechnet. Ich weiß nicht, was ich sagen soll. Ich stehe mit offenem Mund verdattert da, bis ich endlich wieder Worte finde.

»Ich weiß«, sage ich. »Ich kriege dich aber nicht aus diesem Zimmer raus. Du kannst nicht durch die Tür passieren wie ich.«

»Ich will aber mit!«, ruft Max. »Ich will zu Mrs Gosk und Mommy und Daddy! Ich will zu Mommy und Daddy!«

Max nennt seine Eltern nie *Mommy* und *Daddy*. Als ich ihn das sagen höre, denke ich: Ich kann dieses Zimmer nie verlassen. Ich kann Max nie wieder verlassen, denn das wäre zu traurig und zu gemein.

»Ich finde bestimmt eine Möglichkeit, wie ich dich aus diesem Zimmer rauskriege«, sage ich zu Max.

Damit will ich ihn beruhigen, aber während die Worte aus meinem Mund kommen, ist mir klar, dass ich ja gar keine Zeit brauche, um zu entscheiden, was zu tun ist. Ich bin kein Löwe, und Max ist keine Giraffe. Ich bin Budo, und Max ist mein Freund, und es gibt die ganze Zeit nur eins zu tun, was richtig ist. Es bedeutet nicht, dass ich aufhören muss zu existieren, aber es bedeutet, dass ich aufhören muss, nur an meine Existenz zu denken.

Das bedeutet, dass ich jetzt gehen muss.

»Max, ich gehe. Aber ich komme wieder. Und ich sorge dafür, dass du Mom und Dad bald wiedersiehst. Versprochen.«

Das ist das zweite Versprechen, das ich Max heute früh gegeben habe. Und ich bin drauf und dran, das erste zu brechen.

Max schreit, als ich mich zur Tür wende. »Nein, nein, nein, nein!«, ruft er.

Wenn ich gehe, wird Max blockieren.

Wenn ich durch die Tür passiere, werde ich erst wieder in dieses Zimmer zurückkönnen, wenn Mrs Patterson sie nach der Schule wieder aufmacht.

Ich passiere trotzdem durch die Tür, wohl wissend, dass der einfache Weg nicht immer der richtige ist.

Ich bitte jemanden, von dem ich weiß, dass er nicht zuhört, mir zu verzeihen, dass ich mein Versprechen Max gegenüber gebrochen und meinen Freund zurückgelassen habe.

Als ich in den Keller trete, kommen die Geräusche wieder. Max' stiller Raum liegt hinter mir, und hier ist das Summen der Heizung, das Zischen und Tropfen von Wasser in den Rohren zu hören. Ich weiß, dass Max schreit. Wahrscheinlich trommelt er direkt hinter mir an die Tür, aber ich kann ihn nicht hören. Zum Glück. Die Vorstellung, wie er hinter der Wand gerade blockiert, erfüllt mich mit Trauer und Schuldgefühlen. Es in Wirklichkeit zu hören, wäre noch schlimmer.

Oben knallt eine Tür. Plötzlich fällt mir wieder ein, was ich tun muss. Ich renne quer durch den Raum und dann die Treppe hoch ins Erdgeschoss. Im Flur drehe ich mich um und werfe einen Blick in die Küche. Die Pappkartons, die gestern Abend noch auf dem Tisch gestapelt waren, sind weg. Keine Spur von Mrs Patterson.

Dann höre ich, wie ein Motor angelassen wird, gefolgt vom rasselnden Geräusch beim Öffnen des Garagentors.

Ich überlege, ob ich schnell in die Garage rennen soll, sehe aber ein, dass es dafür zu spät ist. Ich steuere nach rechts auf die Haustür zu. Ich passiere durch und trete hinaus, falle dabei vom Treppenabsatz, von dem ich gar nicht wusste, dass es ihn gibt. Ich stürze zu Boden und pralle auf den steinernen Fußweg, der rings ums Haus verläuft und auf die Garageneinfahrt zuführt. Ich rapple mich hoch und renne los, noch bevor ich ganz aufrecht bin. Ich renne um die Ecke zur Vorderseite des Hauses und sehe die Einfahrt, die sich bis zur Straße hinunter erstreckt. Mrs Pattersons Auto ist schon fast ganz unten. Sie hat vorwärts ausgeparkt und somit keine Zeit verloren.

Ich werde es nicht rechtzeitig bis zum Auto schaffen. Es ist schon zu weit entfernt. Max hat sich nicht vorgestellt, dass ich dermaßen schnell rennen könnte. Er hat sich nicht vorgestellt, dass ich dermaßen schnell rennen müsste.

Ich renne trotzdem. Ich will mir nicht vorstellen, den Tag in Mrs Pattersons Haus verbringen zu müssen, im Bewusstsein, dass Max hinter einer Wand gefangen ist und ich nicht zu ihm kann. So schnell es geht, renne ich den Hügel hinunter, bis ich auf halber Höhe die Garagenzufahrt erreiche. Ich renne so schnell, dass ich fast hinfalle, halb laufe, halb stolpere und Mrs Patterson trotzdem nicht einhole.

Dann sehe ich es. Ein Wagen kommt die Straße entlang. Gleich fährt der grüne Wagen an Mrs Pattersons Zufahrt vorbei. Mrs Patterson wird langsamer fahren und vielleicht sogar anhalten müssen, um ihn vorbeizulassen.

Ich habe noch eine Chance.

Und als ich schon denke, ich schaffe es, wird aus dem Laufen ein Stolpern, und ich stürze kopfüber aufs

Pflaster. Ich halte mir die Arme an die Ohren, um meinen Kopf zu schützen, rolle mich irgendwie weg, stütze mich auf und laufe gleich weiter, immer noch außer Kontrolle, aber in die richtige Richtung, auf das untere Stück der Einfahrt und Mrs Pattersons Auto zu. Mit gespreizten Füßen und ausgestreckten Armen versuche ich, Gleichgewicht zu halten, bin aber immerhin aufrecht und komme voran.

Ihr Auto ist unten an der Auffahrt stehen geblieben, und der grüne Wagen fährt vorbei. Ich biege von der Auffahrt ab aufs Gras. Ich werde nicht rechtzeitig unten ankommen, erreiche das Auto aber vielleicht, wenn es gerade auf die Straße fährt. Ich wende mich in Richtung der äußersten Ecke, wo die Rasenfläche an eine Steinmauer und eine Baumreihe stößt. So schnell ich kann, laufe ich dorthin, während Mrs Pattersons Auto schon beschleunigt und abbiegt. Wenn ich jetzt nicht springe, schaffe ich es nicht. Ich erreiche die Rasenkante, wo das Pflaster anfängt, mache die Augen zu, springe auf Mrs Pattersons Auto zu und rechne schon damit, am Kotflügel oder Rad abzuprallen.

Stattdessen spüre ich das fast lautlose Zischen, das jedes Mal ertönt, wenn ich durch eine Tür passiere, und liege gleich darauf ziemlich zerknautscht und nach Luft schnappend hinten im Auto auf dem Boden.

Ich kann Mrs Patterson hören. Sie singt.

Es ist ein Lied über Hämmern am Morgen und Hämmern am Abend.

Eigentlich hört es sich nach einem fröhlichen Lied an, aber bei Mrs Patterson klingt es irgendwie gruselig.

42. Kapitel

Zweimal singt Mrs Patterson das Hammer-Lied, dann schaltet sie das Radio ein. Sie hört Nachrichten. Ich spitze die Ohren, um zu horchen, ob es von Max etwas Neues gibt. Gibt es nicht.

Ich frage mich, ob sie auch nach Nachrichten von Max horcht.

Wir fahren jetzt schon ziemlich lange auf einer Autobahn, was seltsam ist, weil Mrs Patterson doch so nahe bei der Schule wohnt. Unsere Fahrt gestern Abend von der Schule bis zu ihrem Haus dauerte weniger als eine Viertelstunde, und ich kann mich nicht erinnern, dass wir da auf einer Autobahn gefahren sind.

Die Uhr am Armaturenbrett zeigt 7.36 an. Das erste Läuten ist um halb neun, wir haben also noch viel Zeit, aber diese Autobahnfahrt macht mich ganz nervös.

Wohin fahren wir?

Ich versuche, nicht an Max zu denken. Ich versuche, mir nicht mehr auszumalen, wie er hinter dieser Wand eingesperrt ist, ganz allein. Ich versuche, seine Stimme nicht zu hören, die nach mir schreit. Ich ermahne mich, auf die Straße zu achten, zu versuchen, die grünen Schilder zu lesen und Mrs Pattersons Verhalten zu beobachten, doch meine Fantasie stellt sich immer wieder vor, wie Max schreit und weint und um Hilfe rufend an die Wände trommelt.

»Ich helfe ja«, will ich Max sagen, aber auch wenn ich es könnte, würde er mir sicher nicht glauben. Es ist schwer zu helfen, wenn man dazu sein Versprechen brechen und seinen Freund hinter einer Wand allein lassen muss.

Ich höre ein Dröhnen über dem Kopf und weiß, dass es ein Flugzeug ist. Noch nie habe ich ein Flugzeug so tief fliegen hören, aber ich habe sie im Fernsehen gesehen und gehört und weiß, dass das da über unseren Köpfen ein großer Flieger ist. Ein Jumbojet.

Ich schaue aus dem Fenster nach oben. Ich will das Flugzeug sehen, aber es gelingt mir nicht. Auf einem grünen Schild über der Straße steht *Willkommen am Internationalen Flughafen von Bradley*. Auf dem Schild stehen auch noch andere Wörter, aber um sie alle zu lesen, bin ich nicht schnell genug. Ich freue mich ja schon, dass ich das Wort *International* lesen konnte, das ist nämlich kein leichtes Wort. Ich schaue nach vorn und erkenne niedrige Gebäude, hohe Parkhäuser, Busse und Autos und überall viele Schilder. In dem Flughafen war ich zwar noch nie, habe aber damit gerechnet, Flugzeuge zu sehen. Ich sehe gar keins. Hören kann ich sie, sehe aber kein einziges.

Mrs Patterson biegt von der Hauptstraße ab und fährt runter um eine Kurve bis an eine Schranke. Sie hält vor einer Maschine an, rollt ihre Scheibe herunter und streckt die Hand aus, um auf einen Knopf zu drücken. Auf einem Schild an der Maschine steht *Langzeitparken.* Ich weiß nicht, was *Langzeitparken* bedeutet, frage mich aber jetzt, ob ich schon wieder einen Fehler gemacht habe. Will Mrs Patterson etwa irgendwohin fliegen? Befürchtet sie, dass die Polizei drauf und dran ist, Max zu finden?

Im Fernsehen habe ich schon mal gesehen, wie Leute am Flughafen verhaftet wurden. Es sind immer Schurken, die das Land verlassen wollen. Ich weiß nicht, wieso die Polizei das Land nicht einfach auch verlässt und die Schurken im neuen Land verhaftet, aber vielleicht hat Mrs Patterson genau das vor. Vielleicht weiß sie, dass Mrs Gosk oder der Polizeichef das Rätsel gelöst haben und wissen, wer Max verschleppt hat, und muss jetzt fliehen, sonst landet sie im Gefängnis.

Die Maschine macht ein Summgeräusch und spuckt dann ein Ticket aus. Mrs Patterson fährt auf den mit Autos vollgestellten Parkplatz. Es sind bestimmt Hunderte, und neben dem Parkplatz ist auch noch eine Parkgarage, die ebenfalls voll ist.

Wir fahren die Reihen auf und ab. Wir fahren an freien Lücken vorbei, in denen Mrs Patterson aber nicht parken will. Sie fährt so, als hätte sie schon einen Platz im Sinn und würde gar keinen suchen.

Schließlich wird sie langsamer und stellt das Auto in eine Parklücke. Sie steigt aus. Ich steige auch aus. Ich bin so weit weg von zu Hause, dass ich mich jetzt nicht verirren darf. Wo Mrs Patterson hingeht, da gehe ich auch hin.

Sie öffnet den Kofferraum. Die Kartons, die auf dem Küchentisch gestapelt waren, sind darin aufgetürmt. Sie hebt einen Karton aus dem Kofferraum, dreht sich um und geht über den Durchweg auf die andere Seite des Parkplatzes, an drei Autos vorbei und bleibt dann an einem Van stehen. Einem riesigen Van. Eigentlich einem Bus. Es ist so eins von diesen Häusern auf Rädern. So eine Haus-Bus-Kombi. Mrs Patterson greift in ihre Jackentasche und holt einen Schlüssel hervor. Sie steckt den Schlüssel in eine Tür und schließt auf. Es ist so eine Tür wie die an Max' Schulbus. Normal groß. Mrs Patterson steigt drei Stufen hinauf und wendet sich nach links in die Haus-Bus-Kombi.

Ich hinterher.

Innen drin, direkt hinter dem Fahrersitz, ist ein Wohnzimmer mit Couch, Polstersessel und einem Tisch, der am Fußboden befestigt ist, damit er nicht herumrutscht. An der Wand hängt ein Fernseher und über der Couch ein Klappbett. Mrs Patterson stellt den Karton auf die Couch, macht kehrt und geht wieder hinaus. Ich folge ihr zurück zum Auto und schaue zu, wie sie einen zweiten Karton herausholt und ihn zum Bus bringt. Sie stellt ihn neben den ersten und wendet sich wieder zum Gehen. Diesmal folge ich ihr nicht, sondern bleibe da. Sie muss noch die restlichen Kartons herüberbringen, und ich will mir den Rest des Busses noch mal genau ansehen.

Ich gehe am Wohnzimmer vorbei in einen schmalen Gang. Rechts von mir ist eine geschlossene Tür und links eine kleine Küche. Dort gibt es ein Spülbecken, einen Herd, eine Mikrowelle und einen Kühlschrank. Ich passiere durch die Tür rechts davon und stehe in einem winzigen Bad mit Waschbecken und Toilette.

Ein Bus mit einem Klo drin!

Wenn Max' Schulbus ein Klo hätte, bräuchte er sich nie wieder Sorgen über Bonus-Stinkerchen zu machen.

Ehrlich gesagt, ich glaube nicht, dass Max in einem

Schulbus Stinkerchen machen könnte, auch wenn der eine Toilette hätte.

Ich trete durch die Tür zurück in den schmalen Flur. Am anderen Ende ist noch eine geschlossene Tür. Als ich mich umschaue, sehe ich, wie Mrs Patterson wieder zwei Kartons auf der Couch ablädt. Insgesamt sind es inzwischen vier. Noch zwei oder drei Mal, und sie ist fertig.

Ich trete durch die Tür am anderen Ende des Flurs. Als ich die Augen aufmache, läuft mir der erste Schauer meines Lebens den Rücken herunter. Diesen Ausdruck habe ich schon mal gehört, ihn bisher aber nie verstanden.

Ich kann nicht glauben, was ich da sehe.

Ich stehe in einem Schlafzimmer.

Es ist genau das gleiche Schlafzimmer wie das, in dem Max gerade eingesperrt ist.

Es ist zwar kleiner, es gibt weniger Lampen, und jede Seite des Busses hat zwei ovale Fenster mit Vorhängen, aber die Wände haben die gleiche Farbe wie in Max' Zimmer in Mrs Pattersons Keller, und das Bett ist das gleiche Rennauto-Bett mit den gleichen Laken, den gleichen Kissen und den gleichen Decken. Auf dem Fußboden der gleiche Teppich. Und der ganze Raum voll mit Legosteinen und *Star-Wars*-Spielzeug und Armeesoldaten. Es sind genauso viele wie in Max' Zimmer im Keller. Vielleicht mehr. An der Wand ist ein Fernseher angebracht und noch so eine Playstation und ein Gestell mit DVDs wie in dem Zimmer in Mrs Pattersons Keller. Sogar die DVDs sind die gleichen.

Das ist noch ein Zimmer für Max. Ein Zimmer, das sich bewegen kann.

Ich höre, wie Mrs Patterson wieder einen Karton auf die Couch fallen lässt. Ich wende mich zum Gehen. Ob sie diesen Bus fahren wird oder ihr Auto oder ob sie ein Flugzeug nimmt, keine Ahnung, aber ich muss unbedingt bei ihr bleiben. Von dem Flughafen hier würde ich nie nach Hause finden.

Während ich wieder durch die Tür passiere, bemerke ich, dass ein Schloss daran ist. Ein Vorhängeschloss mit Riegel.

Wieder läuft mir ein Schauer über den Rücken. Der zweite in meinem Leben.

Mrs Patterson bringt die letzten zwei Kartons aus ihrem Auto in den Bus herüber, dann tritt sie heraus. Ich hinterher. Sie macht die Tür zu und schließt ab. Dann geht sie zu ihrem Auto zurück, steigt ein und lässt den Motor an. Ich setze mich wieder auf meinen Platz auf dem Rücksitz. Sie fährt aus der Parklücke und singt wieder den Hammer-Song, während sie sich zwischen den Reihen hindurch zu den Schranken am anderen Ende des Parkplatzes schlängelt.

Sie fährt an ein Schalterhäuschen heran und gibt dem Mann dort drin ihr Ticket.

»Falscher Parkplatz?«, fragt er mit einem Blick auf ihr Ticket.

»Nein«, erwidert Mrs Patterson. »Ich sollte für meine Schwester nach ihrem Wagen schauen und ihr eine Jacke dort lassen. Ich glaube, das mit der Jacke war bloß, damit sie sich nicht so komisch vorkommt, mich nach ihrem Wagen schauen zu lassen. Sie hat eine kleine Zwangsneurose.«

Der Mann in dem Häuschen lacht.

Mrs Patterson ist eine gute Lügnerin. Wie eine

Schauspielerin in einer Fernsehsendung. Sie spielt eine Figur anstatt sie selbst zu sein. Sie tut, als wäre sie eine Frau mit einer Schwester, die eine Zwangsneurose hat. Das macht sie gut. Sogar ich würde ihr glauben, wenn ich nicht wüsste, dass sie Max geklaut hat.

Mrs Patterson gibt dem Mann im Häuschen Geld, und die Schranke vor ihrem Auto hebt sich. Während wir davonfahren, winkt sie dem Mann zu.

Die Uhr am Armaturenbrett zeigt 7.55.

Ich hoffe, wir sind auf dem Weg zur Schule.

43. Kapitel

Max' Platz ist immer noch leer. Wieder ist er heute der einzige fehlende Schüler, und dadurch sieht sein Platz noch leerer aus. Seit ich gestern weggegangen bin, hat sich nichts verändert. Es kommt mir vor, als wäre es schon tausend Jahre her. Der Polizist sitzt immer noch neben der Eingangstür. Mrs Gosk spielt immer noch Mrs Gosk. Und Max' Platz ist immer noch leer.

Ich würde mich ja dorthin setzen, wenn ich könnte, aber der Stuhl ist rangeschoben, sodass mir kein Platz zum Sitzen bleibt. Stattdessen setze ich mich ganz hinten auf einen Stuhl und lausche Mrs Gosk, die etwas vom Bruchrechnen erzählt. Auch ohne ihren Schwung ist sie immer noch die beste Lehrerin der Welt. Sie kann die Kinder auch bei so langweiligem Lernstoff wie Zähler und Nenner zum Schmunzeln und sogar zum Lachen bringen.

Ich frage mich, ob Mrs Patterson Max verschleppt hätte, wenn Mrs Gosk ihre Lehrerin gewesen wäre.

Glaube ich nicht.

Mrs Gosk könnte wahrscheinlich sogar Tommy Swinden irgendwann in einen netten Jungen verwandeln.

Als Mrs Patterson ins Lernzentrum gegangen ist, bin ich hierhergekommen, in Mrs Gosks Klassenzimmer, um ihr ein Weilchen beim Unterrichten zuzuhören. Es geht mir einfach nicht aus dem Sinn, dass ich Max allein gelassen habe, aber wenn ich Mrs Gosk zuhöre, würde ich mich besser fühlen, hoffte ich.

Tue ich auch. Ein bisschen.

Als die Kinder zur Pause rausgehen, folge ich Mrs Gosk ins Lehrerzimmer. Wenn ich wissen will, was los ist, werde ich es hier herauskriegen. Jeden Tag geht Mrs Gosk mit Miss Daggerty und Mrs Sera mittagessen, und da reden sie immer über gute Sachen.

Es gibt auf der Welt zwei Sorten von Lehrern und Lehrerinnen: solche, die Schule bloß spielen, und solche, die Schule unterrichten, und Miss Daggerty und Mrs Sera und besonders Mrs Gosk gehören zu der Sorte, die Schule unterrichten. Sie reden in ganz normalem Ton mit den Kindern und sagen Sachen, die sie auch bei sich zu Hause in ihrem eigenen Wohnzimmer sagen würden. Das Anschlagbrett ist bei ihnen immer ein bisschen zerrupft, das Pult immer ein bisschen unaufgeräumt und ihre Klassenbibliothek immer ein bisschen ungeordnet, doch die Kinder lieben sie, weil sie in echtem Ton über echte Sachen reden und immer die Wahrheit sagen. Deshalb liebt Max Mrs Gosk. Sie spielt sich nie als Lehrerin auf. Sie ist einfach sie selbst, und dadurch wird Max ein bisschen entspannt. Da gibt es nichts Kompliziertes auszuknobeln.

Sogar Max merkt es, ob eine Lehrerin Schule bloß spielt. Lehrerinnen, die Schule spielen, kriegen Kinder nur schlecht dazu, dass sie sich betragen. Die mögen Mädchen und Jungs, die still auf ihrem Platz sitzen, aufpassen und nie Gummigeschosse quer durchs Zimmer schleudern. Die wollen, dass alle Mädchen und Jungs genau so sind, wie sie in der Schule mal waren, hübsch ordentlich, perfekt und niedlich. Lehrerinnen, die Schule spielen, haben keine Ahnung, was sie mit Kindern wie Max oder Tommy Swinden anfangen sollen oder mit Annie Brinker, die mal extra mit Absicht auf Mrs Wilsons Pult gekotzt hat. Die verstehen Kinder wie Max nicht, weil sie lieber ihre Puppen unterrichten würden als echte Kinder. Die benutzen Abziehbildchen, Bienchen und Fleißkärtchen, damit die Kinder sich gut betragen, aber das ganze Zeug funktioniert einfach nicht.

Mrs Gosk und Miss Daggerty und Mrs Sera lieben solche Kinder wie Max und Annie und sogar Tommy Swinden. Sie kriegen Kinder dazu, dass sie sich gut betragen wollen, und scheuen sich auch nicht, den Kindern zu sagen, wenn sie mal nerven. Und deshalb setzt man sich zu Mittag am besten zu solchen Lehrerinnen.

Mrs Gosk isst etwas, das sich Sardinenbrötchen nennt. Ich weiß zwar nicht, was *Sardine* ist, glaube aber kaum, dass es schmeckt. Miss Daggerty rümpft die Nase, als Mrs Gosk ihr sagt, was sie da isst.

»Hat die Polizei noch mal mit dir gesprochen?«, erkundigt sich Miss Daggerty. Sie senkt beim Sprechen ein wenig die Stimme.

Es sind noch sechs andere Lehrerinnen im Zimmer. Ein paar gehören zu denen, die Schule bloß spielen.

»Nein«, sagt Mrs Gosk, ohne die Stimme zu senken. »Die sollten aber ihre verdammte Arbeit machen und Max endlich finden.«

Ich habe schon viele Lehrerinnen weinen sehen, sogar Lehrer, aber besonders Lehrerinnen. Mrs Gosk aber noch nie. Zwar weint sie jetzt auch nicht, aber als sie sprach, klang sie so wütend, als würde sie gleich anfangen. Keine traurigen Tränen, sondern Wuttränen.

»Es muss einer von den Eltern sein«, sagt Miss Daggerty. »Oder jemand aus der Verwandtschaft. Kinder verschwinden doch nicht einfach so.«

»Unglaublich, dass es jetzt schon … wie viele Tage sind es jetzt?«, sagt Mrs Sera.

»Fünf«, sagt Mrs Gosk. »Verdammt noch mal, fünf Tage.«

»Karen habe ich heute noch gar nicht gesehen«, meint Mrs Sera.

Karen ist Mrs Palmers Vorname. Lehrerinnen, die Schule bloß spielen, nennen sie Mrs Palmer, aber Lehrerinnen wie Mrs Sera nennen sie einfach Karen.

»Die hat sich schon den ganzen Vormittag in ihrem Büro verschanzt«, sagt Miss Daggerty.

»Ich hoffe, sie tut was, um Max zu finden und versteckt sich nicht bloß«, meint Mrs Sera.

»Sie sollte Himmel und Hölle in Bewegung setzen, um ihn zu finden.« Mrs Gosk hat Tränen in den Augen. Ihre Wangen sind rot. Sie steht auf und lässt ihr Sardinenbrötchen liegen. Als sie geht, wird es still im Raum.

Ich gehe auch.

Mrs Patterson hat um zwei eine Besprechung mit Mrs Palmer. Das weiß ich, denn als sie heute in die Schule kam und gleich Mrs Palmer sprechen wollte, sagte die Sekretärin, Mrs Palmer hätte bis zwei zu tun. »Na gut«, sagte Mrs Patterson daraufhin, aber auf eine Art, die sagt: Es ist gar nicht gut.

Bei der Besprechung möchte ich dabei sein.

Bis dahin habe ich noch eine Stunde, und Mrs Gosks Schüler sind im Turnunterricht. Weil Mrs Gosk an ihrem Pult sitzt und Arbeiten korrigiert, gehe ich in Mrs Kropps Klasse hinüber, um Puppy zu besuchen. Ich habe ihn fünf Tage nicht gesehen, und in der Welt der imaginären Freunde ist das viel.

Für viele imaginäre Freunde ist es ein ganzes Leben.

Puppy liegt zusammengerollt neben Piper. Piper liest ein Buch. Ihr Mund bewegt sich, ohne dass sie die Wörter sagt. Erstklässler lesen oft so. Max hat früher auch so gelesen.

»Puppy«, sage ich.

Zuerst flüstere ich immer. Das ist so eine Angewohnheit. Nicht meine Angewohnheit, sondern die von allen anderen, also mache ich es auch. Dann merke ich, wie albern es ist, in einem Raum zu flüstern, wo bloß ein anderer mich hören kann, und spreche mit normaler Stimme.

»Puppy! Ich bin's, Budo.«

Puppy rührt sich nicht.

»Puppy!«, rufe ich, und diesmal springt er auf und schaut um sich.

»Du hast mich erschreckt«, sagt er, als er mich auf der anderen Zimmerseite entdeckt.

»Du schläfst auch?«, frage ich.

»Klar. Wieso?«

»Graham sagte mir mal, sie würde schlafen, aber ich schlafe nie.«

»Wirklich?« Puppy kommt zu mir auf die andere Seite herüber.

Die Kinder lesen still, und mit vier Kindern liest Mrs

Kropp an einem Nebentisch. Es sind zwar bloß Erstklässler, aber alle lesen, ohne herumzualbern oder aus dem Fenster zu gucken, denn auch Mrs Kropp gehört nicht zu denen, die Schule bloß spielen. Sie unterrichtet.

»Ja«, sage ich. »Ich schlafe nie. Ich weiß nicht mal, wie das geht.«

»Ich schlafe mehr als ich wach bin«, meint Puppy.

Ich überlege, ob ich einschlafen könnte, wenn ich wollte. Ich fühle mich nie müde, aber wenn ich mich auf ein Kissen lege und die Augen lange genug zumache, würde ich vielleicht einschlafen. Dann wiederum frage ich mich, ob das viele Schlafen einen vielleicht leichter vergessen lässt, wie schnell unsereins aufhören kann zu existieren.

Für einen kurzen Augenblick beneide ich Puppy fast.

»Hast du über Max was erfahren?«, will ich wissen.

»Ist er denn wieder da?«, fragt Puppy.

»Nein, erinnerst du dich? Er wurde geklaut.«

»Weiß ich. Aber ich dachte, vielleicht ist er wieder da.«

»Hast du nichts darüber erfahren?«

»Nein«, sagt Puppy. »Hast du ihn gefunden?«

»Ich muss jetzt gehen«, erwidere ich.

Das stimmt nicht, doch ich habe vergessen, wie nervig es ist, mit Puppy zu reden. Der ist nicht nur dumm, sondern meint auch noch, die ganze Welt ist so wie in diesen Bilderbüchern, die Mrs Kropp ihren Erstklässlern vorliest. Die Bücher, in denen jeder seine Lektion bekommt und nie jemand stirbt. Puppy meint, die Welt ist ein einziges großes Happy End. Ich weiß, dass es nicht seine Schuld ist, aber trotzdem nervt es mich. Ich kann nichts dafür.

Ich wende mich zum Gehen.

»Vielleicht weiß Wooly es«, sagt Puppy.

»Wooly?«

»Ja. Wooly.«

Weil Puppy keine Hände hat, deutet er mit dem Kopf in Richtung Garderobe. Dort steht an die Wand gelehnt ein Papierpuppenmann, der mir etwa bis zur Taille reicht. Erst denke ich, es ist so ein Körperumriss, den Max im Kindergarten nicht machen wollte, wo die Kinder sich auf große Papierbahnen legen und einander gegenseitig mit dem Stift nachzeichnen sollten.

Als Max' Lehrerin ihn nachzeichnen wollte, blockierte Max.

Aber als ich näher hinschaue, stelle ich fest, dass die Augen des Papierpuppenmanns zwinkern. Dann nickt er mit dem Kopf nach links und nach rechts, als wollte er Hallo sagen, ohne die Hände zu benutzen.

»Wooly?«, frage ich Puppy wieder.

»Ja. Wooly.«

»Wie lang ist der denn schon hier?«

»Keine Ahnung«, sagt Puppy. »Ein Weilchen.«

Ich gehe zur Garderobe hinüber, wo Wooly immer noch aussieht, als würde er an der Wand hängen.

»Hallo«, sage ich. »Ich heiße Budo.«

»Ich heiße Wooly«, sagt der Papierpuppenmann.

Er hat zwei Arme und zwei Beine, aber nicht viel Körper, und sieht aus, als wäre er ganz eilig ausgeschnitten worden. *Ganz eilig ausgedacht*, verbessere ich mich. Seine Ränder sind gezackt und unregelmäßig, und überall am Körper hat er Knitterfalten, als wäre er schon x-mal auf x verschiedene Arten gefaltet worden.

»Wie lang bist du schon hier?«, erkundige ich mich.

»Hier drin?«, fragt er. »Oder auf der ganzen weiten Welt?«

Ich lächle. Er klingt jetzt schon schlauer als Puppy.

»Welt«, sage ich.

»Seit letztem Jahr«, sagt Wooly. »Am Ende vom Vorschuljahr. Ich komme aber nicht oft in die Schule. Kayla hat mich sonst immer zu Hause oder zusammengefaltet in ihrem Rucksack gelassen, aber seit ein paar Tagen nimmt sie mich immer mit raus. Seit einem Monat vielleicht.«

»Welche ist Kayla?«, will ich wissen.

Wooly streckt den Arm aus, um hinzudeuten, aber dabei faltet sich sein ganzer Körper um und gleitet, das Gesicht nach unten, mit lautem Papiergeraschel zu Boden.

»Alles okay?« Ich weiß nicht so recht, was ich machen soll.

»Ja«, sagt Wooly und klappt sich mit Armen und Beinen so auf den Rücken, dass er zu mir hochschauen kann. »Das kommt oft vor.«

Er lächelt. Er hat keinen richtigen Mund wie ich, bloß einen Strich, der auf- und zugeht und die Form verändert. Aber die Ecken sind nach oben gebogen, daher weiß ich, dass es ein Lächeln ist.

Ich lächle zurück. »Kannst du aufstehen?«, frage ich.

»Klar.«

Ich schaue zu, wie Wooly seinen Körper wie eine Raupe in der Mitte hoch- und wieder runterbiegt und sich rückwärts gegen die Wand schiebt, bis er sie mit dem Kopf berührt. Dann biegt er seine Körpermitte wieder und schiebt sich mit dem Kopf gegen die Wand und nach oben. Das macht er noch zweimal, dabei streckt er die Hand aus, um nach der Kante eines kleinen Bücherregals zu greifen, und zieht sich nach oben, während er mit der Körpermitte schiebt. Als er es geschafft hat, steht er wieder, aber eigentlich ist er bloß gegen die Wand gelehnt.

»Gar nicht so einfach«, meine ich.

»Nein. Wenn ich auf dem Rücken oder dem Bauch rumrutsche, komme ich ganz gut voran, aber die Wand hochklettern ist schwer. Wenn es nichts zum Festhalten gibt, ist es unmöglich.«

»Tut mir leid«, sage ich.

»Schon gut«, meint Wooly. »Letzte Woche bin ich einem kleinen Jungen begegnet, der hatte die Form von einem Eisstäbchen. Ohne Arme und Beine, bloß der Stiel. Jason hat ihn mit in die Schule gebracht, aber als er bei Mrs Kropp das neue Computerspiel ausprobieren durfte, hat er den Eisstäbchenjungen auf sein Pult geschmissen und einfach vergessen. Ich stand da an der Wand und schaute zu, wie er verblasst und dann verschwunden ist. Erst war er noch da, und im nächsten Moment war er weg. Hast du schon mal einen imaginären Freund verschwinden sehen?«

»Ja«, sage ich.

»Ich habe geweint. Ich kannte ihn nicht mal, aber ich habe geweint. Der Eisstäbchenjunge auch. Er weinte, bis er weg war.«

»Ich hätte auch geweint«, sage ich.

Eine Weile sind wir beide still. Ich versuche mir vorzustellen, wie es sich für den Eisstäbchenjungen angefühlt haben mochte.

Ich stelle fest, dass ich Wooly wirklich gut leiden kann.

»Wieso nimmt Kayla dich jetzt mit in die Schule?«, frage ich.

Ich weiß, wenn ein Kind anfängt, einen imaginären Freund woandershin mitzunehmen, bedeutet das normalerweise, dass etwas Schlimmes passiert ist.

»Ihr Dad wohnt nicht mehr bei ihr zu Hause. Bevor er gegangen ist, hat er ihre Mom geschlagen. Direkt am Tisch beim Abendessen. Voll ins Gesicht. Dann hat sie ihm ihr Essen ins Gesicht geschmissen, und sie haben sich gegenseitig angeschrien. Wirklich laut. Kayla hat bloß noch geweint und mich von da an mit in die Schule genommen.«

»Tut mir leid«, sage ich wieder.

»Nein«, meint Wooly. »Kayla sollte dir leidtun. Ich komme gern in die Schule. Das bedeutet doch, dass ich vorerst nicht so ende wie der Eisstäbchenjunge. Sie kommt immer wieder auf einen Schluck zum Wasserspender rüber, aber eigentlich will sie bloß nachschauen, ob ich da bin. Darum bin ich auch nicht mehr in ihren Rucksack gestopft. Ich glaube, sie würde mich viel leichter vergessen, wenn ich noch in diesen Rucksack gestopft wäre. So ist es also gut.«

Ich lächle. Wooly ist schlau. Sehr schlau.

»Ich weiß nicht, ob du was von einem Jungen namens Max gehört hast«, sage ich. »Er ist letzte Woche verschwunden.«

»Er ist weggelaufen, stimmt's?«

»Was hast du gehört?«

»Mrs Kropp hat hier mit zwei anderen Damen zu Mittag gegessen, und sie haben darüber geredet. Mrs Kropp sagte, er ist weggelaufen.«

»Und was haben die anderen Damen gesagt?«

»Eine meinte, wahrscheinlich hat ihn jemand gekidnappt, der ihn kannte. Sie sagte, gekidnappte Kinder werden immer von Leuten gekidnappt, die sie kennen. Sie sagte, Max sei zu dumm zum Weglaufen und um sich so lang zu verstecken, ohne dass jemand ihn findet.«

»Er ist nicht dumm.« Ich bin ganz überrascht, wie wütend ich mich anhöre.

»Hab ich nicht gesagt. Hat die Dame gesagt.«

»Schon klar, entschuldige. Na, jedenfalls hat sie recht, dass er gekidnappt wurde. Mrs Patterson hat Max geklaut.«

»Wer ist Mrs Patterson?«, will Wooly wissen.

»Max' Lehrerin.«

»Lehrerin?« Wooly klingt, als ob er es nicht glauben könnte. Ich habe das Gefühl, endlich ist jemand auf meiner Seite. »Hast du es irgendjemand gesagt?«, fragt er.

»Nein. Max ist das einzige Menschwesen, das mich hören kann.«

»Ach.« Seine Augen, eigentlich bloß Kreise in einem Kreis, werden größer. »Oh nein. Max ist dein Imaginier-Freund?«

Ich habe zwar noch nie gehört, dass ein Menschwesen so genannt wurde, sage aber Ja.

»Vielleicht sollte ich es Kayla erzählen«, meint Wooly. »Dann kann sie es Mrs Kropp für dich sagen.«

Daran hatte ich noch gar nicht gedacht, aber Wooly hat recht. Wooly könnte meine Verbindung zur Welt der Menschwesen sein. Er könnte es Kayla sagen, und Kayla könnte es dann Mrs Kropp sagen, und die könnte es dem Polizeichef sagen. Nicht zu fassen, dass ich darauf noch nicht gekommen bin.

»Meinst du, Mrs Kropp würde ihr glauben?«, frage ich.

»Keine Ahnung. Vielleicht.«

Es könnte funktionieren. Ich dachte immer, Max wäre meine einzige Verbindung zu seiner Welt, aber jeder imaginäre Freund ist ja eine Verbindung zu Max' Welt.

Jeder imaginäre Freund kann die Welt der Menschwesen berühren. Sogar Puppy.

Jeder imaginäre Freund kann die Welt berühren, denke ich.

Dann habe ich noch eine andere Idee. Eine bessere und zugleich schlechtere Idee.

»Nein«, sage ich. »Sag es Kayla nicht.«

Ich denke an Mrs Pattersons Bus mit dem Schlafzimmer hinten drin und dem Schloss an der Tür, und fürchte, wenn sie rauskriegt, was Kayla zu Mrs Kropp gesagt hat, dann sperrt sie Max womöglich in diesem Zimmer ein und fährt auf Nimmerwiedersehen davon. Vielleicht sagt Mrs Kropp es ja der Polizei, aber vielleicht lächelt sie Kayla bloß an und sagt so ungefähr: »Ach, hat Wooly dir das erzählt?« Und dann erzählt sie Mrs Patterson, was Kayla heute im Unterricht Seltsames gesagt hat, und Mrs Patterson gerät in Panik und haut mit Max ab, bevor ich überhaupt eine Möglichkeit gefunden habe, ihn zu retten.

Vielleicht funktioniert Woolys Idee ja, aber ich habe eine bessere Verbindung zu Max' Welt.

Eine viel bessere und eine viel schlechtere Verbindung.

Ich spüre, wie mir wieder ein Schauer über den Rücken läuft.

44. Kapitel

Mrs Palmer sieht müde aus. Ihre Stimme klingt kratzig, und ihre Augen sind ganz verquollen und sehen aus, als wollten sie gleich zugehen. Sogar ihre Kleider und Haare sehen müde aus.

»Wie geht es dir denn?«, erkundigt sich Mrs Patterson.

Mir fällt auf, dass Mrs Palmers Schreibtisch mit Papieren und Ordnern und Styroporbechern übersät ist. Auf dem Fußboden neben dem Papierkorb liegt ein Stapel Zeitungen. Ich habe auf ihrem Schreibtisch vorher noch nie etwas anderes gesehen als einen Computer und ein Telefon. Ich kann mich nicht erinnern, je in diesem Büro auch nur ein einziges Fitzelchen Papier erblickt zu haben.

»Ganz gut«, sagt Mrs Palmer, und sogar diese beiden Wörter klingen müde. »Viel besser, wenn wir Max gefunden haben, aber wir tun ja alles, was wir können.«

»Viel können wir ja nicht tun, oder?«, fragt Mrs Patterson.

»Ich helfe der Polizei, so gut ich kann, und kümmere mich um die Anfragen aus den Medien. Und versuche, Mr und Mrs Delaney nach Kräften beizustehen. Aber du hast recht. Wir können da jetzt nicht viel mehr tun als abwarten und beten.«

»Jedenfalls bin ich froh, dass du die Federführung hast und nicht ich«, sagt Mrs Patterson. »Respekt, Karen, wirklich. Ich weiß nicht, wie du das machst.«

Mrs Palmer hat aber gar nicht die Federführung, und das weiß Mrs Patterson. Mrs Palmer meldet sich zwar am Telefon, macht die Lautsprecherdurchsagen und erinnert Mr Fedyzyn daran, bei der Abschlussfeier eine Krawatte zu tragen, aber maßgeblich soll sie Sorge tragen für die Sicherheit der Kinder. Das ist ihre eigentliche Aufgabe. Max ist aber nicht in Sicherheit, und diejenige, die ihn geklaut hat, sitzt direkt hier in ihrem Büro, und Mrs Palmer weiß es nicht mal.

So was nenne ich nicht gerade die Federführung haben.

»Das ist jetzt im Moment die schwerste Zeit in meinen ganzen zwanzig Jahren in der Verwaltung«, sagt Mrs Palmer. »Aber so Gott will, werden wir die auch überstehen, und Max kehrt gesund und munter zu uns zurück. Also, was kann ich für dich tun?«

»Ich weiß, der Zeitpunkt ist nicht gerade günstig, aber ich würde mich gern beurlauben lassen. Mein Zustand wird einfach nicht besser, und ich möchte ein bisschen Zeit mit meiner Schwester draußen im Westen verbringen. Ich will dich aber auf keinen Fall hängen lassen. Es eilt nicht. Ich kann ruhig warten, bis du einen Ersatz findest, und werde auf jeden Fall so weit wie nötig mit der Polizei kooperieren und in Connecticut bleiben, bis die mich nicht mehr brauchen. Wenn es geht, würde ich aber gern so bald wie möglich den Rest des Schuljahrs freinehmen.«

»Selbstverständlich«, sagt Mrs Palmer.

Sie klingt überrascht und vielleicht ein wenig erleichtert. Sie dachte wohl, Mrs Patterson wollte etwas anderes mit ihr besprechen.

»Ich weiß nicht viel über Lupus, und das tut mir auch so leid. Ich hätte mehr darüber gelesen, wenn ich mich jetzt in den letzten Tagen nicht komplett auf Max konzentriert hätte. Können wir denn irgendwas für dich tun?«

»Danke, aber ich komme schon zurecht. Ich muss ja einige Medikamente nehmen, mit denen momentan alles unter Kontrolle zu sein scheint, aber die Krankheit ist unberechenbar. Ich möchte nicht eines Morgens aufwachen und feststellen, dass mir keine Zeit mehr bleibt, meine Schwester zu besuchen und ihre Kinder kennenzulernen. Und sie ihr Tantchen.«

»Es ist bestimmt schwer«, sagt Mrs Palmer.

»Ich hätte nie gedacht, dass ich mich wieder fangen würde, nachdem ich meinen Scotty verloren habe. Aber das hier war so gut für mich. Es hat mich von den Toten zurückgebracht und mich daran erinnert, dass es auf der Welt noch Gutes gibt und Kinder, die mich wirklich brauchen. Es vergeht zwar kein Tag, an dem ich nicht an meinen Jungen denke, aber ich habe weitergemacht und habe doch Gutes tun können, meine ich.«

»Das hast du«, sagt Mrs Palmer.

»Max' Verschwinden hat mir aber doch wieder zu denken gegeben, wie unberechenbar das Leben sein kann. Ich bete jeden Abend, dass mit Max alles okay ist, aber man weiß ja nicht, was da passiert ist. Es kann manchmal so schnell gehen. Wie bei meinem Scotty. Und bei mir vielleicht auch eines Tages. Ich will nicht abwarten, sondern lieber gleich was tun, bevor ich alles Mögliche bereue in meinem Leben.«

»Das verstehe ich durchaus«, sagt Mrs Palmer. »Ich kann Rich ja morgen anrufen, dann soll die Personalabteilung gleich Bewerbungsgespräche mit Vertretungen anfangen. Ich würde es selbst machen, habe jetzt aber einfach nicht die Zeit. Es gibt ja eine Menge arbeitslose Lehrer auf dem Markt, da dürfte es nicht schwer sein, eine qualifizierte Vertretung einzustellen. Was meinst du, möchtest du denn nächstes Jahr wiederkommen?«

Mrs Patterson seufzt, und es klingt so echt, obwohl ich ja weiß, dass alles, was sie sagt, gelogen ist. Ich kann einfach nicht fassen, wie gut sie sich verstellen kann.

»Ich möchte es schon gern glauben«, sagt sie. »Wäre es in Ordnung, wenn ich es dir im Frühjahr definitiv sage? Schwer zu sagen, wie es mir in einem halben Jahr geht. Ehrlich gesagt, bereitet es mir Mühe, jeden Tag zur Schule zu kommen und zu wissen, Max ist nicht da. Wenn ich letzten Freitag gearbeitet hätte, wäre das alles nicht passiert.«

»Aber das ist doch lächerlich, Ruth«, sagt Mrs Palmer.

»Es ist gar nicht lächerlich«, entgegnet Mrs Patterson. »Wenn ich da – «

»Stopp!« Mrs Palmer streckt die Hand vor sich aus wie eine Schülerlotsin. »Es ist doch nicht deine Schuld. Max ist nicht weggelaufen. Jemand hat ihn mitgenommen, und wenn es nicht am Freitag gewesen wäre, dann eben an einem anderen Tag. Die Polizei sagt, Zufallsentführungen kommen fast nie vor. Das hat jemand geplant. Es ist nicht deine Schuld.«

»Ich weiß. Es ist aber trotzdem schwer. Wenn Max zu uns zurückkommt, könnte es schon sein, dass ich nächstes Jahr wiederkomme. Wenn er aber, was Gott verhüten möge, im September immer noch vermisst wird, dann weiß ich nicht, wie ich je wieder durch diese Tür treten könnte.«

Mit allem, was Mrs Patterson sagt, steht sie vor Mrs Palmer nur noch unschuldiger da und vor mir noch gefährlicher.

»Gib dir doch nicht die Schuld«, sagt Mrs Palmer. »Du hattest nichts damit zu tun.«

»Wenn ich nachts im Bett liege und an Max denke und wo er wohl jetzt sein mag, dann denke ich unwillkürlich, es ist alles meine Schuld«, sagt Mrs Patterson.

»Nein, du bist so gut, Ruth, du brauchst dir doch nicht die Schuld zu geben.«

Manchmal frage ich Max, ob ich existiere, bloß damit er zugibt, dass ich existiere. Um ihn daran zu erinnern, dass ich existiere. Mrs Patterson macht jetzt gerade dasselbe. Mrs Patterson, Max' Kidnapperin, ist in Mrs Palmers Büro gegangen und hat sie mit List und Tücke dazu gebracht, zu beteuern, dass Mrs Patterson nichts Unrechtes getan hat. Die Schurkin sitzt direkt vor Mrs Palmer, und Mrs Palmer kann ihr bloß immer wieder beteuern, dass sie unschuldig ist, auch wenn Mrs Patterson zugibt, dass sie schuld ist.

Mrs Palmer tanzt mit dem Teufel im bleichen Mondlicht und kapiert einfach nicht, was hier gespielt wird.

Und jetzt hat Mrs Palmer auch noch genehmigt, dass Mrs Patterson den Rest des Schuljahrs freinimmt und irgendwohin gen Westen aufbricht, um eine Schwester zu besuchen, die vermutlich gar nicht existiert. Ich glaube, Mrs Patterson plant, Connecticut zu verlassen, und vielleicht hat sie ja auch vor, gen Westen aufzubrechen, aber jedenfalls nicht, um ihre Schwester zu besuchen.

Sie will Max wegbringen, und wenn sie das macht, dann glaube ich nicht, dass von den beiden je wieder einer zurückkommt.

Ich muss mich beeilen.

Ich muss noch ein Versprechen brechen, das ich Max gegeben habe.

45. Kapitel

Ich fahre mit dem Schulbus nach Hause, steige aber wieder bei den Savoys aus, weil der Bus für Max ja nicht gehalten hat. Ich gehe zu Fuß bis zum Haus, um nach Max' Eltern zu sehen, aber das ist nicht der Grund, wieso ich mit dem Schulbus nach Hause gefahren bin. Ich weiß nämlich nicht, wie ich von der Schule zum Krankenhaus kommen soll, und muss deshalb von zu Hause aus starten.

Hätte ich doch bloß besser auf die Straßen geachtet! Max' Dad behauptet, mit seiner Straßenkarte im Kopf käme er überallhin. Meine Straßenkarten fangen alle zu Hause bei Max an. Meine Karte sieht aus wie eine Spinne. Max' Haus ist der Körper, und alle meine Zielorte sind die Beine.

Keine zwei Beine sind miteinander verbunden.

Ich komme auch nicht zu Mrs Pattersons Haus, ohne bei ihr im Auto mitzufahren, und das heißt, ich bin dumm dran, wenn Mrs Patterson beschließt, nicht wieder in die Schule zu kommen. Dann finde ich Max bestimmt nie wieder.

Wenn alles nach Plan geht, sitze ich morgen wieder in Mrs Pattersons Auto.

Max' Eltern sind zu Hause. Als der Bus vorbeifuhr, habe ich ihre Autos in der Garagenzufahrt gesehen. Normalerweise wäre Max' Dad jetzt bei der Arbeit, und Max' Mom käme gerade rechtzeitig nach Hause, um Max vom Bus abzuholen. Aber heute sind sie beide zu Hause.

Seine Mom ist in der Küche beim Plätzchenbacken. Im Haus ist es still. Kein Radio oder Fernsehen. Das einzige Geräusch, das ich hören kann, ist die Stimme von Max' Dad, die aus dem Arbeitszimmer dringt. Er ist am Telefon.

Komisch. Plätzchen und Telefongespräche hatte ich nicht erwartet.

Das Haus ist auch sauber, viel sauberer als gewöhnlich. Keine Bücher oder Postsendungen stapeln sich auf dem Esstisch, kein Geschirr steht im Spülbecken. Keine Schuhe sind an der Haustür aufgetürmt.

Es erinnert mich ein bisschen an Mrs Pattersons Haus.

Max' Dad kommt aus seinem Arbeitszimmer und geht in die Küche hinüber.

»Du bäckst Plätzchen?«, wundert er sich.

Ich bin froh, denn das wollte ich auch gerade fragen.

»Die will ich zum Polizeirevier rüberbringen.«

»Meinst du, die brauchen Plätzchen?«

»Ich weiß nicht, was ich sonst machen soll!«, gibt Max' Mom zurück.

Sie schubst die Schüssel mit dem Plätzchenteig über die Arbeitsfläche. Das Ding rutscht über die Kante, fällt runter und geht kaputt. Ein knackendes Geräusch, aber die Schüssel bleibt in Form, vom Plätzchenteig zusammengehalten. Nur ein paar Glasstückchen splittern ab.

Max' Mom fängt an zu weinen.

»Menschenskind!«, schreit Max' Dad.

Er starrt auf die kaputte Schüssel hinunter. Ein abgebrochenes Stückchen ist über den Linoleumboden gerutscht und vor seinem Schuh liegen geblieben. Er starrt es sinnierend an, dann hebt er den Blick zu Max' Mom.

»Entschuldige«, sagt sie. »Ich weiß einfach nicht, was ich machen soll. Es steht ja in keinem Buch, was du machst, wenn dein kleiner Junge verschwindet. Die Polizei sagt einem, man soll zu Hause bleiben und warten, aber, verdammt, was soll ich denn machen? Fernsehen? Ein Buch lesen? Du bist da drin und spielst Amateurdetektiv, und ich hocke hier, glotze die Wand an und frage mich, was zum Teufel mit Max grade passiert.«

»Die Polizei vermutet, es war jemand, den Max kennt«, sagt Max' Dad. »Ich versuche eben herauszukriegen, wer das sein könnte.«

»Indem du sämtliche Bekannte anrufst und hoffst, dass sie zugeben, ihn entführt zu haben? Hast du etwa gehofft, du hörst ihn im Hintergrund mit den Parker-Jungs spielen oder mit den Kindern von meiner Schwester?«

»Ich weiß nicht. Irgendwas muss ich ja tun.«

»Glaubst du wirklich, meine Schwester hätte Max entführen können? Die ist ja nicht mal imstande, mit Max zu reden, ohne dass sie gleich nervös wird. Die kann ihm ja nicht mal in die Augen schauen.«

»Es ist wenigstens etwas. Verdammt, ich kann doch nicht einfach bloß dasitzen und nichts tun.«

»Und du findest, Plätzchenbacken ist nichts?«

»Ich sehe nicht, wie uns das helfen soll, Max zu finden.«

»Und was ist, wenn du am Ende alle angerufen hast?«, will Max' Mom wissen. »Was dann? Wie lange sollen wir hier noch in Wartestellung bleiben, bevor wir wieder zur Arbeit gehen und unser normales Leben wieder aufnehmen?«

»Willst du etwa wieder arbeiten gehen?«

»Nein, natürlich nicht. Ich frage mich aber schon, was wird, wenn sie Max nicht finden. Wie lange wollen wir hier in diesem Haus sitzen und auf Nachricht warten? Ich weiß, es ist furchtbar, aber ich muss immer dran denken, wie es weitergehen soll, nachdem die Polizei uns sagt, wir sollen die Hoffnung aufgeben. Ich gebe nämlich allmählich die Hoffnung auf. Gott stehe mir bei, aber so ist es. Es sind jetzt fünf Tage, und sie haben nichts. Was soll denn aus uns werden?«

»Es sind erst fünf Tage«, sagt Max' Dad. »Menschen machen Fehler, meinte der Polizeichef. Vielleicht nicht in der ersten Woche, auch nicht im ersten Monat, aber man kann ja nicht ewig auf der Hut sein. Wer auch immer Max hat, wird einen Fehler machen, und dann finden wir ihn.«

»Und was ist, wenn er schon tot ist?«

»Sag so was nicht!«, sagt Max' Vater. »Verdammt, sag doch so was nicht!«

»Warum nicht? Sag jetzt bloß nicht, du hast nicht auch schon dran gedacht.«

»Ich versuche, nicht dran zu denken«, sagt Max' Dad. »Um Gottes willen, wieso sagst du denn so was?«

»Weil ich an gar nichts anderes mehr denken kann!«, sagt Max' Mom. »Mein Kleiner ist weg, und wahrscheinlich ist er tot, und wir bekommen ihn nie wieder zurück!«

Jetzt weint Max' Mom wirklich. Sie wirft einen

Holzlöffel mit Plätzchenteig auf die Arbeitsfläche und sinkt auf dem Boden zusammen, den Kopf zwischen den Armen vergraben. Ein bisschen erinnert sie mich an Wooly, wie der an der Wand entlang zu Boden geglitten ist. Max' Dad macht einen Schritt auf sie zu, zögert kurz und geht dann zu ihr hinüber. Er kauert sich hin und legt die Arme um sie.

»Er ist nicht tot«, flüstert er. Jetzt schreit er nicht mehr.

»Und wenn doch? Was ist dann? Ich weiß nicht, wie es weitergehen soll.«

»Wir werden ihn finden«, sagt Max' Dad.

»Ich muss immer wieder denken, dass wir vielleicht was getan haben. Oder vergessen. Dass es irgendwie unsere Schuld ist.«

»Stopp!«, sagt Max' Dad. Doch er sagt es sanft, nicht wie die Schülerlotsen. »So funktioniert das nicht auf der Welt, das weißt du. Irgendein Widerling hat beschlossen, uns Max wegzunehmen. Es hat überhaupt nichts mit uns zu tun. Es ist eine furchtbare Tat, begangen von einem furchtbaren Menschen, aber wir kriegen den Dreckskerl und holen unseren Sohn zurück. Der Kerl macht bestimmt irgendwann einen Fehler. Wie der Polizeichef sagte. Und wenn es so weit ist, bekommen wir Max zurück. Ganz bestimmt.«

»Und wenn nicht, was dann?«

»Bestimmt. Ich versprech's dir.«

Max' Dad klingt so selbstsicher, obwohl der Entführer bei ihm immer ein Er ist.

Da wird mir auf einmal klar: Max ist nicht der Einzige, den ich retten muss. Seine Eltern muss ich auch retten.

46. Kapitel

Im Kinderkrankenhaus fange ich an. Ich habe eigentlich keinen Grund, hier zu sein, will aber Summer treffen. Wieso, weiß ich auch nicht so recht, aber ich habe irgendwie das Gefühl, ich müsste sie sehen.

Ich gehe in den Aufenthaltsraum. Diesmal lässt mich der Aufzug im vierzehnten Stock raus. Keine Treppen. Ein gutes Zeichen, finde ich. Es klappt ja alles schon recht gut.

Ich gehe also in den Aufenthaltsraum. Weil es nach sieben ist, sind die Kinder vermutlich bereits im Bett, und die imaginären Freunde, die dann die Zimmer verlassen, sind inzwischen wohl im Aufenthaltsraum.

Als ich hereinkomme, springt Klute vom Stuhl auf und ruft meinen Namen. Dabei bommelt sein Kopf unkontrollierbar herum. Drei weitere imaginäre Freunde springen ebenfalls überrascht von ihren Sitzen hoch. Löffel und Summer sind nicht dabei.

»Hallo, Klute«, sage ich.

»Du siehst ja so real aus!«, sagt ein Junge, der wie ein Roboter aussieht. Glänzend, eckig und steif. Imaginäre Freunde, die Roboter sind, habe ich schon oft gesehen.

»Stimmt wirklich«, sagt ein brauner Teddybär, etwa halb so groß wie ich.

Der dritte, ein Mädchen, das bis auf die fehlenden Augenbrauen und ein Paar Feenflügel auf dem Rücken aussieht wie ein Menschwesen, setzt sich wieder hin und faltet wortlos die Hände im Schoß.

»Danke«, sage ich zu Roboter und Teddybär und wende mich dann an Klute. »Ist Summer noch hier? Oder Löffel?«

»Löffel ist vor zwei Tagen nach Hause gegangen«, sagt Klute.

»Und was ist mit Summer?«, will ich wissen.

Klute schaut auf seine Füße. Ich schaue Roboter und Teddybär fragend an, die beide dasselbe tun.

»Was ist passiert?«

Klute schüttelt langsam den Kopf, doch da fängt sein Kopf heftig an zu bommeln. Er sieht mich nur an, wenn sein Bommelkopf die Augen kurz nach oben zwingt.

»Sie ist gestorben«, sagt das Mädchen mit den Feenflügeln.

Ich drehe mich zu ihr um. »Was soll das heißen, sie ist gestorben?«

»Summer ist gestorben«, sagt sie. »Und dann ist Grace gestorben.«

»Grace?«, frage ich. Da fällt es mir wieder ein.

»Ihre Freundin«, sagt die Fee. »Ihre Freundin, die krank war.«

»Summer ist gestorben *und dann* ist Grace gestorben?«, frage ich.

»Ja«, sagt die Fee. »Summer ist verschwunden. Und ein Weilchen später haben die Ärzte gesagt, dass Grace gestorben ist.«

»Es war traurig.« Klute hört sich an, als würde er gleich anfangen zu weinen. »Sie hat hier drin bei uns gesessen, und dann fing sie auf einmal an zu verblassen. Ich konnte direkt durch sie hindurchgucken.«

»Hatte sie Angst?«, will ich wissen. »Hat es wehgetan?«

»Nein«, sagt dic Fee. »Sie wusste, dass Grace sterben würde, und darum war sie glücklich, dass sie zuerst sterben sollte.«

»Wieso?«, frage ich.

»Damit sie auf der anderen Seite auf Grace warten konnte«, sagt die Fee.

»Auf der anderen Seite von was?«

»Weiß ich nicht«, sagt sie.

Ich schaue Klute an.

»Ich weiß es auch nicht«, sagt er. »Sie hat bloß gesagt, dass sie und Grace dann auf der anderen Seite zusammen wären.«

»Ich war nicht hier«, meint der Teddybär. »Hört sich aber echt traurig an. Ich will nie verschwinden.«

»Wir verschwinden alle irgendwann«, sagt der Roboter, der wie ein Filmroboter redet. So steif und abgehackt.

»Wirklich?«, staunt Klute.

»Hast du deinen Freund gefunden?«, erkundigt sich die Fee.

»Was?«, frage ich.

»Hast du deinen Freund gefunden?«, fragt die Fee noch einmal. »Summer sagte uns, du hättest deinen Freund verloren und würdest versuchen, ihn zu finden.«

»Ich hab's dir auch gesagt.« Klute bommelt mit dem Kopf auf und ab. »Ich kannte Budo als Erster.«

»Ja«, sage ich. »Gefunden schon, aber noch nicht gerettet.«

»Und – machst du das noch?« Die Fee steht auf. Sie reicht mir noch nicht mal bis an die Schulter.

Eigentlich will ich der Fee sagen, dass ich versuche, Max zu retten, stattdessen sage ich: »Ja. Ich habe es Summer versprochen.«

»Wieso bist du dann hier?«

»Ich brauche Hilfe«, sage ich. »Um Max zu retten, brauche ich Hilfe.«

»Unsere Hilfe?«, fragt Klute ganz erwartungsvoll und aufgeregt. Sein Kopf bommelt wieder.

»Nein«, sage ich. »Trotzdem danke. Ihr könnt mir nicht helfen. Ich brauche jemand anderes.«

47. Kapitel

Hier ist das, was ich über Oswald weiß:

1. Er ist so groß, dass er mit dem Kopf beinahe bis an die Decke reicht. Er ist der größte imaginäre Freund, den ich je gesehen habe.
2. Oswald sieht aus wie ein Menschwesen. Er sieht genauso nach einem Menschwesen aus wie ich, bloß dass er richtig groß ist. Mit Ohren und Augenbrauen und so.
3. Oswald ist der einzige imaginäre Freund, der mir je begegnet ist, der einen Erwachsenen als Menschfreund hat.
4. Oswald ist der einzige imaginäre Freund, der mir je begegnet ist, der Dinge in der realen Welt bewegen kann. Darum bin ich mir auch nicht so ganz sicher, dass er ein imaginärer Freund ist.
5. Oswald ist gemein und unheimlich.
6. Oswald hasst mich.
7. Oswald ist der Einzige, der mir helfen kann, Max zu retten.

Ich bin Oswald vor etwa einem Monat begegnet, weiß also nicht sicher, ob er noch im Krankenhaus ist, aber wahrscheinlich schon. Sein Menschwesen ist auf einem speziellen Krankenhausstockwerk für Geisteskranke. Das ist, wie mir Max sagte, ein anderes Wort für Verrückte. Ich habe es einen von den Ärzten sagen hören. Oder vielleicht war es eine Krankenschwester. Sie sagte, sie würde die Arbeit auf dem Stockwerk mit all den Geisteskranken hassen.

Eine andere Krankenschwester nannte es aber das Stockwerk für Schädelverletzungen. Das ist, glaube ich, wenn bei Leuten der Kopf kaputt ist. Ich bin mir also nicht sicher, vielleicht ist es ja beides. Vielleicht wandelt ein kaputter Kopf die Leute in Geisteskranke um.

Oswalds Menschwesen ist auch in einem Koma. Max sagt, das ist, wenn einer für immer und ewig schläft.

Ein Komamensch ist so ungefähr das Gegenteil von mir. Ich schlafe nie, und ein Komamensch schläft nur noch.

Im Erwachsenenkrankenhaus habe ich Oswald zum ersten Mal gesehen. Da gehe ich manchmal gern hin und höre den Ärzten zu, wenn sie über die Kranken reden. Jeder Kranke ist anders, also ist auch jede Geschichte anders. Manchmal sind die Geschichten schwer zu kapieren, aber aufregend sind sie immer. Sogar noch besser, als Pauley dabei zuzuschauen, wie er Lotterielose rubbelt.

Manchmal spaziere ich einfach gern im Krankenhaus umher, weil es so groß ist. Jedes Mal, wenn ich da hingehe, erforsche ich etwas Neues.

An dem Tag war ich gerade dabei, den achten Stock zu erforschen, als Oswald über den Flur auf mich zukam. Er hielt den Kopf gesenkt und schaute auf seine Füße. Er war groß und breit, hatte ein plattes Gesicht und einen ganz dicken Hals. Seine Backen waren rot, als wäre er gerade aus der Kälte hereingekommen. Er hatte eine Glatze. Kein Fitzelchen Haare auf seinem großen Kopf.

Am meisten fiel mir aber seine Gehweise auf. Er warf jedes Bein vorwärts, als wollte er die Luft vor sich heftig treten. Als könnte ihn nichts auf der ganzen Welt aufhalten. Er erinnerte mich an einen Schneepflug.

Als er sich mir näherte, schaute er hoch und rief: »Geh mir aus dem Weg!«

Ich drehte mich um, um zu sehen, wer hinter mir ging, aber der Flur war leer.

Ich drehte mich wieder zurück, und Oswald sagte: »Geh mir sofort aus dem Weg!«

Da wurde mir klar, dass er ein imaginärer Freund war. Er konnte mich sehen. Er redete mit mir. Also trat ich beiseite, und er ging einfach an mir vorbei. Pflügte ohne aufzuschauen einfach an mir vorbei. Ich machte kehrt und folgte ihm. Ich hatte noch nie einen so real aussehenden imaginären Freund gesehen und wollte mit ihm reden.

»Ich heiße Budo«, sagte ich und versuchte, ihn einzuholen.

»Oswald«, sagte er. Er drehte sich nicht mal nach mir um, sondern sagte bloß das eine Wort und pflügte weiter voran.

»Nein«, sagte ich. »Ich heiße Budo.«

Er blieb stehen und schaute mich an. »Ich heiße Oswald. Lass mich in Ruhe.«

Er wandte sich ab und setzte sich wieder in Bewegung.

Ich war ein bisschen nervös, denn Oswald war so groß und so laut und schien ganz schön gemein zu sein. Ich war noch nie einem imaginären Freund begegnet, der gemein war. Allerdings hatte ich auch noch nie einen imaginären Freund gesehen, der so real aussah. Ich konnte also gar nicht anders, als ihm zu folgen.

Er ging den Flur entlang, bog ab, ging über einen weiteren Flur, bog wieder ab und blieb dann an einer Tür stehen. Die Tür war nicht ganz zu, stand einen kleinen Spalt offen. Ärzte lassen die Türen oft einen Spalt offen stehen, damit sie mitten in der Nacht in die Zimmer schleichen können, um nach den Leuten zu schauen, ohne sie aufzuwecken. Der Türspalt war so schmal, dass Oswald nicht durchpasste, also dachte ich, er würde so wie ich durch die Tür passieren. Stattdessen streckte er die Hand aus und bewegte die Tür. Er stieß sie mit der Hand gerade so weit auf, dass er sich durchquetschen konnte.

Als sich die Tür bewegte, schrie ich auf. Ich konnte es nicht fassen. Noch nie hatte ich einen imaginären Freund etwas in der realen Welt bewegen sehen. Oswald musste meinen Schrei gehört haben, denn er drehte sich um und lief auf mich zu. Ich war ganz starr vor Schreck und wusste nicht, was ich machen sollte. Ich konnte immer noch nicht glauben, was ich gesehen hatte. Als Oswald bei mir anlangte, streckte er die Hände aus und schlug mich. Noch nie hatte mich jemand geschlagen. Ich purzelte zu Boden.

Es tat weh.

Ich hatte bis dahin eigentlich gar nicht gewusst, dass mir etwas wehtun konnte. Ich hatte bis dahin nicht einmal gewusst, was *wehtun* bedeutete.

»Lass mich in Ruhe, sag ich!«, rief er. Dann wandte er sich um und ging ins Zimmer zurück.

Obwohl Oswald mich angeschrien, mich gestoßen, mir wehgetan hatte, musste ich unbedingt erfahren, was in diesem Zimmer war. Unbedingt. Ich hatte soeben gesehen, wie ein imaginärer Freund in der realen Welt eine Tür angefasst und sie bewegt hatte. Ich musste mehr erfahren.

Also wartete ich. Ich ging ans andere Ende des Flurs und blieb dort stehen, spähte um die Ecke, ließ die Tür nicht aus den Augen. Ich wartete eine Ewigkeit, bis Oswald endlich durch den gleichen Türspalt aus dem Zimmer kam, den er zuvor geöffnet hatte. Er kam in meine Richtung, und deshalb ging ich ein Stück weiter und versteckte mich in einer kleinen Kammer. Ich stand im Dunkeln und zählte bis hundert, dann kam ich wieder heraus.

Oswald war nirgends zu sehen.

Also kehrte ich wieder zu dem Zimmer zurück, das Oswald verlassen hatte, und ging hinein. Die Lichter waren aus, aber das Licht vom Flur her verlieh dem Zimmer einen trüben Schein. Im Zimmer standen zwei Betten. In dem Bett, das der Tür am nächsten war, lag ein Mann. Das andere Bett war leer. Ohne Laken und Kissen. Ich schaute mich nach Spielzeug oder Kuscheltieren um, nach kleinen Hosen oder Schuhen, irgendetwas, das darauf hindeutete, dass in diesem Zimmer auch ein kleiner Junge oder ein kleines Mädchen wohnte. Aber ich fand nichts.

Bloß diesen Mann.

Er hatte einen buschigen roten Bart und buschige Augenbrauen, doch sein Kopf war wie der von Oswald vollkommen kahl. Neben seinem Bett standen Maschinen, und an Armen und Brustkorb hatte er Drähte und Schläuche angeschlossen. Die Maschinen piepsten und zischten. Lämpchen blinkten und leuchteten auf winzigen Bildschirmen, die mit den Maschinen verbunden waren.

Ich schaute wieder zu dem leeren Bett hinüber und dachte mir, ich hatte vielleicht was übersehen. Vielleicht waren im Schrank Kuscheltiere und kleine Hosen aufgehängt, und der kleine Junge war im Bad. Oder vielleicht war der Glatzkopf in dem Bett ein Vater, und Oswald war der imaginäre Freund von dessen Sohn oder Tochter (wahrscheinlich eher Sohn). Vielleicht saß der Sohn des Glatzkopfs gerade im Wartezimmer und wartete darauf, dass sein Vater aufwachte. Vielleicht hatte der kleine Junge Oswald geschickt, um nach seinem Vater zu schauen, ob mit dem alles in Ordnung war.

Dann überlegte ich, dass der Glatzkopf vielleicht gar kein Vater war. Er konnte ja sonst wer sein. Vielleicht ruhte sich Oswald auf dem Extrabett bloß aus. Oder vielleicht suchte Oswald sich einfach ein ruhiges Sitzplätzchen. Oder vielleicht war Oswald so wie ich einfach neugierig.

Dann dachte ich, vielleicht war Oswald ein Menschwesen, das imaginäre Freunde sehen konnte, anstatt ein imaginärer Freund, der die Welt der Menschwesen berühren konnte. Ich überlegte gerade, was wohl wahrscheinlicher war, als drei Leute Licht machten und ins Zimmer kamen. Eine hatte einen weißen Mantel an, und die beiden anderen standen hinter ihr, jeder ein Klemmbrett in der Hand. Sie traten zu dem Mann im

Bett hinüber, und die Frau im weißen Mantel sagte: »Das ist John Hurly. Alter zweiundfünfzig. Schädeltrauma nach Sturz. Eingeliefert am 4. August. Spricht auf keine Behandlung an. Seit seiner Ankunft im Koma.«

»Was ist der Plan für Mr Hurly?«, fragte einer von den Klemmbrettleuten.

Dann redeten sie, stellten Fragen, beantworteten Fragen, aber ich hörte nicht mehr hin.

In dem Moment kam Oswald wieder ins Zimmer.

Sein Blick fiel zuerst auf die Weißbemantelte und die Klemmbrettleute. Er schien etwas genervt, aber nicht verärgert, rollte mit den Augen und schnaubte leise. Er hatte sie wohl schon mal gesehen.

Aber dann bemerkte er mich. Ich stand zwischen den beiden Betten, mit dem Rücken zu den Maschinen, und versuchte, mich nicht zu rühren. Wenn ich mich nicht bewegte, hoffte ich, würde er mich vielleicht nicht bemerken. Als er mich sah, klappte ihm die Kinnlade runter, und er regte sich erst mal gar nicht. Ich glaube, er war überrascht, mich dort stehen zu sehen. So überrascht, wie ich gewesen war, als ich sah, wie er die Tür bewegte. Er konnte es nicht glauben.

Er holte tief Luft, deutete mit dem Finger auf mich und sagte: »Du da!«

Er rannte nicht auf mich los, aber weil er so groß und so schnell war, schaffte er es in drei oder vier Schritten von der Tür bis zum Zwischenraum zwischen den beiden Betten. Bevor ich recht überlegen konnte.

Ich saß in der Falle, und ich hatte Angst. Zwar glaube ich nicht, dass ein imaginärer Freund einen anderen imaginären Freund umbringen kann, aber ich hatte ja auch nicht gedacht, dass imaginäre Freunde einander wehtun können, und da hatte Oswald mich ja schon eines Besseren belehrt.

Weil Oswald plötzlich auf mich zustürzte, sprang ich auf das leere Bett drauf und dann darüber. Oswald kam hinterher, rollte sich über das Bett und landete auf der anderen Seite, noch bevor ich überhaupt eine Chance hatte, wieder ins Gleichgewicht zu kommen. Er versetzte mir wieder einen heftigen Stoß. Seine Hände waren so groß, dass mich dieser Stoß regelrecht in die Höhe fliegen ließ. Ich fiel rückwärts gegen einen kleinen Tisch in der Zimmerecke. Der Tisch bewegte sich natürlich nicht, ich knallte aber trotzdem dagegen, und es tat weh. Die Tischecke grub sich in meinen Rücken, und ich schrie vor Schmerz laut auf. Die Vorstellung von der Ecke, meine ich, aber die war genauso scharf wie die echte Ecke.

Ich wollte mich gerade vom Tisch aufrichten, als Oswald meine Schultern packte und mich wieder über das leere Bett schmiss. Ich prallte einmal auf der Matratze auf und fiel dann von der Kante zwischen die beiden Betten auf den Boden. Beim Runterfallen schlug ich mir den Kopf an, an einer der Maschinen, glaube ich, und kam deshalb nur langsam wieder hoch. Ich lag kurz da, um zur Ruhe zu kommen und zu überlegen. Ich schaute unter das Bett des Glatzkopfs und sah auf der anderen Seite sechs Füße: Die Weißbemantelte und die beiden Klemmbrettleute. Sie redeten immer noch über den Mann im Koma. Stellten Fragen, inspizierten ein sogenanntes Krankenblatt. Sie hatten keine Ahnung, dass sich direkt vor ihnen gerade ein Kampf abspielte, bloß dass es gar kein Kampf war, denn ich kämpfte ja nicht. Mir wurde bloß wehgetan.

Ich kam hoch auf alle viere und wollte mich gerade wieder hinstellen, als Oswalds Knie krachend in meinem Rücken landete. So einen schlimmen Schmerz hatte ich noch nie gespürt. Es war, als ob etwas in meinem Rücken explodierte. Ich schrie auf und fiel wieder zu Boden, knallte mit dem Gesicht auf die Fliesen, und die gleiche Art Schmerz explodierte in Nase und Stirn. Ich glaubte, ich würde gleich anfangen zu weinen, und bis dahin hatte ich noch nie geweint, ich wusste bis dahin nicht mal, dass ich weinen konnte, war aber kurz davor, so weh tat es.

Kleine Kinder, die sich auf dem Spielplatz wehtun, rufen oft nach ihren Mommies. Ich wollte auch nach meiner Mommy rufen, aber ich habe keine Mommy, und keine Mommy zu haben, tat in dem Moment am meisten weh. Niemanden zu haben, der mir helfen konnte. Die drei Ärzte waren immer noch im Zimmer, redeten immer noch, starrten immer noch auf ihre Klemmbretter, hatten aber keine Ahnung, dass hier drin noch jemand verletzt war.

Ob Oswald mich umbringen oder mir so ein Koma wie das vom Glatzkopf machen könnte, überlegte ich.

Oswald trat mich in die Beine. Er trat mich auf die Arme.

Ich wollte wieder nach meiner Mommy rufen. Stattdessen dachte ich an Dee und rief laut ihren Namen.

In dem Moment hätte ich wohl doch angefangen zu weinen, aber dafür war keine Zeit, denn Oswald hob mich hoch und schleuderte mich gegen die Wand an der anderen Zimmerseite. Ich prallte ab und landete auf meinem Rücken, in dem es immer noch explodierte. Dann hob er mich wieder hoch und schmiss mich in

Richtung Tür. Dort schlug mein Kopf gegen die Wand, und ich sah Sternchen. Ich wusste nicht mehr, wo oben und wo unten war. Dann hob er mich noch einmal hoch und warf mich aus dem Zimmer auf den Flur hinaus. Ich überschlug mich ein paar Mal und kroch dann davon, so schnell ich konnte. Ich hatte keine Ahnung, in welche Richtung ich kroch. Hauptsache, ich kroch weg, und das war gut. Währenddessen wartete ich die ganze Zeit bloß darauf, dass Oswald mich wieder hochheben würde.

Tat er aber nicht.

Ich kroch etwa eine halbe Minute, dann hielt ich an und schaute mich um. Oswald stand mitten auf dem Flur und funkelte mich böse an.

»Nie wieder«, sagte er.

Ich wartete, dass er noch etwas sagte.

Als nichts kam, sagte ich: »Okay.«

»Ich mein's ernst«, sagte er. »Nie wieder.«

48. Kapitel

»Oswald ist meine einzige Chance«, sage ich. »Er ist Max' einzige Chance. Er muss einfach helfen.«

»Macht er nicht«, sagt Klute.

Der Roboter schüttelt bestätigend den Kopf.

»Er muss«, sage ich.

Ich nehme den Aufzug ins zehnte Stockwerk und gehe dann zu Fuß die zwei Treppen hinunter ins achte Stockwerk.

Das Stockwerk mit den Geisteskranken.

Ich gehe zu dem Zimmer, wo ich Oswald zuletzt gesehen habe. Das Zimmer mit Oswalds kahlem, geisteskrankem Freund. Ich gehe ganz langsam, halte die Augen offen, während ich um Ecken biege und an offenen Türen vorbeikomme. Ich will Oswald nicht aus Versehen unerwartet in die Arme laufen. Ich habe immer noch keinen blassen Schimmer, was ich zu ihm sagen will.

Die Zimmertür steht offen. Ich gehe darauf zu. Ich versuche, nicht an die letzte Begegnung mit Oswald zu denken. An den Klang seiner Stimme. Wie er mich im Zimmer herumgeschmissen hat. Und wie seine Augen doppelt so groß wurden, als er sagte: »Nie wieder.«

Damals habe ich zugestimmt. Ich habe versprochen, für immer wegzubleiben. Aber hier bin ich nun wieder.

Ich trete in die Tür, wappne mich mit aller Kraft vor dem Angriff.

Der kommt auch gleich.

Ich registriere alle möglichen Einzelheiten, bevor Oswald mich erreicht.

Die Vorhänge sind offen, und das Zimmer ist vom Sonnenlicht erhellt. Das überrascht mich. Ich habe dieses Zimmer dunkel und unheimlich in Erinnerung. Soweit ich mich erinnere, hat das Zimmer keine Ecken. Nur dunkle Flecken. Jetzt wirkt es zu fröhlich und sonnig, als dass hier etwas Schlimmes passieren könnte. Trotzdem ist Oswald nur noch ein Stückchen von mir entfernt und schreit: »Nein! Nein! Nein!«

Der Glatzkopf mit dem roten Bart liegt immer noch in seinem Bett, immer noch surren, zischen und blinken Maschinen. Im zweiten Bett liegt ebenfalls ein Mann. Er ist jung und rundlich, und irgendwas stimmt nicht mit seinem Gesicht. Es sieht wulstig und verschlafen aus.

Da ist noch ein dritter Mann im Zimmer. Er sitzt auf einem Stuhl am unteren Ende des Betts von dem Mann mit dem schläfrigen Gesicht. Er hält eine Zeitschrift in den Händen und liest Schlafgesicht daraus vor. Ich kriege nicht viel davon mit, bevor Oswald sich auf mich stürzt. Es geht um Baseball, glaube ich. Aber bevor ich mehr erfahre, packen mich Oswalds Hände um den Hals. Er drückt zu und dreht sich um, dann schleudert er mich ins Zimmer. Mein Körper kracht gegen das Bett des Glatzkopfs.

Wenn ich kein imaginärer Freund wäre, dann wäre

das Bett jetzt quer durchs ganze Zimmer gerutscht, so heftig bin ich dagegengeknallt.

Weil ich aber imaginär bin, pralle ich am Bett ab und sacke vor Oswalds Füßen zusammen. Kopf, Brust und Hals tun weh, und ich kriege erst mal gar keine Luft. Oswald beugt sich herunter, hebt mich beim Hemdkragen und Hosenbund auf und schleudert mich über das Bett des Glatzkopfs auf das Bett von Schlafgesicht. Dort pralle ich auch ab, ohne dass der das Geringste mitkriegt, rolle seitlich vom Bett und lande wieder zusammengesackt auf dem Fußboden an der Wand hinten.

Mir tun noch mehr Glieder weh. Ganz schön viele.

Das war eine schlechte Idee. Oswald ist kein Schneepflug, sondern einer von diesen Riesenkränen, wo an einer Kette die Kugel hängt, mit der man alte Gebäude einreißt. Er prügelt pausenlos auf mich ein.

Diesmal stehe ich schnell wieder auf. Muss ich, denn sonst hebt mich Oswald wieder hoch, schmeißt mich wieder herum oder fängt wieder an, mich zu treten. Der Mann auf dem Stuhl, ein junger, blasshäutiger Mann, liest weiter. Um ihn herum findet ein Kampf statt, und er merkt überhaupt nichts davon.

Oswald bewegt sich wieder, füllt die Lücke zwischen dem Bett von Schlafgesicht und der Wand aus und versperrt mir so den Fluchtweg. Wäre ich doch unten geblieben, denke ich, hätte mich unter das Bett von Schlafgesicht gerollt und dann unter das vom geisteskranken Glatzkopf und von dort zur Tür raus.

Oswald macht zwei Schritte vorwärts, sodass kein Abstand mehr zwischen uns ist. Noch habe ich kein Wort zu ihm gesagt und beschließe, dass es jetzt Zeit dafür ist.

»Stopp!« Ich versuche, einen flehenden Ton anzuschlagen. Das gelingt mir auch gut, denn ich flehe ja wirklich. »Bitte, ich brauche deine Hilfe.«

»Ich hab gesagt, du sollst wegbleiben«, ruft Oswald, laut genug, um die Baseballgeschichte kurz zu übertönen. Dann macht er einen Schritt vorwärts und setzt seine Hände wieder an meinen Hals.

Diesmal versuche ich ihn abzuwehren, doch er schlägt meine Hände weg, als wären sie aus Papier. Wie die von Wooly. Dann drückt Oswald zu, würgt mich. Wenn ich Luft atmen würde, dann würde ich jetzt vielleicht sterben. Ich atme die Vorstellung von Luft, aber auch die wird mir gerade aus der Kehle gequetscht.

Vielleicht sterbe ich jetzt gleich, denke ich.

Ich fühle, wie meine Füße vom Boden abheben, da höre ich plötzlich eine andere Stimme im Zimmer.

»Lass ihn los, Oswald.«

Oswald lässt los, aber nicht, weil er dem Befehl gehorcht, sondern weil er überrascht ist. Das kann ich ihm ansehen.

Meine Füße knallen auf den Boden, ich strauchle ein wenig, komme gleichzeitig ins Gleichgewicht und wieder zu Atem und schaue zur Tür. Die Fee aus dem Aufenthaltsraum steht im Türrahmen, nein, sie steht nicht, sie fliegt. Sie verharrt schwebend in der Luft, und ihre winzigen Flügel bewegen sich so rasch, dass sie nur ein verschwommener Fleck sind.

Ich habe noch nie einen imaginären Freund fliegen sehen.

»Woher weißt du meinen Namen?«, fragt Oswald.

Ich überlege, ob ich die günstige Gelegenheit ergreifen, Oswald zu Boden stoßen und fliehen soll. Ihm eins draufgeben, solange er abgelenkt ist. Doch ich brauche ja seine Hilfe, auch wenn er mich umbringen will, und jetzt ist womöglich meine einmalige Chance, den Dingen eine andere Wendung zu geben.

Womöglich ist es die einmalige Chance der Fee.

»Budo ist mein Freund«, sagt die Fee. »Ich will nicht, dass du ihm wehtust.«

»Woher weißt du meinen Namen?«, fragt Oswald noch einmal. Seine Überraschung verwandelt sich schnell in Zorn. Seine Hände ballen sich zu Fäusten, seine Nasenflügel beben.

»Budo braucht deine Hilfe, Oswald«, sagt die Fee.

Keine Ahnung, wie ich darauf komme, aber ich bin mir sicher, die Fee weicht Oswalds Frage absichtlich aus. Sie überlegt vielleicht noch, wie sie am besten darauf antwortet.

»Woher weißt du meinen Namen?« Diesmal schreit Oswald die Frage heraus und geht auf die Tür zu, geht direkt auf die Fee zu.

Ich hinterher.

Ich werde nicht zulassen, dass er der Fee wehtut, so wie er mir wehgetan hat. Aber als ich ihn packen, ihn zurückzerren und der Fee genug Zeit zum Fliehen verschaffen will, treffen sich unsere Blicke und sie schüttelt ganz sanft den Kopf. Damit sagt sie mir, ich soll stehen bleiben. Oder wenigstens abwarten.

Ich gehorche.

Die Fee hat recht, wenn sie mir sagt, ich soll stehen bleiben.

Als Oswald sich der Tür nähert, bleibt er ebenfalls stehen. Er streckt seine Riesenpranken nicht nach der Fee aus. Mich kann er im Zimmer herumschmeißen und mir Tritte verpassen und mich würgen, aber die Fee fasst er nicht an.

»Woher weißt du meinen Namen?«, schreit Oswald wieder, und diesmal höre ich in seiner Stimme etwas, das mir beim ersten Mal entgangen ist. Oswald ist wütend, aber ich glaube, er ist auch neugierig. Hoffnungsvoll sogar. In seinem Zorn liegt unterschwellig noch etwas anderes. Ich glaube, Oswald hofft, dass ihm die Fee eine gute Antwort auf seine Frage gibt. Ich glaube, er will auch, dass man ihm hilft.

»Ich bin eine Fee«, sagt die Fee. »Weißt du, was eine Fee ist?«

»Woher weißt du meinen Namen?« Diesmal brüllt Oswald die Frage. Wenn er ein Menschwesen wäre, hätte jetzt jedes Fenster im achten Stock geklirrt, und alle Leute im Krankenhaus hätten seine Stimme gehört.

So eine Angst hatte ich noch nie.

Die Fee dreht sich um und deutet auf den Glatzkopf im Bett. »Er ist dein Freund. Und er ist verletzt. Stimmt's?«

Oswald starrt sie nur an und sagt nichts. Weil ich hinter ihm stehe, sehe ich seinen Gesichtsausdruck nicht, doch seine Fäuste lösen sich, und ich kann sehen, wie sich seine Muskeln an Armen und Rücken ein bisschen entspannen.

»Oswald«, hebt die Fee wieder an. »Er ist dein Freund. Stimmt's?«

Oswalds Blick geht zum Glatzkopf hinüber und dann wieder zu der Fee. Er nickt heftig mit dem Kopf auf und ab.

»Und er ist verletzt?«, erkundigt sie sich.

Oswald nickt bedächtig.

»Das tut mir sehr leid«, sagt die Fee. »Weißt du, wie es passiert ist?«

Oswald nickt wieder.

»Können wir auf den Flur raus und darüber reden?«, fragt die Fee. »Ich kann nicht klar denken, wenn der Mann da vorliest.«

Ich habe ganz vergessen, dass Schlafgesicht und sein blasser Freund im Zimmer sind. Ich habe der Baseballgeschichte gar nicht mehr zugehört, als die Fee anfing zu sprechen. Das war, wie wenn man einem Löwenbändiger zuschaut, der einen Löwen mit einem Zahnstocher besänftigt anstatt mit Peitsche und Schemel.

Nein, nicht mit einem Zahnstocher. Einem Wattestäbchen. Aber irgendwie funktionierte es. Die Fee hat es geschafft.

Oswald erklärt sich bereit, auf den Flur zu gehen. Aber als die Fee hinausgehen will, bemerkt sie, dass Oswald sich nicht rührt. Sie wendet sich um.

»Was ist?«

»Der muss auch raus«, sagt Oswald und deutet dabei auf mich.

»Natürlich«, sagt die Fee. »Budo kommt mit.«

Oswald folgt der Fee hinaus auf den Flur. Ich hinterher. Wir gehen ein Stück bis zu einem Raum mit Sesseln und Lampen und niedrigen Tischen mit Stapeln von Zeitschriften. Die Fee setzt sich in einen Sessel. Ihre Flügel hören auf, sich zu bewegen. Wenn sie reglos sind, wirken sie klein und schwach und hauchzart. Nicht zu glauben, dass sie fliegen kann.

Oswald setzt sich der Fee gegenüber in einen Sessel.

Ich nehme in einem Sessel neben der Fee Platz.

»Wer bist du?«, fragt Oswald.

»Ich heiße Teeny«, sagt die Fee.

Jetzt tut es mir leid, dass ich sie nicht nach ihrem Namen gefragt habe.

»Woher weißt du meinen Namen?«, fragt Oswald wieder. Sein Zorn hat sich in pure Neugier verwandelt.

Teeny zögert. Ich überlege, ob ich etwas sagen soll, damit sie mehr Zeit zum Nachdenken hat. Sie sieht unschlüssig aus. Aber dann spricht sie, bevor mir einfällt, was ich sagen könnte.

»Ich wollte dir eigentlich erzählen, dass ich eine Zauberfee bin, die alles auf der Welt weiß, und dass du unbedingt auf mich hören musst. Aber ich will nicht lügen. Ich weiß, dass du Oswald heißt, weil Budo es mir gesagt hat.«

Oswald sagt nichts.

Ich will gerade den Mund aufmachen, aber Teeny spricht weiter.

»Budo braucht deine Hilfe. Ich hatte schon befürchtet, du bist wieder gemein zu ihm, so wie beim letzten Mal. Deshalb bin ich ihm hierher gefolgt.«

»Ich hab ihm gesagt, er soll gehen«, sagt Oswald. »Ich hab ihn gewarnt.«

»Ich weiß. Aber er braucht deine Hilfe. Er musste herkommen.«

»Wieso?«

»Weil Budo sagte, du kannst Dinge in der realen Welt bewegen«, sagte Teeny. »Ist das wahr?« Sie stellt die Frage so, als könnte sie es selbst nicht glauben.

Oswalds buschige Augenbrauen treffen sich wie zwei küssende Raupen. Er hat die gleichen Augenbrauen wie der Glatzkopf, fällt mir plötzlich auf. Er sieht dem

Glatzkopf sehr ähnlich. Jetzt, wo ich nicht mehr im Zimmer herumgeschmissen werde, kann ich die Ähnlichkeit leichter erkennen.

»Ich habe gesehen, wie du die Tür zu dem Zimmer aufgestoßen hast«, sage ich. »Du kannst Dinge in der realen Welt bewegen. Stimmt's? Wie diesen Tisch? Oder diese Zeitschriften?«

»Ja«, sagt Oswald. »Aber es ist schwierig.«

»Schwierig?«

»Alles in der realen Welt ist schwer. Viel schwerer als du.« Dabei deutet er mit dem Finger auf mich.

»Das musst du ja wissen«, sage ich.

Die Raupen küssen sich wieder.

»Einen Tisch könnte ich aber nie bewegen«, sagt er. »Sogar so ein kleiner wie der da ist zu schwer.«

»Aber kleine Dinge kannst du bewegen«, sage ich. »Stimmt's?«

Oswald nickt.

»Wie lange bist du schon am Leben?«, will Teeny wissen.

»Keine Ahnung.« Oswald schaut auf seine Füße hinunter.

»Wie heißt denn dein Freund?«, fragt Teeny.

»Wer?«

»Der Mann im Bett.«

»Oh, das ist John.«

»Hast du ihn gekannt, bevor er verletzt war?«, erkundige ich mich.

Ich muss an das kleine namenlose Mädchen auf der Intensivstation denken und frage mich, ob Oswald so ist wie sie.

»Nur ganz kurz«, sagt Oswald. »Er lag auf der Erde.

Sein Kopf war kaputt. Er hat zu mir hochgeschaut und gelächelt, und dann hat er die Augen zugemacht.«

»Und du bist ihm hierher gefolgt?«

»Ja.« Oswald zögert, dann sagt er: »Ich wünsche mir, John würde die Augen wieder aufmachen und lächeln.«

»Kannst du Budo helfen?«, fragt Teeny.

»Wie?«

»Du musst meinem Freund helfen«, sage ich. »Er ist nicht verletzt wie John, aber er ist in höchster Not, und ohne dich kann ich ihn nicht retten.«

»Muss ich dazu die Treppe runtersteigen? Ich mag die Treppe nicht.«

»Du wirst weit weg gehen müssen«, sagt Teeny. »Die Treppe hinunter und nach draußen und weit weg. Es ist aber wichtig, und John würde bestimmt wollen, dass du es tust. Und wenn du fertig bist, bringt Budo dich gleich wieder hierher zurück. Okay?«

»Nein«, sagt Oswald. »Ich kann nicht.«

»Doch, du kannst«, sagt Teeny. »Du musst. Ein kleiner Junge ist in Not, und nur du kannst ihn retten.«

»Ich will nicht.«

»Ich weiß«, sagt Teeny. »Du musst es aber tun. Ein kleiner Junge ist in Not. Zu kleinen Jungen in Not dürfen wir nicht Nein sagen. Stimmt's?«

»Stimmt«, sagt Oswald.

49. Kapitel

»Wie hast du das gemacht?«, frage ich, als wir in Richtung Aufzüge gehen.

Ich laufe neben Teeny her, die den Flur entlangfliegt. Ihre Flügel machen ein Summgeräusch, das ich im Zimmer des Glatzenmanns noch nicht gehört hatte. Sie bewegen sich so schnell, dass sie sogar aus der Nähe gesehen nur ein verschwommener Fleck sind.

Oswald ist hinter uns. Er hält den Kopf gesenkt und sieht wieder aus wie ein Schneepflug.

»Wie habe ich was gemacht?«, fragt Teeny.

»Alles.« Ich senke die Stimme zu einem Flüstern. »Woher hast du gewusst, dass Oswald nicht auf dich losgeht so wie auf mich? Wie hast du ihn dazu gekriegt, mir zu helfen? Woher hast du überhaupt gewusst, wo ich war?«

»Die letzte Frage ist einfach«, sagt Teeny. »Du hast uns doch gesagt, auf welchem Stockwerk du Oswald zum ersten Mal begegnet bist. Kurz nachdem du gegangen bist, dachte ich mir, vielleicht brauchst du Hilfe. Also bin ich zum Erwachsenenkrankenhaus rüber und die Treppe hoch in den achten Stock geflogen. Als ich erst mal hier oben war, konnte ich dich leicht finden.

Ihr beide habt ja so einen Krach gemacht, dass ich gleich wusste, wohin.«

»Der Krach kam davon, dass er mich wie eine Puppe im Zimmer herumgeschmissen hat.«

»Ich weiß.« Teeny lächelt.

»Okay, woher hast du gewusst, dass Oswald dich nicht so angreifen würde wie mich?«, frage ich.

»Ich bin nicht in sein Zimmer hinein, sondern an der Tür stehen geblieben.«

»Versteh ich nicht.«

»Du hast uns doch erzählt, Oswald hätte dich ertappt, als du dich beim ersten Treffen von hinten angeschlichen hast. Direkt vor seinem Zimmer. Und später hat er dich in seinem Zimmer entdeckt. Ich dachte, wenn ich nicht ins Zimmer gehe, tut er mir wahrscheinlich nichts. Außerdem bin ich ein Mädchen. Und eine Fee. Wer eine Fee verhaut, muss schon ein echter Widerling sein.«

»Du wurdest schlau ausgedacht«, sage ich.

Teeny lächelt wieder.

»Wie lange bist du denn schon am Leben?«

»Fast drei Jahre.«

»Das ist lang, für unsereins«, sage ich.

»Bei Weitem nicht so lang wie du.«

»Nein, aber trotzdem ganz schön lang. Du hast Glück.«

Wir biegen um die Ecke und kommen an einem Mann im Rollstuhl vorbei, der Selbstgespräche führt. Ich schaue mich nach einem imaginären Freund um, sehe aber keinen. Ich drehe mich nach Oswald um, der ungefähr drei Schritte hinter uns stapft. Dann wende ich mich wieder Teeny zu.

»Wie hast du Oswald dazu gekriegt, dass er mir

hilft?«, flüstere ich. »Du hast ihn bloß gefragt, ob er hilft, und er hat Ja gesagt.«

»Ich habe das Gleiche gemacht wie Mom, wenn Aubrey was Bestimmtes machen soll.«

»Ist Aubrey deine Menschfreundin?«

»Ja. In ihrem Kopf ist was nicht in Ordnung, das müssen die Ärzte reparieren. Deshalb ist sie im Krankenhaus.«

»Was macht eure Mom denn, wenn Aubrey was Bestimmtes machen soll?«, frage ich.

»Wenn Mom will, dass Aubrey ihre Hausaufgaben macht oder sich die Zähne putzt oder ihren Brokkoli isst, dann sagt sie es nicht zu Aubrey, sondern stellt es so hin, als wäre es Aubreys Entscheidung. Als könnte Aubrey gar nicht anders. Als wäre es falsch, den Brokkoli nicht zu essen.«

»Das war alles?«, frage ich. »Mehr hast du nicht gemacht?«

Ich versuche mich an alles zu erinnern, was Teeny zu Oswald gesagt hatte, aber es ist alles so schnell gegangen.

»Bei Oswald war es leicht, denn dir nicht zu helfen wäre wirklich falsch gewesen. Viel falscher als keinen Brokkoli zu essen oder die Zähne nicht zu putzen. Ich habe ihm auch Fragen gestellt. Ich wollte ihm zeigen, dass mir was an ihm liegt, weil ich dachte, er ist bestimmt einsam. In einem Erwachsenenkrankenhaus gibt es nicht viele imaginäre Freunde, stimmt's?«

»Du wurdest ja wirklich schlau ausgedacht«, sage ich.

Wieder lächelt Teeny. Zum ersten Mal seit Grahams Verschwinden glaube ich, dass ich vielleicht eine imaginäre Freundin gefunden habe, die auch meine Freundin sein könnte.

Wir erreichen die Aufzüge. »Willst du Aufzug fahren oder die Treppe nehmen?«, frage ich Oswald.

»Ich bin noch nie Aufzug gefahren«, sagt er.

»Willst du dann die Treppe nehmen?«

»Treppen mag ich nicht«, sagt er und schaut auf seine Füße hinunter.

»Okay, dann nehmen wir den Aufzug. Das macht bestimmt Spaß.«

Wir stehen neben den Aufzügen und warten darauf, dass jemand kommt und den Knopf drückt. Ich überlege, ob ich Oswald bitten soll, den Knopf zu drücken, nur damit ich wieder sehe, wie er etwas in der realen Welt bewegt, entscheide mich aber dagegen. Er sagte, es sei schwer, Dinge in der realen Welt zu bewegen, also muss er nicht unbedingt arbeiten, wenn jemand anderes es für ihn machen kann. Er ist sowieso schon aufgeregt.

Es dauert nicht lange, da kommt ein Mann im weißen Mantel daher, der einen anderen Mann im Rollstuhl schiebt. Der Weißbemantelte drückt den Nach-unten-Pfeil, und als die Tür aufgeht, treten Oswald, Teeny und ich hinter ihm ein.

»Ich bin bisher noch nie Aufzug gefahren«, wiederholt Oswald.

»Es macht Spaß«, sage ich. »Es wird dir gefallen.«

Aber Oswald wirkt nervös und aufgeregt. Teeny ebenfalls.

Der Mann, der den Rollstuhl schiebt, drückt auf die Nummer drei, und der Aufzug setzt sich in Bewegung. Oswald guckt erschrocken. Seine Hände ballen sich zu Fäusten.

»Die Männer steigen im dritten Stock aus. Wir auch. Von dort können wir ja die Treppe nehmen.«

»Okay.« Oswald sieht erleichtert aus.

Ich will ihm eigentlich sagen, dass es vom dritten in den ersten Stock bloß noch mal fünf Sekunden dauert, aber ich gönne ihm ja seine Erleichterung. Wenn er die Treppe nicht mag, muss er den Aufzug regelrecht hassen.

Ich glaube, Teeny geht es genauso.

Die Tür gleitet auf, und wir folgen dem Mann und dem Rollstuhl auf den Flur.

»Die Treppe ist um die Ecke«, sage ich.

Da bemerke ich an der Wand gegenüber vom Aufzug plötzlich ein Schild. Zwischen den Richtungsweisern zu Toiletten und etwas namens *Bestrahlung* steht:

⇦ ITS

Ich bleibe stehen.

Eine Weile starre ich das Schild unverwandt an.

»Was ist?«, sagt Teeny, als ich mich nicht rühre.

»Kannst du mit Oswald mal kurz hier warten?«, bitte ich Teeny.

»Wieso?«

»Ich will nach jemandem schauen. Ich glaube, sie ist auf diesem Stockwerk.«

»Wer?«, fragt Teeny.

»Eine Freundin«, sage ich. »So eine Art Freundin, meine ich. Ich glaube, sie ist hier auf diesem Flur.«

Teeny schaut mich durchdringend an und kneift die Augen zusammen. Ich habe das Gefühl, sie versucht, direkt durch mich hindurchzuschauen.

»Okay«, sagt sie schließlich. »Wir können warten. Stimmt's, Oswald?«

»Okay«, sagt der.

Ich wende mich nach links und folge den Schildern wie damals, als ich die Intensivstation im Kinderkrankenhaus fand. Nach zwei langen Korridoren und einmal Abbiegen stehe ich plötzlich vor zwei Flügeltüren, die ganz ähnlich aussehen wie die Türen zur Kinderintensivstation. Auf dem Schild an der Doppeltür steht *Intensivstation.*

Ich passiere durch.

Dann stehe ich in einem großen Raum. Außen herum sind lauter Vorhänge. Einige sind zugezogen, andere stehen offen. In der Mitte des Raums ist ein langer Empfangstisch, es gibt Schreibtische und eine Menge Maschinen. Ärzte gehen umher, gehen zwischen den Vorhängen ein und aus, tippen an Computern, telefonieren, unterhalten sich miteinander, schreiben Sachen auf Klemmbretter und gucken besorgt.

Alle Ärzte gucken besorgt, aber diese Ärzte gucken ganz besonders besorgt.

Ich fange bei dem Vorhang an, der mir am nächsten ist. Er ist zugezogen. Ich krieche unten durch. In dem Bett dahinter liegt eine alte Frau. Sie hat graues Haar und ganz viele Runzeln um die Augen. Maschinen mit Kabeln und Schläuchen sind an ihre Arme angeschlossen, und unter ihrer Nase steckt ein dünner Plastikschlauch. Sie schläft.

Ich gehe zum nächsten Vorhang hinüber und dann zum übernächsten. Wenn der Vorhang zugezogen ist, krieche ich unten durch. Manche Betten sind leer, und in manchen liegen Leute. Alles Erwachsene. Hauptsächlich Männer. Hinter zwei Vorhängen sind gar keine Betten.

Ich entdecke Dee hinter dem letzten Vorhang. Erst erkenne ich gar nicht, dass es Dee ist. Ihr Kopf ist rasiert. Sie ist so kahl wie Oswalds kahler Freund, so kahl wie Oswald. Ihre Wangen sind geschwollen, und die Haut um ihre Augen herum ist schwarz. Sie ist von allen, die ich bisher gesehen habe, an die meisten Maschinen angeschlossen. Schläuche und Kabel führen von Beuteln mit Wasser und von Maschinen mit winzigen Bildschirmen zu ihrem Arm und zum Brustkorb. Die Maschinen machen zischende, piepsende, klickende Geräusche.

Eine Frau sitzt neben Dee auf einem Stuhl und hält ihre Hand. Es ist Dees Schwester. Das weiß ich, weil sie haargenau so aussieht wie Dee. Eine jüngere Ausgabe von Dee. Die gleiche dunkle Haut. Das gleiche scharf geschnittene Kinn. Die gleichen runden Augen. Sie flüstert Dee etwas ins Ohr. Sie flüstert immer wieder und wieder die gleichen Wörter. Wörter wie *Gott* und *Jesus* und *Allmächtiger*. Ich kann sie kaum hören.

Dee sieht nicht gut aus. Sehr schlecht sieht sie aus.

Dees Schwester sieht auch nicht gut aus. Müde sieht sie aus und erschrocken.

Ich sitze auf der Bettkante neben Dees Schwester und schaue auf sie hinunter. Ich will weinen, habe aber gar keine Zeit zum Weinen. Teeny und Oswald warten ja bei den Aufzügen, und Mrs Patterson packt ihren geheimen Bus mit Essen und Kleidern voll. Ich muss los.

»Es tut mir so leid, dass du verletzt bist«, sage ich zu Dee. »Es tut mir ja so leid. Ich wünschte, ich hätte dich retten können. Du fehlst mir.«

Tränen steigen mir in die Augen. Das hier ist erst das zweite Mal, dass meine Augen Tränen gemacht haben, und die fühlen sich seltsam an. Glitschig und heiß.

»Ich muss Max retten«, sage ich zu Dee. »Dich konnte ich nicht retten, aber ich glaube, ich kann Max retten. Darum muss ich jetzt gehen.«

Ich stehe auf und will gehen. Noch einmal betrachte ich Dees bleiches Gesicht und die dünnen Handgelenke. Ich lausche ihrem rauen, unregelmäßigen Atem, dem Flüstern ihrer Schwester und dem unablässigen Piepsen der Maschine neben ihrem Bett. Ich schaue und horche. Dann setze ich mich wieder hin.

»Ich habe Angst«, sage ich zu Dee. »Max ist in Gefahr, aber ich glaube, seine Gefahr ist gut für mich. Wenn er weiter in Gefahr ist, bleibe ich am Leben. Ich bin ganz durcheinander.«

Ich hole tief Luft und überlege, was ich als Nächstes sagen will, aber als mir nichts einfällt, rede ich einfach weiter.

»Nicht, dass ein Mann in Teufelsmaske auf Max schießen wird. Es ist nicht die Art von Gefahr. Mrs Patterson wird gut für Max sorgen, das weiß ich. Sie ist auch ein Teufel, aber nicht so einer wie der, der auf dich geschossen hat. Max wird es schon gut gehen, egal, was ich mache. Aber mir vielleicht nicht. Ich weiß nicht, was dann mit mir geschieht. Jetzt, wo mir Oswald hilft, kann ich Max vielleicht wirklich retten. Hätte ich nie gedacht, aber er hat eingewilligt. Ich habe bloß solche Angst.«

Ich sitze da und schaue Dee durchdringend an. Ich höre zu, wie ihre Schwester immer wieder und wieder ihre Wörter flüstert. Es klingt fast wie ein Lied.

»Ich weiß, dass es das Richtige ist, Max zu retten«, sage ich zu Dee. »Es ist aber egal, ob ich das Richtige tue, wenn ich dabei aufhöre zu existieren. Das Richtige ist bloß dann gut, wenn man auch da sein kann, um sich dran zu freuen.«

Ich spüre wieder heiße, glitschige Tränen in den Augen, die aber nicht für Dee sind. Die sind für mich.

»Ich wünschte, es gäbe einen Himmel. Wenn ich das wüsste, dann würde ich Max ganz sicher retten. Ich hätte keine Angst, denn dann gäbe es einen Ort, wo man danach hinkönnte. Einen anderen Ort. Ich glaube aber nicht, dass es einen Himmel gibt, und ganz bestimmt keinen für imaginäre Freunde. Der Himmel ist bloß für Leute, die Gott gemacht hat, und mich hat Gott nicht gemacht. Max hat mich gemacht.«

Ich lächle und stelle mir Max als einen Gott vor. Einen Gott, eingesperrt in einen Keller mit einem Haufen Legosteinen und Armeesoldaten. Den Gott von Budo.

»Deshalb sollte ich ihn ja wohl retten«, sage ich. »Weil er mich gemacht hat. Ohne ihn wäre ich nicht am Leben. Aber ich habe Angst, und ich habe ein schlechtes Gewissen, weil ich Angst habe. Und ein noch schlechteres Gewissen, weil ich überlege, ob ich Max bei Mrs Patterson lasse. Ich weiß ja, ich will versuchen, ihn zu retten, aber ich überlege auch, ihn nicht zu retten, und deshalb habe ich ein schlechtes Gewissen. Und komme mir vor wie ein echter Widerling. Es ist aber doch nicht falsch, wenn ich mir um mich selber Sorgen mache, oder?«

»Nein.«

Es ist nicht Dees Schwester oder eine Ärztin, die da spricht. Es ist Dee.

Ich weiß, dass sie mich nicht hören kann, weil ich ja ein imaginärer Freund bin. Aber das Wort klingt wie eine Antwort auf meine Frage. Es überrascht mich. Dass Dee überhaupt spricht, überrascht mich. Ich schnappe nach Luft.

»Dee?«, sagt ihre Schwester. »Was hast du gesagt?«

»Hab keine Angst«, sagt Dee.

»Hab keine Angst vor was?«, fragt ihre Schwester und drückt ihre Hand ganz fest. Beugt sich näher und näher.

»Redest du mit mir?«, frage ich.

Dees Augen sind jetzt offen, es sind aber bloß ganz kleine Schlitze. Ich schaue genau hin, ob sie mich anschaut, aber ich weiß es nicht.

»Hab keine Angst«, sagt Dee noch einmal. Ihre Stimme ist nur ein dünnes Flüstern, doch die Worte sind deutlich.

»Doktor!«, ruft Dees Schwester und wendet den Kopf zu dem Empfangstisch und den Tischen in der Raummitte. »Meine Schwester ist wach. Sie spricht!«

»Redest du mit mir, Dee?«, wiederhole ich. Ich weiß, dass sie es nicht tut, kann sie ja nicht. Aber es scheint mir so.

»Geh«, sagt Dee. »Geh. Es ist Zeit.«

»Ich?«, frage ich. »Redest du mit mir? Dee?«

Die Ärzte kommen her. Sie ziehen die Vorhänge vollends auf. Ein Arzt bittet Dees Schwester, beiseitezutreten. Der andere geht auf die andere Bettseite, als plötzlich ein Alarm ertönt. In Dees Augen ist jetzt das Weiße zu sehen. Die Ärzte bewegen sich schneller, und ich werde von einem frisch dazugekommenen Arzt vom Bett gestoßen. Er hat mich geschubst und es gar nicht gemerkt.

»Sie hat gerade gesprochen!«, sagt Dees Schwester.

»Sie kollabiert!«, ruft einer der Ärzte.

Ein anderer nimmt Dees Schwester bei der Schulter und schiebt sie vom Bett weg. Zwei weitere Ärzte treffen ein. Ich stelle mich ans Fußende des Betts. Die Ärzte drängeln sich so um Dee, dass ich sie fast nicht sehen kann. Einer legt Dee eine Plastiktüte über den Mund und drückt: auf und zu. Ein anderer Arzt steckt eine Nadel in einen Schlauch, der an Dees Arm angeschlossen ist. Ich schaue zu, wie eine gelbe Flüssigkeit im Schlauch hochsteigt und unter Dees Nachthemd verschwindet.

Dee stirbt.

Ich sehe es an den Gesichtern der Ärzte. Sie bemühen sich und arbeiten schnell, tun aber bloß das, was sie eben tun müssen. Den gleichen Gesichtsausdruck sehe ich bei manchen von Max' Lehrerinnen, wenn Max etwas nicht begreift und die Lehrerin denkt, er wird es nie begreifen. Sie bemühen sich, aber man merkt, dass sie den Unterricht bloß abspulen. Nicht richtig unterrichten. So sehen die Ärzte jetzt aus. Sie doktern, aber sie glauben nicht ans Doktern.

Dees Augen gehen zu.

Ich höre, wie ihre Worte in meinem Kopf klingen.

Geh. Es ist Zeit. Hab keine Angst.

50. Kapitel

Wir stehen am Eingang zum Krankenhaus. Draußen hagelt es. Oswald behauptet, er hat noch nie Hagel gesehen. Der wird ihm gefallen, sage ich zu ihm.

Ich bedanke mich bei Teeny.

Sie lächelt. Ich weiß, dass sie Aubrey nicht allein lassen kann, aber ich wünschte, sie könnte mit uns kommen.

»Bist du bereit, Oswald?«, frage ich.

In der Eingangshalle ist viel los, ein ständiges Kommen und Gehen. Verglichen mit den anderen Leuten hier, wirkt Oswald sogar noch größer. Er ist ein Riese.

»Nein«, sagt Oswald. »Ich will hierbleiben.«

»Du gehst aber doch mit Budo und hilfst ihm«, sagt Teeny. Das ist keine Frage. Es ist ein Befehl.

»Ja«, sagt Oswald.

Er sagt zwar *Ja*, es klingt aber wie *Nein*.

»Gut«, sagt Teeny, und dann fliegt sie zu Oswald hinüber und umarmt ihn sogar.

Er schnappt nach Luft. Seine Muskeln spannen sich an, und seine Hände ballen sich wieder zu Fäusten. Teeny drückt ihn, bis er sich schließlich ganz entspannt. Das dauert eine ganze Weile.

»Und viel Glück«, fügt sie hinzu. »Ich will euch beide wiedersehen. Bald.«

»Okay«, sagt Oswald.

»Wirst du«, sage ich.

Aber ich glaube nicht dran. Ich glaube, es ist das letzte Mal, dass ich Teeny und dieses Krankenhaus sehe.

Die ersten fünf Minuten draußen verbringt Oswald damit, den fallenden Hagelkörnern auszuweichen. Er duckt sich vor einem weg, während zehn andere durch ihn hindurchfliegen. Er bemerkt es nicht mal.

Sobald er feststellt, dass ihm die Hagelkörner nichts tun, beschäftigt er sich die nächsten fünf Minuten damit, sie mit der Zunge aufzufangen. Sie gehen natürlich hindurch, aber es dauert eine Weile, bis er es begreift, und unterwegs prallt er dabei an mindestens drei Leuten und einem Telefonmast ab.

»Wir müssen gehen«, sage ich zu Oswald.

»Wohin?«

»Wir müssen nach Hause. Wir müssen morgen mit dem Bus zur Schule fahren.«

»Ich war noch nie in einem Bus«, sagt Oswald.

Ich merke, dass er nervös ist, und beschließe, ihm von jetzt an so wenig wie möglich zu erzählen.

»Es wird dir Spaß machen«, verspreche ich ihm.

Vom Krankenhaus bis zu Max nach Hause ist es ein langer Weg. Normalerweise gefällt mir der Spaziergang, aber Oswald stellt Fragen, haufenweise Fragen.

Wann schalten sie die Straßenlampen ein?

Hat jede Straßenlampe einen eigenen Schalter?

Wo sind all die Eisenbahnzüge hingefahren?

Wieso malen sich die Leute ihr Geld nicht einfach selber?

Wer hat entschieden, dass Rot stehen und Grün gehen bedeutet?

Gibt es nur einen Mond?

Klingen alle Autohupen gleich?

Wie hindert die Polizei Bäume daran, mitten auf der Straße zu wachsen?

Streichen die Leute ihre Autos selber an?

Was ist ein Feuerhydrant?

Warum pfeifen Leute beim Gehen?

Wo wohnen Flugzeuge, wenn sie nicht fliegen?

Die Fragerei hört gar nicht auf, und obwohl ich will, dass sie aufhört, gebe ich weiter Antworten. Dieser Riese, der mich kurz zuvor noch im Zimmer herumgeschmissen hat, braucht mich jetzt, und solange er mich braucht, hoffe ich, dass er auf mich hört und mir hilft.

Seit wir Teeny im Krankenhaus zurückgelassen haben, hatte ich Angst, Oswald würde sich wieder in diesen alten, zornigen Kerl zurückverwandeln. Und Teenys Zauber würde verfliegen, wenn wir erst einmal weit genug weg wären. Stattdessen führt er sich wie ein wissbegieriges Vorschulkind auf.

»Das ist mein Haus«, sage ich zu Oswald, als wir schließlich in die Garagenzufahrt einbiegen.

Es ist spät. Ich weiß nicht, wie spät, aber in Küche und Wohnzimmer brennt kein Licht mehr.

»Wo gehen wir hin?«, will Oswald wissen.

»Rein. Schläfst du?«

»Wann?«, fragt Oswald.

»Schläfst du überhaupt?«

»Oh, ja.«

»Hier werden wir heute Nacht schlafen.« Ich deute auf das Haus.

»Wie komme ich da rein?«, fragt er.

»Durch die Tür«, sage ich.

»Wie?«

Da fällt es mir ein: Oswald kann ja gar nicht durch Türen passieren! Im Krankenhaus, als wir über die Treppe vom dritten in den ersten Stock gingen, folgten wir zwei Männern in blauen Uniformen durch die Tür zum Treppenhaus. Als wir das Krankenhaus verließen, gingen wir einem Mann und einer Frau hinterher.

Deshalb hat Oswald die Tür zum Zimmer des Glatzenmannes aufgestoßen. Zu Johns Zimmer. Er musste sie aufstoßen, wenn er hineinwollte.

»Kannst du die Tür aufmachen?«, frage ich.

»Weiß nicht«, sagt Oswald. Doch ich merke, dass er die Tür anschaut, als wäre es ein Berg.

»Die ist bestimmt abgeschlossen«, sage ich, was auch stimmt. »Oje.«

»Wie kommst du denn normalerweise rein?«, will Oswald wissen.

»Ich kann durch Türen passieren.«

»Passieren?«

Ich erklimme die drei Stufen zur Haustür, dann passiere ich hindurch. Eigentlich passiere ich durch zwei Türen, eine Fliegengittertür und eine Holztür. Dann drehe ich mich um und passiere wieder nach draußen.

Oswald klappt vor Staunen die Kinnlade herunter, als ich auf der anderen Seite wieder auftauche. Seine Augen sind riesengroß.

»Du kannst zaubern«, sagt er.

»Nein, du kannst zaubern«, erwidere ich. »Ich kenne

viele imaginäre Freunde, die durch Türen passieren können, aber keine imaginären Freunde, die die reale Welt anfassen können.«

»Imaginäre Freunde?«

Ich merke, dass ich wieder zu viel gesagt habe.

»Ja. Ich bin ein imaginärer Freund.« Ich zögere einen Augenblick und überlege, was ich als Nächstes sagen soll. Dann füge ich hinzu: »Und du auch.«

»Ich bin ein imaginärer Freund?«

»Ja. Was dachtest du denn, was du bist?«

»Ein Geist«, sagt er. »Und ich dachte, du wärst auch ein Geist. Ich dachte, du wolltest mir John wegstehlen.«

Ich lache. »Nein, nein. Hier gibt's keine Geister. Was dachtest du denn, was Teeny ist?«

»Eine Fee«, sagt Oswald.

Wieder lache ich, aber dann fällt mir ein, dass das Teeny wahrscheinlich geholfen hat, Oswald zum Helfen zu überreden.

»Bei Teeny stimmt es halb, was du sagst«, sage ich. »Sie ist eine Fee, aber sie ist auch imaginär.«

»Oh.«

»Du guckst ja ganz erschrocken«, sage ich.

Es stimmt. Er schaut wieder auf seine Füße, und die Arme hängen ihm seitlich wie nasse Nudeln herunter.

»Ich weiß nicht, was besser ist«, sagt Oswald. »Imaginär sein oder ein Geist.«

»Was ist der Unterschied?«, will ich wissen.

»Wenn ich ein Geist bin, heißt das, ich habe mal gelebt. Wenn ich imaginär bin, heißt es, ich war nie am Leben.«

Wir starren einander schweigend an. Ich weiß nicht, was ich sagen soll. Dann fällt es mir ein.

»Ich habe eine Idee.«

Das sage ich, weil ich tatsächlich eine Idee habe, aber hauptsächlich, weil ich das Thema wechseln will.

»Meinst du, du kannst die Türklingel drücken?«

»Wo?«, fragt Oswald, und ich merke an der Frage, dass er nicht weiß, was eine Türklingel ist.

»Der kleine Punkt da.« Ich deute auf den Knopf. »Wenn du den runterdrückst, läutet eine Glocke im Haus, und Max' Eltern machen die Tür auf. Und dann können wir reinschlüpfen.«

»Ich dachte, du kannst durch die Tür passieren?«

»Ja, kann ich. Entschuldige. Ich wollte sagen, *du* kannst reinschlüpfen.«

»Okay«, sagt Oswald.

Er sagt oft *okay*, und jedes Mal, wenn er es sagt, muss ich unwillkürlich an Max denken. Max wird heute Nacht allein sein, eingesperrt in Mrs Pattersons Keller. Der Gedanke macht mich ganz traurig, und ich komme mir niederträchtig vor.

Ich habe ihm versprochen, ihn nie zu verlassen. Und jetzt bin ich hier mit Oswald.

Aber morgen Nacht wird Max in seinem eigenen Bett schlafen. Diese Worte sage ich mir immer wieder vor, und schon geht es mir ein bisschen besser.

Oswald geht die drei Stufen zum Treppenabsatz hoch. Er streckt die Hand aus, um die Türklingel zu drücken, aber vorher versteift sich sein ganzer Körper. An Armen und Hals springen Muskeln hervor. An der Stirn erscheint eine pochende Ader. Die Raupen über seinen Augen küssen sich wieder. Er beißt die Zähne aufeinander. Seine Hand zittert, als er den Finger ausstreckt. Der berührt den Knopf, und erst einmal passiert gar nichts. Dann zittert Oswalds Hand noch heftiger, und ich höre ihn grummeln. Während er grummelt, verschwindet der Knopf unter seinem Finger, und die Glocke ertönt.

»Du hast es geschafft!«, sage ich, und obwohl ich es schon einmal gesehen habe, wie er die reale Welt berührt, staune ich immer noch.

Oswald nickt. Winzige Schweißperlen stehen ihm auf der Stirn, und er ringt nach Luft. Er sieht aus, als hätte er gerade einen Zwanzigmeilenlauf hinter sich.

Ich höre, wie sich jemand im Haus bewegt. Wir treten von der Tür zurück, damit Oswald nicht vom Treppenabsatz gestoßen wird. Die Holztür geht nach innen auf, Max' Mom tritt in den Türrahmen und späht durch die Fliegengittertür. Sie beschirmt mit der Hand die Augen und schaut hin und her, und jetzt begreife ich, dass das keine gute Idee war.

In ihrem Gesicht kann ich den Hoffnungsschimmer sehen.

Sie dachte, es wäre vielleicht eine gute Nachricht. Sie dachte, es wäre vielleicht Max.

Sie öffnet die Fliegengittertür und tritt auf den Treppenabsatz neben Oswald. Es ist kalt draußen. Es hat aufgehört zu schneien, aber ich kann ihren Atem in der eiskalten Luft sehen. Sie schlingt die Arme um den Körper, um sich warm zu halten. Ich schubse Oswald vorwärts, während Max' Mom sagt: »Hallo? Ist da jemand?«

»Geh rein«, sage ich. »Warte auf mich.«

Oswald tut, was ich sage. Max' Mom ruft noch einmal, dann verschwindet die Hoffnung aus ihrem Gesicht.

»Wer ist es?«, fragt Max' Dad. Er steht jetzt in der Küche, Oswald neben ihm.

»Niemand«, antwortet Max' Mom. Ihre Worte klingen wie schwere Steinbrocken. Sie kann sie kaum heben, um sie zu auszusprechen.

»Wer zum Teufel klingelt um zehn Uhr abends an der Haustür und läuft dann weg?«, sagt Max' Dad.

»Vielleicht hat sich jemand geirrt«, sagt Max' Mom. Sie klingt ganz weit weg, obwohl sie direkt neben mir steht.

»So ein Scheiß! Keiner irrt sich und verschwindet dann einfach.«

Max' Mom fängt an zu weinen. Sie hätte wohl sowieso geweint, aber das Wort *verschwindet* drückt sie nieder wie einer von diesen schweren Steinbrocken. Ihre Tränen strömen nur so hervor.

Max' Dad weiß sofort, was er getan hat.

»Tut mir leid, Liebes.«

Er legt die Arme um sie und zieht sie von der Tür weg, lässt die Fliegengittertür hinter sich zufallen. Kein lautes Klappen diesmal. Sie stehen in der Küche, ganz fest umschlungen, während Max' Mom bitterlich weint. Sie weint so heftig, wie ich noch nie jemanden habe weinen sehen.

Weil die Tür zu Max' Zimmer geschlossen ist, sage ich Oswald, er soll auf der Couch im Wohnzimmer schlafen. Er ist so lang, dass seine Füße am unteren Ende über die Couch baumeln. Wie zwei gewaltige Angelruten hängen sie in der Luft.

»Ist es bequem?«, frage ich.

»Wenn jemand in dem Bett neben John schläft, muss

ich auf dem Boden schlafen. Das hier ist besser als der Boden.«

»Gut. Dann schlaf schön.«

»Warte«, sagt Oswald. »Gehst du jetzt schlafen?«

Ich will Oswald nicht verraten, dass ich nicht schlafe. Sonst stellt der bloß noch mehr Fragen. Also sage ich: »Ja. Ich schlafe einfach in dem Sessel da. Mach ich oft.«

»Bevor ich einschlafe, rede ich immer mit John.«

»Ach ja? Was erzählst du ihm denn?«

»Ich erzähl ihm von meinem Tag«, sagt Oswald. »Was ich alles gemacht habe. Wen ich getroffen habe. Ich kann es gar nicht erwarten, ihm von all den Sachen zu erzählen, die ich heute gesehen habe.«

»Willst du mir denn von deinem Tag erzählen?«

»Nein«, sagt Oswald. »Du kennst meinen Tag ja schon. Du warst ja dabei.«

»Aha. Willst du mir dann was anderes erzählen?«

»Nein, ich will, dass du mir von deinem Freund erzählst.«

»Von Max?«

»Ja«, sagt Oswald. »Erzähl mir von Max. Ich hatte nie einen Freund, der reden und laufen konnte.«

»Okay«, sage ich. »Ich will dir von Max erzählen.«

Ich fange mit den einfachen Sachen an: wie Max aussieht und was er gern isst. Ich erzähle ihm von den Legosteinen, den Armeesoldaten und den Videospielen. Ich erkläre, dass Max anders ist als andere Kinder, weil er manchmal blockiert und meistens in der Innenwelt lebt.

Dann erzähle ich die Geschichten. Ich erzähle die Geschichte von Max' erster Halloween-Party im Kindergarten, von seinen Bonus-Stinkerchen und seinem Kampf mit Tommy Swinden im Jungenklo und von dem Stein, den Tommy Swinden letzte Woche in Max' Schlafzimmerfenster geschmissen hat. Ich erzähle davon, dass Max' Mom ihn neue Sachen ausprobieren lässt und dass Max' Dad so gern das Wort *normal* benutzt. Ich erzähle ihm vom Fangenspielen im Garten hinterm Haus und wie ich Max helfe, zwischen einem roten und grünen Hemd zu wählen, wenn er sich nicht entscheiden kann.

Und ich erzähle ihm von Mrs Gosk. Davon, dass sie beinahe perfekt ist, außer wenn sie Max *mein Junge* nennt, aber das ist ja eigentlich schon ziemlich perfekt.

Über Mrs Patterson spreche ich nicht. Ich fürchte nämlich, wenn ich das tue, kriegt Oswald womöglich solche Angst, dass er mir morgen nicht hilft.

Oswald stellt keine Fragen. Zweimal meine ich, er ist eingeschlafen und höre auf zu reden. Da hebt er den Kopf, schaut mich an und sagt: »Was?«

»Weißt du, was ich an Max am meisten mag?«, frage ich.

»Nein«, sagt er. »Ich kenne Max ja gar nicht.«

»Am meisten mag ich an Max, dass er tapfer ist.«

»Was hat er denn Tapferes gemacht?«

»Es ist nicht nur eine bestimmte Sache«, sage ich. »Es ist alles. Max ist wie kein anderer Mensch auf der ganzen Welt. Die Kinder machen sich über ihn lustig, weil er anders ist. Seine Mom versucht, einen anderen Jungen aus ihm zu machen, und sein Dad versucht, ihn so zu behandeln, als wäre er ein anderer. Sogar seine Lehrerinnen behandeln ihn anders, und nicht immer nett. Sogar Mrs Gosk. Sie ist perfekt, behandelt Max aber trotzdem anders. Niemand behandelt ihn wie einen ganz normalen Jungen, aber alle wollen, dass er ganz normal ist statt eben einfach er selbst. Trotz allem steht Max jeden Morgen auf und geht zur Schule und in den Park und sogar zur Bushaltestelle.«

»Das ist tapfer?«, fragt Oswald.

»Das ist obertapfer«, sage ich. »Ich bin der älteste und schlauste imaginäre Freund, den ich kenne. Für mich ist es einfach, loszuziehen und andere imaginäre Freunde kennenzulernen, weil die alle zu mir aufblicken. Die fragen mich Sachen und wollen so sein wie ich. Wenn sie mir nicht gerade die Hucke vollhauen.«

Ich lächle Oswald an.

Er lächelt nicht zurück.

»Man muss aber der tapferste Mensch auf der Welt sein, um jeden Tag rauszugehen und man selbst zu sein, wenn einen so, wie man ist, niemand mag. Ich könnte nie so tapfer sein wie Max.«

»Ich hätte auch gern einen Max«, sagt Oswald. »Ich habe John nie sprechen hören.«

»Vielleicht macht er es ja eines Tages.«

»Vielleicht«, sagt Oswald, aber es klingt ungläubig.

»Können wir jetzt schlafen gehen?«, frage ich.

»Ja.« Und dann sagt Oswald kein Wort mehr und schläft beinahe sofort ein.

Ich sitze im Sessel und betrachte ihn im Schlaf. Ich versuche, mir den morgigen Tag vorzustellen und mache eine Liste von all den Sachen, die ich brauche, um Max zu retten. Ich versuche vorherzusehen, wo mein Plan vielleicht schiefgehen könnte. Ich überlege, was ich zu Max sagen werde, wenn es so weit ist.

Das wird der wichtigste Teil. Ich kann Max nicht

alleine retten. Ich werde Oswalds Hilfe brauchen, vor allem aber werde ich Max brauchen.

Ich kann Max nur retten, wenn ich ihn überzeugen kann, sich selbst zu retten.

51. Kapitel

Einmal hat Mrs Gosk der Klasse eine Geschichte über einen Jungen namens Pinocchio vorgelesen. Als sie hörten, dass sie ihnen die Geschichte vorlesen wollte, lachten die Kinder. Sie dachten, das sei was für Babys.

Mrs Gosk auszulachen war noch nie eine gute Idee.

Kaum fing sie an zu lesen, merkten die Kinder, wie sehr sie sich getäuscht hatten. Sie fanden die Geschichte ganz toll und wollten gar nicht mehr, dass sie aufhörte, wollten immer noch mehr hören. Aber jeden Tag hörte Mrs Gosk im spannendsten Moment auf und ließ die Kinder bis zum nächsten Tag warten, was als Nächstes passierte. Mehr lesen, bettelten sie, worauf sie sagte: »Ihr könnt die Klasse ja übernehmen, wenn irgendwann ein Wunder geschieht und Schweine fliegen können!« Da wurden sie alle stinksauer. Sogar Max, der die Geschichte auch toll fand. Ich glaube, das machte Mrs Gosk mit Absicht, zur Strafe dafür, dass ihre Schüler sie ausgelacht hatten.

Mrs Gosk darf man eben nicht blöd kommen.

Pinocchio war eine Puppe, die ein Mann namens Geppetto aus einem verzauberten Holzklotz geschnitzt hatte. Obwohl er eigentlich eine Puppe sein sollte, war

Pinocchio lebendig. Er konnte sprechen und sich selbstständig bewegen, und jedes Mal, wenn er log, wurde sein Nase länger. Trotzdem wünschte Pinocchio sich immerzu, ein richtiger Junge zu werden.

Ich hasste Pinocchio. Ich war wahrscheinlich der Einzige in der Klasse, der ihn hasste. Pinocchio war lebendig, aber das reichte ihm nicht. Er konnte laufen, sprechen und Dinge in der realen Welt anfassen, aber das ganze Buch handelte davon, dass er mehr wollte.

Pinocchio wusste ja gar nicht, was für ein Glückspilz er war.

Nach dem, was Oswald über Geister und imaginäre Freunde gesagt hatte, musste ich heute Abend wieder an Pinocchio denken. Ich glaube, Oswald hatte recht. Ein Geist zu sein wäre besser, denn Geister waren ja früher einmal lebendig. Imaginäre Freunde sind in der realen Welt niemals lebendig.

Wenn man ein Geist ist, hört man nicht auf zu existieren, weil jemand aufhört, an einen zu glauben. Oder einen vergisst. Oder als Ersatz jemand Besseren findet.

Wenn ich ein Geist wäre, könnte ich ewig existieren.

Heute früh habe ich vergessen, Oswald aus dem Haus zu schaffen. Mein erster Fehler des Tages. Noch vor dem Weggehen einen Fehler zu machen ist kein gutes Zeichen.

Es wird schon noch klappen mit uns. Morgens geht Max' Mom meistens joggen, und Max' Dad bricht normalerweise zur Arbeit auf, bevor der Bus kommt. Außerdem geht er manchmal nach draußen, um die Zeitung vom Rasen vorm Haus aufzuheben. Manchmal nimmt er sie einfach gleich mit zur Arbeit, aber manchmal holte er sie rein, um sie beim Frühstück zu lesen. Wir brauchen nur jemand, der einmal die Tür aufmacht, dann kann Oswald nach draußen.

Um 7.30 Uhr kommt Max' Mom in die Küche, im Bademantel. Ganz leise. Obwohl sie gerade aufgewacht ist, sieht sie immer noch müde aus. Sie brüht eine Kanne Kaffee und isst Toast mit Marmelade. Sie ist zwar nicht meine Mutter, kommt aber dem, was ich als Mutter je haben werde, am nächsten, und es gefällt mir gar nicht, wenn ich sehe, wie klein und müde und traurig sie ist. Ich versuche mir ihre Freudenschreie vorzustellen, wenn sie Max heute Abend sieht. Ihr jetziges Bild, so müde und erschöpft, versuche ich auszulöschen und durch mein Zukunftsbild zu ersetzen. Ich werde ihr wieder aufhelfen. Ich werde Max retten, und dann ist auch sie gerettet.

Auf der Uhr an der Mikrowelle über dem Herd ist es 7.48 Uhr, als Max' Dad endlich die Tür aufmacht. Er ist immer noch in Jogginghosen. Ich glaube, er geht gar nicht zur Arbeit. Er sieht müde aus. Obwohl Max' Eltern sich gestern Abend umarmt haben, merke ich, dass zwischen ihnen etwas nicht stimmt. Max' Dad redet nicht mit Max' Mom. Er sagt: »Guten Morgen«, und weiter nichts. Und sie redet auch nicht mit ihm. Es ist, als wäre zwischen ihnen eine unsichtbare Wand.

Wegen Max hat es zwischen ihnen immer jede Menge Gründe zum Streiten gegeben, aber ich glaube, Max hat ihnen auch einen Grund gegeben, einander zu lieben. Doch jetzt verlieren sie allmählich die Hoffnung und glauben, sie sehen Max womöglich nie wieder. Und ohne Max gibt es nichts, was sie zusammenhält. Es ist fast so, als wäre Max noch hier, nur dass er jetzt bloß noch eine Erinnerung an das ist, was sie verloren haben.

Ich habe heute viel zu retten.

Um 7.55 Uhr hält der Bus vor Max' Haus, aber heute wird er dort nicht halten. Wir müssen zu den Savoys hinüber, und das bedeutet, wir müssen so schnell rennen wie möglich. Wir dürfen den Bus nicht verpassen, denn ich bin nicht sicher, ob ich die Schule alleine finde. Womöglich schon, aber wenn wir fahren, achte ich nicht genügend auf die Straßen. Womöglich klappt es nicht.

Kaum sind wir draußen, fängt Oswald mit der Fragerei an.

»Was ist das für ein Kästchen da unten an der Auffahrt?«, fragt er.

»Der Briefkasten«, antworte ich.

»Was ist ein Briefkasten?«

Ich bleibe stehen und mustere ihn streng. »Wenn wir den Bus nicht kriegen, können wir Max nicht retten. Sobald wir im Bus sind, kannst du mich so viel fragen, wie du willst, aber jetzt müssen wir gleich rennen, so schnell wir können, wenn wir ihn erwischen wollen. Okay?«

»Okay«, sagt Oswald und fängt an zu rennen. Er ist ein Riese, kann aber schnell rennen. Ich kann kaum mithalten.

Als wir noch zwei Auffahrten von den Savoys entfernt sind, fährt der Bus an uns vorbei. Wir schaffen es sicher nicht rechtzeitig bis zur Haltestelle. An dieser Haltestelle steigen aber die drei Savoy-Jungs und eine Erstklässlerin namens Patty zusammen ein und halten den Busfahrer vielleicht ein Weilchen auf, während sie an Bord klettern. Wahrscheinlich nicht lang genug, aber die Chance besteht.

Dann sehe ich unsere Chance. Als Jerry Savoy gerade in den Bus steigen will, haut ihm sein großer Bruder Henry die Bücher aus der Hand und lacht. Die Bücher fallen vor den Trittstufen zu Boden, und eins fällt unter den Bus. Um sie wieder einzusammeln, muss Jerry sich bücken und schafft es bloß auf allen vieren bis zu dem Buch, das unter dem Bus gelandet ist. Henry Savoy ist ein großer, gemeiner Kerl, aber heute hat er mir einen Gefallen getan. Henry hat keine Ahnung und Jerry auch nicht, aber vielleicht haben sie Max soeben gerettet. Wir erreichen die Haltestelle bei den Savoys gerade noch rechtzeitig, um uns hinter Patty durch die Tür zu quetschen.

Zehn Sekunden später, und der Bus hätte sich bereits in Bewegung gesetzt.

Ich versuche, wieder Luft zu kriegen, während ich Oswald auf den Platz dirigiere, wo Max und ich normalerweise sitzen.

»Wieso fahren Kinder mit dem Bus?«, will Oswald wissen. »Wieso fahren ihre Moms sie nicht einfach zur Schule?«

»Keine Ahnung«, sage ich. »Manche Leute haben vielleicht kein Auto.«

»Ich bin noch nie in einem Bus gefahren.«

»Ich weiß«, sage ich. »Wie gefällt es dir?«

»Es ist nicht so aufregend, wie ich dachte.«

»Danke, dass du so gerannt bist.«

»Ich will Max retten«, sagt Oswald.

»Wirklich?«

»Ja.«

»Wieso?«, frage ich. »Du kennst ihn ja nicht mal.«

»Er ist der tapferste Junge auf der Welt. Hast du gesagt. Er hat Tommy Swinden auf den Kopf gekackt. Er geht jeden Tag zur Schule, obwohl ihn niemand mag. Wir müssen Max retten.«

Als ich Oswald das sagen höre, wird mir ganz warm ums Herz. So muss Mrs Gosk sich fühlen, wenn sie eine Geschichte erzählt, die ihre Schüler sich zu Herzen nehmen.

»Aber wie wollen wir Max denn retten?«, fragt Oswald. »Das hast du mir noch gar nicht gesagt.«

Da beschließe ich, dass es Zeit ist. Die folgenden zehn Minuten verbringe ich damit, Oswald alles zu erzählen, was ich über Mrs Patterson weiß.

»Du hast recht«, sagt Oswald, als ich fertig bin. »Sie ist der Teufel. Sie ist eine Teufelin, die kleine Jungs stiehlt.«

»Ja, aber soll ich dir mal was sagen? Ich glaube, Mrs Patterson weiß gar nicht, dass sie der Teufel ist. Sie denkt, Max' Eltern sind die Teufel und das, was sie macht, ist richtig. Ich mag sie zwar trotzdem nicht, aber dadurch hasse ich sie ein bisschen weniger.«

»Vielleicht sind wir alle für irgendjemand der Teufel«, sagt Oswald. »Vielleicht sogar du und ich.«

Als er diese letzten fünf Wörter sagt, fällt mir auf einmal auf, dass ich die Häuser und die letzten bunt gefärbten Blätter an den Fenstern vorbeihuschen sehe, während der Bus die Straße entlangfährt.

Ich kann die Bäume *durch ihn hindurch* vorbeihuschen sehen.

Oswald schwindet.

Es ist so unsinnig. Wie hoch ist die Wahrscheinlichkeit, dass Oswald ausgerechnet an dem Tag schwindet, wo ich ihn brauche? An dem Tag, wo Max ihn braucht?

Es scheint nicht fair.

Es scheint unmöglich.

Es fühlt sich an wie eine von diesen Fernsehshows, wo so viele schlimme Sachen auf einmal passieren, dass die Show künstlich wirkt.

Dann begreife ich, was geschehen ist. Es ist meine Schuld. Oswald stirbt wegen mir.

Oswald sagte, jeden Abend, bevor er schlafen geht, redet er mit John. Er erzählt ihm, was er gemacht hat und wen er getroffen hat, und wenn er seinen Tag fertigerzählt hat, schläft er ein.

Bestimmt hat John deshalb weiter an Oswald geglaubt. John muss irgendwie gehört haben, wie Oswald jeden Abend seine Geschichten erzählte. Entweder mit den Ohren oder vielleicht bloß im Kopf. In seinen Gedanken. Vielleicht hat Oswald deswegen überhaupt existiert. John ist in einem Körper gefangen, der nicht aufwachen kann, und darum ist Oswald sozusagen Auge und Ohr für John. Sein Fenster zur Welt da draußen.

Ich dachte, Oswald könnte Dinge in der realen Welt bewegen, weil John ein Erwachsener ist. Ich bin noch nie einem imaginären Freund begegnet, der mit einem erwachsenen Menschwesen befreundet war, und darum dachte ich, das wäre es, was Oswald so besonders machte und ihm seine besonderen Kräfte verlieh.

Aber vielleicht kann Oswald Dinge in der realen Welt bewegen, weil John es nicht mehr kann. Vielleicht ist John so traurig darüber, in seinem Koma festzustecken, dass er sich vorgestellt hat, Oswald könnte Dinge bewegen. Vielleicht ist Oswald Johns Fenster zur Welt, damit

John auf eine Art immer noch die reale Welt berühren kann.

Bloß habe ich dieses Fenster jetzt weggenommen. Gestern Abend konnte Oswald nicht mit John sprechen, und jetzt hat John aufgehört, an seinen imaginären Freund zu glauben.

Oswald stirbt wegen mir.

Oswald hatte recht. Wir sind alle für irgendjemand der Teufel, und ich bin Oswalds Teufel.

52. Kapitel

Wir sitzen in Mrs Gosks Klassenzimmer. Sie erzählt eine Geschichte über ihre Töchter, Stephanie und Chelsea. Sie ist immer noch nicht sie selbst. Ich sehe die Trauer in ihren Augen. Sie hüpft nicht im Raum herum, als hätte sie Feuer unter den Füßen. Trotzdem sitzen die Kinder ganz gespannt auf der Stuhlkante, auch Oswald, der den Blick gar nicht von Mrs Gosk abwenden kann. Ich glaube, er hat bloß deshalb noch nicht gemerkt, dass er verschwindet. Und er verschwindet rasant. Viel rasanter als Graham. Ich fürchte, er könnte bis zum Ende des Schultags vollkommen verschwunden sein.

Oswald wendet sich mir zu.

Ich wappne mich innerlich. Er weiß, dass er schwindet, das spüre ich.

»Ich liebe Mrs Gosk«, sagt er.

Ich muss lächeln.

Oswald wendet seine Aufmerksamkeit wieder Mrs Gosk zu. Sie hat die Geschichte von ihren Töchtern inzwischen fertigerzählt und redet jetzt über etwas, das sich Prädikat nennt. Ich weiß nicht, was ein Prädikat ist. Oswald weiß es wohl auch nicht, scheint sich aber für Prädikate mehr zu interessieren als alle anderen hier. Sein Blick hängt wie gebannt an Mrs Gosk.

Ich weiß, was ich zu tun habe. Wie, weiß ich zwar nicht, aber ich muss einen Weg finden. Jetzt gilt es, das Richtige zu tun.

Das Falsche zu tun scheint unmöglich, wenn Mrs Gosk im Raum ist.

»Oswald, wir müssen gehen«, sage ich.

»Wohin?« Er starrt Mrs Gosk unverwandt an.

»Ins Krankenhaus.«

Er dreht sich zu mir her. Die Raupen über seinen Augen küssen sich wieder. »Und was ist mit Max? Wir müssen ihn doch retten.«

»Oswald, du verschwindest.«

»Du merkst es?«, fragt er.

»Merkst du es?«, frage ich zurück.

»Ja. Heute früh beim Aufwachen habe ich es bemerkt, da konnte ich durch meine Hände gucken. Du hast nichts gesagt, also dachte ich, vielleicht sehe bloß ich es.«

»Nein, ich kann es sehen. Das habe ich schon mal erlebt. Du wirst vollkommen verschwinden, wenn wir dich nicht zu John zurückbringen.«

»Vielleicht«, sagt Oswald, aber an »vielleicht« glaubt er nicht. Er glaubt an »bestimmt«, so wie ich.

»Nicht vielleicht«, sage ich. »Ich weiß es. John glaubt an dich, weil er jeden Abend hört, wie du mit ihm redest. Aber gestern Abend hat er dich nicht gehört, weil du bei mir warst. Und deshalb verschwindest du. Wir müssen dich zu ihm zurückbringen.«

»Und was ist mit Max?«, fragt Oswald. Seine Stimme klingt ein bisschen zornig, was mich überrascht.

»Max ist mein Freund, der würde ganz bestimmt nicht wollen, dass du stirbst, indem du ihn rettest. Das ist nicht recht.«

»Ich will Max retten«, sagt Oswald. »Und ich habe die Wahl.«

Seine Fäuste ballen sich, und er funkelt mich wütend an. Unwillkürlich frage ich mich: Ist sogar Oswald gezwungen, das Richtige zu tun, wenn Mrs Gosk im Raum ist?

»Ich weiß, dass du ihn retten willst«, sage ich. »Aber nicht heute. Wir müssen dich zurück zu John bringen. Max kannst du morgen retten.«

»Ich schaffe es vielleicht gar nicht mehr rechtzeitig zu John«, sagt Oswald. »Und selbst wenn ... Ich kann John schon gar nicht mehr spüren. Ich glaube, es ist zu spät.«

Das glaube ich auch. Ich erinnere mich, was passiert ist, als ich versucht habe, Graham zu retten. Allmählich glaube ich, sobald ein imaginärer Freund anfängt zu verschwinden, ist das durch nichts aufzuhalten. Ich will aber nicht derjenige sein, der es ausspricht.

»Du wirst sterben, wenn wir nichts tun«, sage ich.

»Schon gut. Ich weiß.«

»Du wirst aber kein Geist, falls du das etwa glaubst. Du wirst einfach für immer verschwinden. Es wird sein, als wärst du nie hier gewesen.«

»Nicht, wenn ich Max rette«, sagt Oswald. »Wenn ich den tapfersten Jungen auf der Welt rette, dann wird es sein, als wäre ich für immer hier.«

»Das stimmt nicht«, sage ich. »Dann bist du weg, und keiner erinnert sich an dich. Nicht mal Max. Es wird sein, als hättest du nie existiert.«

»Weißt du, wieso ich so wütend war, als du mir begegnet bist?«, fragt Oswald.

»Du dachtest, ich bin ein Geist. Und du dachtest, ich würde John stehlen.«

»Ja, aber nicht ganz. Als ich in dem Krankenhaus war, fühlte es sich an, als würde ich nicht existieren. Ich hockte in diesem Zimmer fest, auf den Fluren, und hatte keinen zum Reden, nichts zu sehen, nichts zu tun. Vielleicht bin ich kein Geist, aber es war, als wäre ich einer.«

»Das ist ja verrückt«, sage ich.

Es stimmt. Ich komme mir vor, als hätten Oswald und ich die Plätze getauscht. Ich bin wütend und voller Angst und bereit, jemanden in die Fresse zu hauen, und er ist so ruhig und ergeben. Er verschwindet direkt vor seinen eigenen Augen, und es macht ihm überhaupt nichts aus. Er will nicht kämpfen.

Er erinnert mich an Graham, nachdem unser Plan, sie zu retten, gescheitert war. Sie hatte auch aufgegeben.

Und dann tut Oswald das Unfassbare. Er streckt die Arme aus und umarmt mich. Er schlingt seine Riesenarme um mich und drückt ganz fest. Er hebt mich glatt aus dem Sitz hoch. Zum ersten Mal fasst er mich an, ohne mir wehzutun, und es ist irgendwie verrückt: Oswald verschwindet, aber ich bin derjenige, der umarmt wird.

»Ich wusste, dass ich allmählich verschwinde, als ich heute früh durch meine Hände schaute«, sagt er, dabei drückt er mich immer noch. »Zuerst hatte ich Angst, aber die ganze Zeit im Krankenhaus hatte ich ja auch Angst. Und jetzt habe ich dich und Teeny kennengelernt. Ich bin Aufzug und Bus gefahren. Ich bin Mrs Gosk begegnet. Und ich werde Max retten. Das ist mehr, als ich je in meinem ganzen Leben gemacht habe.«

»Denk dran, was du noch alles machen könntest«, sage ich.

Oswald lässt mich wieder runter. Unsere Blicke treffen sich.

»Nicht, wenn ich im Krankenhaus bleiben muss. Ich erlebe lieber ein einziges tolles Abenteuer, als ewig im Krankenhaus zu bleiben.«

»Es ist falsch. Wir müssen versuchen, dich wieder ins Krankenhaus zurückzubringen«, sage ich. »Ich habe das Gefühl, wir geben auf.«

»Max nicht zu helfen, das ist falsch«, sagt Oswald. »Er ist der tapferste kleine Junge auf der ganzen Welt. Er muss gerettet werden.«

»Du kannst ihn ja retten, nachdem du dich erst mal selber gerettet hast.«

Oswald sieht plötzlich wütend aus. Es ist die gleiche Wut, die ich in seinem Gesicht sah, kurz bevor er mich in dem Krankenhauszimmer herumschmiss. Seine Muskeln spannen sich an, und er scheint noch ein ganzes Stück größer zu werden.

Dann sehe ich, wie er sich genauso schnell wieder verändert. Seine Fäuste lösen sich. Seine Muskeln entspannen. Sein Gesicht wird weicher. Es ist keine Wut mehr, es ist Enttäuschung.

Er ist enttäuscht von mir.

»Still jetzt«, sagt er. »Ich will Mrs Gosk zuhören, okay? Ich will einfach hier sitzen und Mrs Gosk zuhören, bis wir gehen müssen.«

»Okay«, willige ich ein.

Ich will noch mehr sagen, habe aber Angst. Nicht, weil Oswald wütend ist oder von mir enttäuscht, obwohl das mehr wehtut, als ich dachte. Ich habe Angst, weil ich Oswald brauche. Ohne ihn kann ich Max nicht retten. Ich bin ja froh, dass er Max retten will statt sich selber, komme mir aber innerlich richtig schäbig vor. Wie der schlechteste imaginäre Freund, den es je gab.

Max ist der tapferste kleine Junge auf der Welt, aber Oswald ist der tapferste imaginäre Freund auf der Welt.

53. Kapitel

Oswald bleibt den ganzen Tag bei Mrs Gosk. Er folgt ihr sogar auf die Toilette. Lass das, sage ich ihm, aber was Privatsphäre auf dem Klo ist, begreift er wohl nicht.

Auch ich bleibe fast den ganzen Tag bei Mrs Gosk und behalte Oswald im Auge. Ich habe Angst, dass er verschwindet, bevor er mir helfen kann, Max zu retten. Ich starre auf seinen durchsichtigen Körper und überlege, wie viel Zeit er wohl noch hat. Lässt sich unmöglich sagen. Ich werde fast verrückt, wenn ich bloß dran denke.

Ich schaue auch nach, was Mrs Patterson treibt. Als wir in der Schule ankamen, wollte ich mich als Erstes vergewissern, dass sie heute arbeitet. Tut sie. Wir sahen sie aus dem Auto steigen, als der Bus in die kreisrunde Zufahrt einbog.

Alles läuft plangemäß. Bloß dass derjenige, der am wichtigsten ist, damit mein Plan funktioniert, vor meinen Augen verschwindet.

Obwohl der Schultag erst um zwanzig nach drei endet, verlassen Oswald und ich Mrs Gosks Unterricht um drei. Oswald muss in Mrs Pattersons Auto steigen, wenn sie die Tür aufmacht, und ich will, dass er bereit ist.

Bevor er geht, verabschiedet er sich von Mrs Gosk. Er geht nach vorn und sagt ihr, dass sie die großartigste Lehrerin auf der Welt ist und dass es der schönste Tag seines Lebens war, in ihrer Klasse zu sitzen. Ich bin mir nicht sicher, ob ich Mrs Gosk wiedersehen werde, aber Oswald sicher nicht. Ihn zu beobachten, wie er ihr zuwinkt, während er aus dem Klassenzimmer tritt, ist beinahe so traurig wie Graham beim Verschwinden zuzusehen. Ich habe fast noch nie so was Trauriges erlebt. Ich verabschiede mich auch, bringe es aber so schnell wie möglich hinter mich.

Ich kann mir nicht vorstellen, dass ich sie nie wiedersehen werde. Ich habe sie so lieb.

Fünf Minuten nach dem Läuten geht Mrs Patterson durch die Seitentür nach draußen. Mit beiden Händen trägt sie eine große Stofftasche, die voll aussieht. Ihre Handtasche hängt ihr über der Schulter.

»Kümmer dich nicht um mich«, schärfe ich Oswald noch mal ein. »Ich kann durch Autotüren passieren, so wie zu Hause durch die Eingangstür. Steig du einfach ein. Sobald sie die Tür aufmacht, springst du vor ihr rein. Warte keine Sekunde. Du musst schnell sein.«

Mrs Patterson bleibt neben ihrem Auto stehen. Sie stellt die Tasche auf dem Pflaster ab und öffnet die hintere Tür. Sie hebt die Tasche hoch. Die sieht schwer aus. Ich kann Bücher, Bilderrahmen und Schneestiefel darin erkennen. Und auch noch andere Sachen. Gleich wird sie die Tasche auf den Rücksitz stellen. Oswald ist nicht richtig positioniert, um durch diese Tür einzusteigen. Er steht davor, als Mrs Patterson sie öffnet. Aber dann gerät er in Panik. Er will um Mrs Patterson und die Tür herumlaufen und sich, kurz bevor sie zugeht, hineinschummeln, erreicht sie aber nicht rechtzeitig. Er knallt gegen die Tür, prallt ab und landet auf dem Straßenpflaster. Er schüttelt grummelnd den Kopf.

»Steh auf!«, rufe ich.

Er hört auf mich und springt sofort auf.

Mrs Patterson tritt nach vorn und öffnet die vordere Autotür. Die neben dem Lenkrad. Oswald ist immer noch in Wartestellung und will einsteigen. Er steht ein paar Schritte hinter der Stelle, wo er warten sollte, ist aber nah genug dran, um einzusteigen.

»Jetzt!«, rufe ich, und Oswald rührt sich. Schneller als ich es für möglich gehalten hätte, quetscht er sich rein und krabbelt direkt vor Mrs Pattersons Körper über den Fahrersitz. Ich bin mir nicht sicher, was passiert wäre, wenn Mrs Patterson sich auf Oswald gesetzt hätte. Imaginäre Freunde werden normalerweise aus dem Weg geschubst, zum Beispiel wenn es im Aufzug eng wird, aber da gibt es immer ein Eckchen, in das man geschubst werden kann. Hätte Mrs Patterson sich auf Oswald gesetzt, hätte er nirgends hingekonnt.

Ich bin froh, dass uns die Erfahrung erspart bleibt.

Ich passiere durch die hintere Tür, klettere über die Stofftasche und setze mich hinter Oswald, der inzwischen auf dem Beifahrersitz ist.

»Alles okay?«, erkundige ich mich.

»Ja«, sagt er. Doch seine Stimme klingt ganz weit weg. Nach ein paar Sekunden fügt er hinzu: »Sie sieht nicht aus wie ein schlechter Mensch. Ich dachte, die würde viel gemeiner aussehen.«

»Wahrscheinlich glaubt deshalb auch niemand, dass sie Max verschleppt hat«, sage ich.

»Vielleicht sehen alle Teufel normal aus«, sagt Oswald. »Vielleicht sind sie deshalb so böse.«

Er klingt inzwischen so weit weg, dass ich fürchte, er wird die Autofahrt nicht überleben.

»Bist du sicher, dass alles okay ist?«, frage ich.

»Ja.«

»Gut. Bald sind wir bei Mrs Patterson zu Hause.«

Obwohl wir bald bei Mrs Patterson sind, können wir Max erst heute Abend retten. Oswald muss noch ein paar Stunden existieren, und ich bin mir nicht sicher, ob er es schafft.

Während wir von der Schule wegfahren, versuche ich, mir diese Gedanken aus dem Kopf zu schlagen und auf die Straßen zu achten. Damit mein Plan funktioniert, muss ich mir im Kopf eine Straßenkarte zeichnen. Zuerst biegen wir aus dem Kreis nach links ab, fahren bis zum Ende der Straße und halten an einer roten Ampel. Dort ist es lange rot. Während wir warten, fängt Mrs Patterson an, auf ihr Lenkrad zu trommeln. Ihr kommt es auch lang vor. Endlich schaltet die Ampel auf Grün, und Mrs Patterson biegt nach links ab.

Das Radio läuft. Ein Mann erzählt uns die Nachrichten. Nichts über einen kleinen Jungen, der aus der Schule verschwunden ist.

Wir lassen links einen Park hinter uns und rechts eine Kirche. Der Rasen vor der Kirche ist mit Kürbissen bedeckt. Neben dem orangefarbenen Feld steht ein weißes Zelt. Ein Mann steht unter dem Zeltdach. Ich glaube, er verkauft die Kürbisse. Wir kommen an noch zwei Ampeln vorbei. Dann biegen wir an einer weiteren Ampel rechts ab.

»Links, dann wieder links, dann drei Ampeln und rechts«, sage ich und wiederhole es noch zweimal. Ich versuche, ein Lied draus zu machen, denn Lieder kann man sich leichter merken.

»Was sagst du da?«, will Oswald wissen.

»Die Wegbeschreibung. Ich muss doch wissen, wie man wieder zurück zur Schule kommt.«

»Autofahren macht auch nicht so viel Spaß«, meint Oswald. »Aber ein bisschen mehr als der Bus.«

Ich würde mich gern mit ihm unterhalten, kann aber nicht. Ich versuche, mir den Weg genau einzuprägen. Aber es tut mir leid. Oswald ist dabei, ganz rasch zu schwinden. Der einzige imaginäre Freund, der mir je begegnet ist, der die äußere Welt berühren konnte, verschwindet für immer, und ich habe keine Zeit, mich mit ihm zu unterhalten.

Wir fahren eine lange, dunkle Straße entlang. Keine Parks oder Kirchen. Links und rechts bloß lauter Häuser und Straßen. Nach zwei Ampeln biegt Mrs Patterson links ab, und wir fahren einen kleinen, kurvenreichen Hügel hinunter. Am Fuß des Hügels biegt sie wieder links ab. Es ist Mrs Pattersons Straße, ich erkenne sie wieder. Rechts liegt der Teich. Etwas weiter, ebenfalls rechts, Mrs Pattersons Haus.

Ich versuche, mir die Fahrt von der Schule zu Mrs Pattersons Straße bildlich vorzustellen. Links, links, rechts, links, links. Dazwischen Verkehrsampeln. Der Park. Die Kirche mit den Kürbissen.

Meine Orientierung ist nicht so toll, merke ich. Ich komme zu Fuß ins Krankenhaus, zur Polizeistation und zur Tankstelle, weil ich langsam gehe. Autos fahren schnell. Man kann sich Dinge schwer einprägen, wenn man fährt. Und man muss sich mehr Abbiegungen merken, weil die Strecken länger sind.

Das Auto fährt langsamer, und Mrs Patterson biegt nach rechts in ihre Zufahrt ein.

»Wir sind da«, sage ich. »Da oben ist das Haus.«

»Okay«, sagt Oswald.

Wir fahren hoch bis vors Haus. Mrs Patterson drückt den Knopf an der Fernbedienung, und das Garagentor geht auf. Sie fährt in die Garage, drückt wieder auf den Knopf an der Fernbedienung, und das Garagentor geht zu.

»Ist es jetzt Zeit, Max zu retten?«, will Oswald wissen.

»Noch nicht«, erwidere ich. »Wir müssen ein paar Stunden warten. Meinst du, du kannst so lange warten?«

»Mit Zeit kenne ich mich nicht aus. Ich weiß nicht, wie lang ein paar Stunden ist.«

»Schon gut«, sagte ich. »Ich schaue zuerst mal nach Max, wenn Mrs Patterson zu ihm geht. Du wirst ihn aber bald sehen.«

Mrs Patterson schlägt ihre Autotür zu. Und als es knallt, wird mir schlagartig klar, dass Oswald ja noch auf dem Beifahrersitz ist und nicht aus dem Auto kann.

Ich habe wieder einen Fehler gemacht.

Nachdem ich seit fast sechs Jahren durch Türen passiere, habe ich vergessen, dass Oswald es nicht kann.

Schon wieder.

54. Kapitel

»Was ist los?«, fragt Oswald.

Seit Mrs Patterson die Tür zugemacht hat, habe ich kein Wort gesagt.

»Ich hab Mist gebaut«, sage ich. »Ich habe vergessen, dir zu sagen, dass du aussteigen sollst.«

»Oh.«

»Schon gut«, sage ich. »Mir wird schon was einfallen.«

Aber während ich Oswald sage, er soll sich keine Sorgen machen, sehe ich sein Bild vor mir. Der einzige imaginäre Freund, der die reale Welt berühren kann, schwindet dahin in diesem ganz gewöhnlichen Auto in dieser ganz gewöhnlichen Garage, unfähig, die letzte, große Aufgabe, für die er auserwählt war, zu vollbringen.

»Ich könnte versuchen, die Tür aufzumachen«, sagt Oswald.

»Kannst du nicht«, sage ich. »Ich habe gesehen, wie schwer es für dich war, bei Max an der Haustür zu klingeln. Du wirst es nie schaffen, gleichzeitig am Griff zu ziehen und die Tür aufzustoßen.«

Oswald betrachtet den Türgriff und die Tür. Er nickt. »Vielleicht kommt sie ja wieder«, sagt er.

Stimmt. Kann sein. Sie hat die Stofftasche auf dem

Rücksitz liegen lassen und braucht sie vielleicht. Aber Oswald schwindet zusehends. Wenn sie nicht bald zurückkommt, fürchte ich, wird es nicht mehr nötig sein.

»Kletter mal hier nach hinten«, sage ich. »Wenn sie zurückkommt, dann wegen dieser Tasche. Dann macht sie die Tür hier auf.« Ich deute auf die Tür direkt neben der Tasche. »Wir müssen bereit sein.«

Oswald klettert auf den Rücksitz. Ich staune immer noch, wie behände er sich bewegt, obwohl er ja ein Riese ist. Er setzt sich zwischen mich und die Tasche. Eine Zeit lang sitzen wir schweigend da und warten.

»Vielleicht solltest du reingehen und nach Max schauen«, schlägt Oswald vor. Er hört sich an, als sei er meilenweit entfernt. Seine Stimme ist leise und gedämpft.

Daran hatte ich auch schon gedacht, will aber ungern das Auto verlassen. Ich fürchte, Oswald verschwindet, während ich weg bin. Ich mustere ihn genau. Sehen kann ich ihn noch, aber auch alles andere hinter ihm: die Tasche auf dem Sitz. Die Autotür. Den Rechen und die Schaufel, die an der Garagenwand hängen. Wenn er sich nicht bewegt, kann man den Rechen und die Schaufel besser sehen als ihn.

»Mir passiert schon nichts«, sagt er, als könnte er meine Gedanken lesen. »Schau doch kurz nach Max und komm dann wieder.«

»Du bist am Verschwinden«, sage ich.

»Ich weiß.«

»Ich habe Angst, dass du verschwindest, solange ich weg bin.«

»Meinst du, wenn du aussteigst, verschwinde ich schneller?«

»Nein. Ich will bloß nicht, dass du alleine stirbst.«

»Oh.«

Wir sitzen wieder schweigend da. Mir ist, als hätte ich was Falsches gesagt. Ich überlege, was ich Richtiges sagen könnte.

»Hast du Angst?«, frage ich schließlich.

»Nein«, sagt er. »Angst nicht. Traurig bin ich.«

»Traurig über was?«

»Ich bin traurig, weil wir nicht mehr Freunde sein werden. Ich bin traurig, dass ich John und Teeny nicht mehr wiedersehe. Ich bin traurig, dass ich nicht mehr Aufzug oder Bus fahren werde. Ich bin traurig, dass ich mich nicht mit Max anfreunden kann.« Er seufzt und lässt den Kopf hängen. Ich überlege wieder, was ich Richtiges sagen könnte, aber er kommt mir zuvor. »Wenn ich verschwinde, werde ich aber nicht mehr traurig sein. Dann werde ich gar nichts mehr sein. Also bin ich eben jetzt traurig.«

»Wieso hast du keine Angst?«

Das ist nicht die richtige Frage für Oswald, aber die richtige Frage für mich, denn ich habe Angst, und dabei bin ich nicht mal derjenige, der verschwindet. Es tut mir leid, weil mir nichts Passendes einfällt, was ich Oswald sagen könnte, doch ich kann nicht anders.

»Angst vor was?«, fragt er.

»Angst davor, was geschieht, wenn du gestorben bist.«

»Was geschieht?«, fragt er.

»Ich weiß nicht, was geschieht.«

»Wieso dann die Angst?«, fragt er. »Wahrscheinlich geschieht gar nichts. Und wenn es besser ist als nichts, dann ist das auch okay.«

»Und wenn es schlechter ist als nichts?«

»Nichts ist schlechter als nichts. Aber wenn es nichts ist, werde ich das nicht erfahren, weil ich ja nichts sein werde.«

In dem Moment hört Oswald sich für mich wie ein Genie an.

»Aber wie ist es, nicht zu existieren?«, frage ich. »Die ganze Welt wird ohne dich weitergehen. Als wärst du nie da gewesen. Und eines Tages ist dann jeder, der dich kannte, auch tot, und dann ist es, als hättest du gar nie existiert. Macht dich das denn nicht traurig?«

»Nicht, wenn ich Max rette. Wenn ich Max rette, werde ich für immer existieren.«

Ich muss lächeln. Was er gesagt hat, glaube ich zwar nicht, doch ich lächle, weil mir die Vorstellung gefällt. Ich würde so gern daran glauben.

»Geh und schau mal nach Max«, sagt er. »Ich versprech dir, dass ich nicht verschwinde.«

»Ich kann nicht.«

»Wenn ich anfange zu verschwinden, drücke ich auf die Hupe. Okay? Ich bin sicher, das kann ich.«

»Gut.« Ich will gerade aus dem Auto steigen, da halte ich ein. »Du hast recht. Du kannst doch die Hupe drücken.«

»Und?«

»Kletter mal auf den Vordersitz. Drück auf die Hupe.«

»Wieso?«

»Ich glaube, so kommst du hier raus.«

Oswald klettert auf den Fahrersitz und legt beide Hände auf die Hupe. Ich kann seine Hände kaum erkennen und fürchte, seine Kraft, die reale Welt zu berühren, schwindet genauso wie er selbst.

Als er draufdrückt, spannen sich seine Armmuskeln an, und er zittert am ganzen Körper. Zwei Adern an seinem Hals werden dick und dunkel und ganz durchsichtig. Er stöhnt wie von ganz weit her. Gleich darauf ertönt Hupen. Es hält etwa drei Sekunden an, dann hört es auf.

Kaum hat es aufgehört, seufzt Oswald entspannt.

»Halte dich bereit«, sage ich.

»Okay«, sagt er zwischen zwei Atemzügen.

Wir warten. Es fühlt sich sehr lange an. Zehn Minuten. Vielleicht länger. Wir schauen wie gebannt auf die Tür, die die Garage mit dem Haus verbindet. Sie geht nicht auf.

»Du musst es noch mal machen«, sage ich.

»Okay.« Oswalds Gesichtsausdruck verrät mir, dass er nicht sicher ist, ob er es schafft.

»Warte«, sage ich. »Vielleicht ist Mrs Patterson in dem Geheimraum bei Max. Vielleicht kann sie die Hupe von dort aus nicht hören. Am besten gehe ich mal rein und sehe nach, wo sie ist. Ich will ja nicht, dass du umsonst hupst.«

»Ich auch nicht«, sagt Oswald.

Ich entdecke Mrs Patterson in der Küche, wo sie gerade eine Bratpfanne mit einem Schwamm saubermacht. Sie singt wieder den Hammer-Song. Die Spülmaschine steht offen, Teller, Gläser und Besteck sind eingeräumt. Vielleicht sind sie und Max gerade fertig mit Essen.

Ich gehe wieder in die Garage. Als ich mich dem Auto nähere, kann ich Oswald nicht erkennen. Er ist verschwunden. Genau wie befürchtet, hat er aufgehört zu existieren, während ich im Haus war.

Dann sehe ich ihn. Beinahe unsichtbar, aber noch am Leben. Als er zwinkert, kann ich seine zwei schwarzen Augen und dann die Umrisse seines Riesenkörpers erkennen. Ich beschließe kurzerhand, dass wir nicht warten können, bis Mrs Patterson schläft. Wir müssen Max jetzt gleich retten.

Ich klettere wieder ins Auto.

»Okay. Sie ist in der Küche. Hör zu: Wenn sie rauskommt, macht sie die Autotür auf, um zu schauen, was mit der Hupe los ist. Wieso die gehupt hat. Dann steigst du sofort aus und rennst so schnell du kannst ins Haus. Du darfst nicht in der Garage stecken bleiben.«

»Okay«, sagt er. Ich kann ihn kaum hören, und dabei sitze ich direkt neben ihm.

Oswald legt die Hände wieder ans Lenkrad. Als er diesmal die Hupe drückt, nimmt er sein Gewicht zu Hilfe und hebt sein Hinterteil so hoch, dass es den Sitz nicht mehr berührt. Die Muskeln in seinen fast durchsichtigen Armen springen wieder hervor. Die Adern an seinem Hals kommen wieder zum Vorschein. Er stöhnt. Es dauert mindestens eine Minute, bevor die Hupe erneut ertönt, diesmal bloß für eine Sekunde, doch das reicht.

Kurz darauf geht die Tür zwischen Garage und Haus auf, und Mrs Patterson steht im Türrahmen. Stirnrunzelnd und leicht vorgebeugt starrt sie das Auto an.

Ich schaue ihr direkt in die Augen. Sie wird nicht nach dem Auto sehen. Ich weiß es.

»Noch mal!«, rufe ich laut. »Du musst noch mal hupen. Jetzt!«

Oswald schaut mich an. Ich kann ihn kaum ausmachen, sehe aber die Erschöpfung in seinem Gesicht. Er glaubt nicht, dass er es schafft.

»Los!«, rufe ich wieder. »Drück auf die Hupe für Max Delaney! Du bist seine einzige Chance. Los. Du wirst bald verschwunden sein, und wenn du nicht aus diesem Auto rauskommst, stehst du mit leeren Händen da. Hup jetzt. Los, hupen!«

Oswald richtet sich auf. Er kniet sich auf den Fahrersitz und beugt sich herüber, verlagert sein ganzes Gewicht auf die Hupe. Und dann drückt er sie und ruft dabei laut Max' Namen. Obwohl er bei jedem Wort weiter entfernt klingt, erfüllt Max' Name das ganze Auto. Oswald schreit ihn nicht bloß, er brüllt ihn. Seine Rückenmuskeln richten sich mit ihm auf, dazu Arme und Schultern. Wieder erinnert er mich an einen Schneepflug. Einen unaufhaltsamen Schneepflug.

Unmittelbar darauf ertönt die Hupe.

Mrs Patterson will gerade die Tür zuziehen, als das Hupgeräusch sie innehalten lässt. Sie schrickt zusammen und lässt die Tür los, die gleich wieder aufschwingt. Nachdenklich mustert sie den Wagen, kratzt sich unschlüssig am Kopf. Dann, als ich schon glaube, sie geht ins Haus zurück und vergisst ihr von allein hupendes Auto wieder, kommt sie die drei Stufen herunter in die Garage.

»Jetzt kommt sie«, sage ich. »Wenn sie die Tür da aufmacht, raus aus dem Auto und ins Haus.«

Oswald nickt. Er kann nicht sprechen, ringt vergeblich nach Atem.

Mrs Patterson zieht die Fahrertür auf und beugt sich hinein. Als sie den rechten Arm nach der Hupe ausstreckt, windet sich Oswald an ihr vorbei und setzt einen Fuß auf den Betonboden der Garage. Er hält inne, ringt immer noch nach Luft, als ich ihm sage, er soll gehen.

»Los jetzt«, sage ich.

Er hört auf mich. Als er an Mrs Patterson vorbeikommt, probiert sie gerade die Hupe aus, drückt selbst darauf. Oswald zuckt gequält zurück, geht aber unbeirrt weiter. Ich verschwende keine Sekunde, zu warten, bis sie ihren Test beendet hat, passiere durch die Tür auf meiner Seite und folge Oswald ins Haus. Auf unserem Weg durch den Waschmaschinenraum ins düstere Wohnzimmer bleibe ich stehen. Die Sonne ist schon untergegangen, draußen ist es dunkel. Wir haben länger im Auto gesessen, als ich dachte. In diesem Zimmer brennt kein Licht. Ich habe Oswald aus den Augen verloren.

»Oswald«, flüstere ich. »Wo bist du?« Mrs Patterson kann mich zwar nicht hören, doch ich flüstere trotzdem.

Das Fernsehen verleitet einen zu vielen Dummheiten.

»Hier«, sagt Oswald und packt mich am Arm.

Obwohl er neben mir steht, kann ich ihn nicht sehen und auch kaum hören. Doch er hat einen kräftigen Griff.

Das lässt mich hoffen, dass er tun kann, was getan werden muss.

»Okay, also dann los«, sage ich.

»Das ist eine gute Idee«, sagt er. »Ich glaube nicht, dass ich noch viel Zeit habe.«

Die Kellertür steht offen. Nach allem, was passiert ist, haben wir uns diesen kleinen Glücksfall verdient. Ich wusste nicht, wie ich Oswald in den Keller hätte kriegen sollen, wenn der geschlossen gewesen wäre.

Während ich Oswald durch die Küche und die Treppe hinunterführe, sehe ich auf die Uhr an Mrs Pattersons Herd.

Fünf nach sechs.

Später als ich dachte, aber immer noch nicht spät genug. Es dauert noch Stunden, bis Mrs Patterson schlafen geht. Oswald hat aber keine Zeit mehr. Ich muss zusehen, dass es jetzt passiert.

Obwohl das Kellerlicht brennt, ist Oswald kaum zu erkennen. Während er in den Raum vor Max' Geheimzimmer tritt, sehe ich ihn bloß, weil er sich bewegt. Als er neben dem grünen Tisch mit dem kleinen Tennisplatz drauf stehen bleibt, verschwindet er.

»Max ist hinter dieser Wand«, sage ich. »Es ist eine Tür, aber eine Geheimtür, sodass ich nicht durchpassieren kann. Und Max kann sie nicht aufmachen.«

»Soll ich?«, fragt Oswald mich von ganz weit her.

»Ja.«

»Ist das der Moment, wo ich Max retten soll?«, fragt Oswald. Er klingt erleichtert. Er hat es geschafft. Er wird die eine große Tat seines Lebens vollbringen können, bevor er verschwindet.

»Ja, das ist er«, sage ich. »Du bist der Einzige, der die Tür aufmachen kann. Der Einzige auf der ganzen weiten Welt.«

Ich zeige Oswald die Stelle an dem Regal, wo er drücken muss. Er legt beide Hände an das Regal, lehnt sich dagegen und drückt. Sein ganzer Körper presst vorwärts. Er wird zum Schneepflug. Schon bewegt sich das Teilstück des Regals, und die Tür gleitet auf.

»Das war einfach«, sage ich.

»Ja.« Er klingt überrascht. »Vielleicht werde ich stärker.«

Ich kann Oswalds Lächeln nicht sehen, höre es aber in seiner Stimme.

Zum hoffentlich letzten Mal betrete ich Max' Zimmer.

55. Kapitel

Die Probleme, Max nach Hause zu kriegen:

1. Max hat Angst im Dunkeln.
2. Max hat Angst vor Fremden.
3. Max mag mit niemandem sprechen, den er nicht kennt.
4. Max hat Angst vor Mrs Patterson.
5. Max will nicht zugeben, dass er Angst vor Mrs Patterson hat.
6. Max mag keine Veränderungen.
7. Max glaubt an mich.

56. Kapitel

Max rechnet damit, dass Mrs Patterson durch die Tür kommt und schaut nicht auf, als ich das Zimmer betrete. Er baut gerade eine Lego-Eisenbahn. Die Gleise sind von ganzen Armeen von Plastiksoldaten umstellt.

»Hallo, Max«, sage ich.

»Ein Eisenbahnzug!«, ruft Oswald.

Max lässt den Legostein, den er in der Hand hat, fallen und steht auf.

»Budo!«

Er freut sich anscheinend, mich zu sehen. Er kriegt ganz große Augen, als unsere Blicke sich treffen. Schon macht er einen Schritt vorwärts, bleibt dann aber stehen. Sein Ton ändert sich, er kneift die Augen zusammen und runzelt die Stirn. »Du hast mich allein gelassen.«

»Ich weiß.«

»Du hast dein Versprechen gebrochen.«

»Ich weiß.«

»Sag ihm, dass es dir leidtut«, sagt Oswald.

Er ist herübergekommen und steht jetzt neben Max, starrt unverwandt zu ihm hinunter.

Ich mustere Oswald streng und schüttle den Kopf.

Hoffentlich begreift er, was ich ihm sagen will. Ich habe Angst, nicht, dass Max Oswald hören kann, sondern dass Oswald mich ablenkt. Ich komme mir vor wie so ein Polizist im Fernsehen, der einen Verrückten überreden muss, nicht von der Brücke zu springen. Ablenkungen kann ich da nicht brauchen. Jetzt bin ich dran, muss meine Rolle spielen. Ich habe nur eine Chance, Max zu retten, und nicht viel Zeit.

»Wieso bist du weggegangen?«, will Max wissen.

»Ich musste. Wenn ich hierbleibe, dachte ich mir, bleibst du wahrscheinlich auch.«

»Ich bin ja hiergeblieben.« Max kneift die Augen noch fester zusammen. Er klingt etwas durcheinander.

»Ich weiß«, sage ich. »Ich hatte aber Angst, wenn ich hierbleibe, bleibst du wahrscheinlich für immer bei Mrs Patterson. Du solltest eigentlich nicht hier sein, Max.«

»Doch. Hör auf, Budo. Du redest Stuss.«

»Max, du musst weg von hier.«

»Nein, muss ich nicht«, sagt Max.

Er wird ganz aufgeregt, läuft rot an und spuckt die Wörter heraus. Ich muss aufpassen. Max muss genau das richtige Fünkchen an Aufregung bekommen. Wenn er sich zu sehr aufregt, blockiert er vielleicht.

»Doch, musst du«, sage ich. »Du musst weg. Du gehörst nicht hierher.«

»Mrs Patterson sagt, ich gehöre hierher. Sie meint, du kannst auch hierbleiben.«

»Mrs Patterson ist böse.«

»Nein.« Max schreit das Wort heraus. »Mrs Patterson sorgt für mich. Sie hat mir Lego geschenkt und Armeesoldaten, und ich darf Sandwich mit Grillkäse essen, wann ich will. Zu ihrer Mom hat sie gesagt, ich bin ein braver Junge. Die kann nicht böse sein.«

»Hier ist es nicht gut«, sage ich.

»Doch. Hör auf, Budo. Du redest Stuss. Du bist kein guter Freund. Wieso redest du solchen Stuss?«

»Du musst weg hier, Max. Sonst wirst du Mom und Dad und Mrs Gosk und die alle nie wiedersehen.«

»Aber dich«, sagt Max. »Und Mrs Patterson hat gesagt, ich kann Mommy und Daddy bald wiedersehen.«

»Das mit Mom und Dad ist gelogen, und das weißt du auch.«

Max sagt nichts. Das ist ein gutes Zeichen.

»Und wenn du hierbleibst, siehst du mich auch nie wieder«, sage ich.

»Hör auf. Du redest Stuss.« Max' Hände ballen sich zu kleinen Fäusten. Er erinnert mich ein bisschen an Oswald.

»Ich mein's ernst«, sage ich. »Dann siehst du mich nie, nie wieder.«

»Wieso?« Jetzt liegt Angst in seiner Stimme. Das ist gut.

»Ich gehe weg. Und komme nicht wieder.«

»Nein«, sagt Max.

Doch das ist kein Befehl, sondern eine Bitte. Er bittet mich zu bleiben. Er fleht mich fast an zu bleiben. Da kommt Hoffnung auf.

»Ja«, sage ich. »Ich gehe weg. Ich komme nie, nie wieder zurück.«

»Bitte, Budo, geh nicht.«

»Ich gehe.«

»Nein, bitte geh nicht.«

»Ich gehe.« Ich will, dass meine Stimme wie kalter,

harter Stein klingt. »Du kannst auch gehen. Oder für immer hierbleiben.«

»Ich kann nicht weg«, sagt Max. Jetzt höre ich Panik in seiner Stimme. »Mrs Patterson lässt mich nicht raus.«

»Deshalb musst du fliehen, Max.«

»Ich kann nicht.«

»Doch, du kannst.«

»Ich kann nicht.« Max ist den Tränen nahe. »Mrs Patterson lässt mich nicht raus.«

»Die Tür ist auf.« Ich deute auf die offene Tür.

»Die Tür ist auf?« Endlich bemerkt Max es.

»Mrs Patterson hat die Tür offen gelassen«, sage ich.

»Lügenbeutel, Lügenbeutel!«, ruft Oswald von weither. Schmunzelnd frage ich mich, wo er den Ausdruck aufgeschnappt hat.

»Hör zu, Max. Es ist das einzige Mal, dass Mrs Patterson vergisst, die Tür abzusperren. Du musst jetzt gehen.«

»Budo, bitte bleib bei mir. Wir können doch einfach hierbleiben und mit Armeesoldaten und Lego spielen und Videospiele machen.«

»Nein, können wir nicht. Ich gehe.«

»Warum bist du so gemein?«, fragt Oswald.

Seine Stimme klingt wie ein altes Flüstern, wie Staub. Ich will stehen bleiben und mich von ihm verabschieden. Ihm danken für das, was er getan hat. Ich habe das Gefühl, er könnte jetzt jeden Moment verschwinden. Aber ich kann nicht stehen bleiben. Max kippt mir gleich weg, das spüre ich. Ich muss den Auftrag vollenden.

Ich drehe mich um und mache drei Schritte auf die offene Tür zu.

»Bitte, Budo«, fleht Max. Ich kann die Tränen in seinen Augen hören.

»Nein. Ich gehe und komme nie mehr zurück.«

»Bitte, Budo«, sagt Max. Es bricht mir fast ein bisschen das Herz, als ich ihn so verängstigt höre. So wollte ich es ja, aber ich wusste nicht, wie schwer es sein würde. Der einfache Weg ist nicht immer der richtige. Das ist jetzt so wahr!

»Bitte, lass mich nicht allein«, bettelt Max.

Ich beschließe, dass jetzt der richtige Moment gekommen ist, meinen Standpunkt klarzumachen. Meine Stimme wird von Stein zu Eis. »Mrs Patterson ist böse, Max. Du hast Angst davor, es zu sagen, aber du weißt es. Sie ist aber noch viel schlimmer, als du denkst. Sie hat vor, dich aus diesem Zimmer wegzubringen. Weg von diesem Haus. Weit, weit weg. Du wirst Mom und Dad nie wiedersehen. Du wirst mich nie wiedersehen. Alles wird sich für immer und ewig ändern, wenn du jetzt nicht gehst. Du musst jetzt gehen.«

»Bitte, Budo.« Jetzt weint Max.

»Ich versprech dir, wenn du jetzt gehst, bist du in Sicherheit. Du kommst weg von Mrs Patterson. Du schaffst es bis nach Hause. Heute Abend bist du bei Mom und Dad. Großes Indianerehrenwort. Aber wir müssen jetzt gehen. Kommst du jetzt mit mir?«

Max weint. Tränen kullern ihm über die Backen. Er kriegt kaum Luft. Aber zwischen den Schluchzern nickt er.

Er nickt.

Wir können es schaffen.

57. Kapitel

Mrs Patterson ist in ihrem Schlafzimmer und packt noch einige Sachen aus dem Badschränkchen in einen Karton. Die Uhr über dem Herd zeigt 6.42 Uhr. Es ist Zeit zu gehen.

Ich kehre noch einmal in den Keller zurück. Max steht neben der Treppe, genau an der Stelle, wo ich ihn zurückgelassen habe. In der Hand hält er die Lokomotive von seiner Lego-Eisenbahn, klammert sich daran wie an einen Rettungsring. Seine Hosentasche ist auch von irgendetwas ausgebeult. Ich frage ihn nicht, von was.

Ob Oswald noch hier ist, überlege ich. Ich schaue umher, kann ihn aber nicht sehen.

»Hier bin ich.« Er winkt mir zu. Die Bewegung fällt mir ins Auge. Er steht hinter Max, klingt aber wie von jenseits des Grand Canyon. »Dachtest du, ich wäre verloren gegangen?«

Ich muss schmunzeln. »Mrs Patterson ist oben«, sage ich. »In ihrem Schlafzimmer. Du gehst jetzt die Treppe rauf, mir hinterher. Wir wollen versuchen, durch die gläserne Schiebetür im Esszimmer nach draußen zu gelangen. Die müsste eigentlich ganz leise aufgehen. Ich habe mal gesehen, wie sie die aufgemacht hat. Da hat sie nicht gequietscht. Sobald wir draußen sind, rennst du so schnell du kannst nach rechts in den Wald.«

»Okay«, sagt Max. Er zittert am ganzen Körper. Er hat furchtbare Angst.

»Du schaffst es, Max.«

»Okay«, sagt er. Aber er glaubt mir nicht.

Wir steigen die Treppe hoch und treten auf den Flur. Rechts ist die Haustür. Ich überlege wieder, ob ich Max durch diese Tür hinausschicke, und entscheide mich dann dagegen. Die Tür ist gleich neben dem unteren Treppenabsatz. Womöglich hört Mrs Patterson, wie sie aufgeht.

»Hier herum.« Ich führe Max durch die Küche ins Esszimmer. »Der Türgriff ist auf der rechten Seite. Einfach kurz ziehen.«

Max nimmt die Lego-Lokomotive in die linke Hand und packt mit der rechten den Griff. Er zieht. Die Tür bewegt sich ein bisschen und stoppt dann mit einem dumpfen Laut.

»O nein.« Ich spüre einen Anflug von leiser Panik. »Max, wir müssen rüber – « Bevor ich meinen Satz beende, hat Max den Türknauf gedreht. »War bloß abgesperrt«, flüstert er.

Er zieht ein zweites Mal an der Tür, und die Glasscheibe gleitet mit einem leisen Zischen auf.

Ich bin ganz aufgeregt. Nicht bloß ist die Tür offen, Max war es, der sie aufgemacht hat. Er hat das Problem gelöst. Max löst aber keine Probleme. Max verfängt sich in Problemen.

Das ist ein gutes Zeichen.

Doch als die Tür aufgleitet, piepst es dreimal durchs

ganze Haus. Der Alarm ist nicht losgegangen, doch am Piepsen merkt man, dass die Alarmanlage zwar ausgeschaltet ist, aber funktioniert. Die Tür bei Max' Eltern macht das gleiche Geräusch. Ich bemerke es schon gar nicht mehr, weil es jedes Mal piepst, wenn jemand die Tür aufmacht. Es piepst andauernd.

Ich glaube nicht, dass das dreimalige Piepsen unbemerkt bleibt.

Wie zur Bestätigung höre ich, dass direkt über uns etwas runterfällt. Gleich darauf poltern rasche Schritte über den Fußboden im Obergeschoss.

»Sie kommt!«, rufe ich. »Lauf!«

Max rührt sich nicht. Wie erstarrt steht er im offenen Durchgang. Das Geräusch, mit dem Mrs Patterson quer über das obere Stockwerk poltert, lässt ihn wie angewurzelt stehen bleiben.

»Max, wenn du jetzt nicht losrennst, entkommst du nie.«

Während ich sie ausspreche, merke ich, wie wahr diese Worte sind. Ich bin ein großes Risiko eingegangen. Wenn Mrs Patterson Max jetzt erwischt, hat er nie wieder eine Chance zu entkommen. Das hier ist meine einzige Chance, Max nach Hause zu kriegen.

Und er rührt sich immer noch nicht.

Ich kann Mrs Patterson jetzt auf der Treppe hören.

»Max, bitte lauf los. Ich gehe, ob du mitkommst oder nicht. Ich bleibe nicht hier. Wir haben keine Zeit. Mom und Dad warten auf dich. Mrs Gosk wartet. Lauf!«

Irgendetwas, was ich gesagt habe, versetzt ihn in Bewegung. Wenn ich wüsste, was es ist, könnte ich es wieder benutzen. Vielleicht war es das mit seiner Mom.

Max tritt hinaus in die Nacht. Es ist dunkel, und ich

fürchte, dass er jetzt gleich wieder stehen bleibt, aber nein. Max hat Angst im Dunkeln, aber vor Mrs Patterson hat er jetzt noch mehr Angst. Er hat zugegeben, dass er Angst vor ihr hat, und das ist gut. Er überquert Mrs Pattersons Veranda und tritt die drei Stufen hinunter ins Gras. Er schaut auf den Teich hinaus. Der Mond hängt direkt über den Bäumen auf der anderen Seite. Auf dem reglosen Wasser schimmert weißes Licht.

Das bleiche Mondlicht, denke ich. Jetzt tanzt Max wirklich mit dem Teufel im bleichen Mondlicht.

»Rechts rum und dann lauf!«, schreie ich, so laut ich kann. So wütend ich kann.

Max läuft ins Wäldchen.

Ich drehe mich wieder zur Tür um. Mrs Patterson ist noch nicht da. Sie hat wohl beschlossen, zuerst an der Haustür nachzusehen.

Oswald steht in der Türöffnung. Er flimmert in dem Gemisch aus Mondlicht und der Innenbeleuchtung des Hauses wie heiße Luft über einem Parkplatz. Er ist dabei zu verschwinden. Jetzt geschieht es, direkt vor meinen Augen.

»Lauf, Budo!«, ruft er.

Aus seinem Mund klingt es nicht mehr wie eine Stimme, eher wie eine ferne, fast vergessene Erinnerung. Aber jetzt weiß ich, dass Oswald recht hatte: Er wird nie vergessen werden.

»Rette Max«, sagt er.

Wahrscheinlich schreit er diese Worte, brüllt diesen so wichtigen, allerletzten Befehl, die Worte, die sein Leben beenden. Doch bei mir kommen sie als zartes Flüstern an.

»Eins muss ich noch erledigen.«

Ich kann nicht laufen. Ich fühle mich wie Max: blockiert. Oswald der Riese, imaginärer Freund von John dem Geisteskranken, der einzige imaginäre Freund, der einen Fuß in beiden Welten hat, stirbt vor meinen Augen.

Und ich bin schuld an seinem Tod.

Gerade als ich damit rechne, dass er für immer vergeht, wendet er sich um und wirft noch einen Blick ins Haus. Er wartet kurz und lässt sich dann auf ein Knie nieder. Dabei hält er die Hände vor sich hin wie ein Junge, der seiner Mutter zeigt, wie viele Finger zehn ergeben. Ich kann die Details nicht erkennen, die Oswald einmal real gemacht haben, aber das muss ich auch nicht, um zu wissen, dass seine Muskeln zum letzten Mal hervortreten, die Adern an seinem Hals zum allerletzten Mal pochen. Er ist noch einmal Oswald der Riese, ein einziges Mal noch, bereit zum Kampf.

Dann wendet er sich mir zu, sieht mich reglos auf dem Rasen stehen, hinter mir den bleichen Mond, und sagt: »Adieu, Budo.«

Ich kann seine Worte zwar nicht mehr hören, doch irgendwie finden sie ihren Weg in meinen Kopf.

Und dann: »Danke.«

In dem Moment kommt Mrs Patterson in Sicht. Sie läuft von der Küche ins Esszimmer und auf die offene Tür zu. Sie läuft schneller, als ich gedacht hätte, und in diesem Augenblick begreife ich, dass Max' Flucht mit seinem Verschwinden im Wäldchen nicht zu Ende ist.

Sie hat gerade erst begonnen.

Oswald hatte recht. Jeder hat irgendeinen Teufel, und Mrs Patterson ist Max' Teufel.

Und meiner.

Da kommt mir ein Gedanke.

Oswald ist Mrs Pattersons Teufel. Oswald der Riese ist jetzt der Teufel im bleichen Mondlicht.

Und schon knallt Mrs Patterson in der Türöffnung gegen den kauernden, schimmernden, sterbenden Oswald. Ihr rechtes Knie schlägt gegen seine rechte Hand, sie stolpert, stürzt und fliegt kopfüber mit einem Ächzen, einem Knall und einem dumpfen Schlag auf die Veranda. Bis ganz an die Kante der Veranda rutscht sie, rollt die drei Stufen aufs Gras hinunter und bleibt knapp vor meinen Füßen liegen.

Ich schaue zum Durchgang hoch, suche meinen tapferen, sterbenden Freund und weiß schon, dass er nicht mehr da ist.

»Du hast Max gerettet«, sage ich zu meinem Freund, aber es hört keiner mehr.

Dann höre ich Max rufen. »Budo!«

Mrs Patterson hebt den Kopf aus dem Gras. Sie stützt sich auf einen Arm hoch und schaut in die Richtung, aus der Max' Stimme kommt. Eine Sekunde später rappelt sie sich auf.

Ich drehe mich um und laufe los.

Max' Flucht hat gerade erst begonnen.

58. Kapitel

Max steht hinter einem Baum, seine Lego-Lokomotive hält er wie einen Teddybären umschlungen. Ein paar Teile sind abgebrochen, aber das hat Max wohl gar nicht gemerkt. Er zittert am ganzen Körper. Es ist kalt, und Max hat keinen Mantel an, aber ich glaube nicht, dass er deswegen zittert.

»Du kannst hier nicht bleiben«, sage ich. »Du musst laufen.«

»Halt sie auf«, flüstert Max.

»Kann ich nicht«, sage ich. »Du musst laufen.«

Ich horche. Eigentlich rechne ich damit, Mrs Patterson durch die Bäume und Büsche stürzen zu hören, aber ich höre nichts. Wahrscheinlich geht sie ganz langsam, versucht, leise zu sein. Wahrscheinlich will sie sich an Max heranschleichen und ihn dann packen.

»Max, du musst laufen«, wiederhole ich.

»Ich kann nicht.«

»Du musst.«

In dem Augenblick dringt ein Lichtstrahl durch die Bäume. Ich blicke zu Mrs Pattersons Haus zurück. Am Rand des Wäldchens ist ein heller Lichtfleck.

Eine Taschenlampe!

Mrs Patterson ist ins Haus zurückgegangen, um eine Taschenlampe zu holen!

»Max, wenn sie dich findet, bringt sie dich für immer von hier weg, dann bist du für immer allein.«

»Ich hab ja dich«, sagt Max.

»Nein, hast du nicht.«

»Doch. Du sagst, du lässt mich allein. Du lässt mich aber nicht allein. Das weiß ich.«

Max hat recht. Ich würde ihn nie allein lassen. Aber jetzt ist keine Zeit für die Wahrheit. Ich muss Max anlügen, wie ich ihn noch nie angelogen habe.

»Max.« Ich schaue ihm in die Augen. »Ich bin nicht real. Ich bin imaginär.«

»Nein, bist du nicht«, sagt er. »Hör auf.«

»Es stimmt aber. Ich bin imaginär. Du bist jetzt ganz allein, Max. Du kannst mich sehen, aber ich bin eigentlich gar nicht hier. Ich bin imaginär. Ich kann dir nicht helfen, Max. Du musst dir selber helfen.«

Der Lichtstrahl fällt auf die Bäume auf der linken Seite. In Richtung Teich. Mrs Patterson kommt den Hügel herunter, ein Stück von Max entfernt zwar, aber zwischen Max und dem Teich ist nicht viel Platz. Obwohl sie in die falsche Richtung läuft, wird sie ihn gleich sehen. Der Mond erhellt den Wald, und Mrs Patterson hat eine Taschenlampe.

Eine Sekunde später hören wir das erste Knacken eines Zweiges auf dem Boden. Sie kommt näher.

Max erschrickt und lässt beinahe seine Lokomotive fallen. »Wohin? In welche Richtung soll ich rennen?«

»Keine Ahnung«, sage ich. »Ich bin imaginär. Ich weiß es genauso wenig wie du.«

Wieder knackt ein Zweig, diesmal schon viel näher,

da dreht Max sich um und rennt los, nach rechts, weg vom Wasser und weg von Mrs Patterson. Doch er ist zu schnell und zu laut. Der Schein der Taschenlampe schwenkt in seine Richtung und landet auf seinem Rücken.

»Max!«, schreit Mrs Patterson. »Warte!«

Als Max ihre Stimme hört, rennt er schneller. Ich renne auch.

Ich verliere Max aus den Augen, als er durch ein dichtes Kiefernwäldchen läuft. Doch er rennt in die richtige Richtung. Auf dieser Straßenseite sind noch fünf Häuser, und gleich ist er bei Mrs Pattersons direktem Nachbarn. Durch die Bäume kann ich die Lichter des Nachbarhauses sehen. Max war zwanzig oder dreißig Schritte vor mir, aber jetzt ist er verschwunden.

Ich höre auf zu rennen, gehe langsam, um zu horchen und zu schauen. Mrs Patterson rennt auch nicht mehr, ein Stückchen weiter hinten links geht sie im Schritttempo, so wie ich.

Wir halten beide Ausschau nach Max.

»Budo!«

Max ruft meinen Namen, aber diesmal ist es nur ein Flüstern. Die Stimme kommt von rechts, und ich schaue in diese Richtung. Ich sehe Bäume, Steine, Laub und den Schein der Straßenlaternen auf dem Hügel oben, wo der Wald an die Straße grenzt, aber keinen Max.

»Budo«, flüstert er wieder, und ich kriege Angst. Max bemüht sich, leise zu sein, aber Mrs Patterson ist zu dicht dran. Er darf kein Geräusch mehr machen.

Dann sehe ich ihn.

Zwischen einem großen Steinbrocken und einem Baum ist Laub aufgehäuft, vermutlich hat der Wind es dorthin geweht. Max hat sich in den Blättern vergraben. Ich sehe seine kleine Hand, die mir unter dem Laubhaufen hervor zuwinkt.

Ich lasse mich auf alle viere nieder und krieche, gegen die andere Seite des Steinbrockens gelehnt, zu ihm hin.

»Max, was machst du da?«, flüstere ich möglichst leise, damit Max auch flüstert.

»Warten«, sagt Max.

»Was?«

»So macht es der Heckenschütze«, flüstert Max. »Der lässt die Feindsoldaten direkt an sich vorbeilaufen, bevor er angreift.«

»Du kannst Mrs Patterson doch nicht angreifen.«

»Nein. Ich will warten, bis …«

Max verstummt, als das Geräusch von Schritten im raschelnden Laub zu uns dringt. Gleich darauf gleitet der Schein der Taschenlampe über den großen Stein, auf dem ich sitze und wo Max unter dem Laub begraben liegt.

Ich hebe den Blick. Jetzt kann ich Mrs Patterson erkennen, ihre Umrisse im Mondlicht. Sie ist ganz nah. Fünfzig Schritte entfernt. Dann dreißig. Dann zwanzig. Sie geht zielstrebig, als wüsste sie genau, wo Max sich versteckt. Wenn sie jetzt nicht die Richtung ändert, tritt sie womöglich direkt auf ihn drauf.

»Max«, sage ich. »Rühr dich nicht. Sie kommt.«

Während ich da sitze und darauf warte, dass Max geschnappt wird, denke ich über seine Entscheidung nach, sich unter dem Laub zu verstecken. *So macht es der Heckenschütze*, hatte er gesagt.

Max hat ein Buch über Krieg gelesen. Eigentlich hat

er einen ganzen Haufen Bücher über Krieg gelesen, aber jetzt wendet er das Gelesene an, um sich zu retten. In einem unbekannten Wald. Bei Nacht. Wo ihn jemand verfolgt. Und wo sein bester Freund darauf beharrt, nicht real zu sein.

Er ist nicht blockiert.

Es ist fast nicht zu glauben.

Inzwischen ist Mrs Patterson noch zehn Schritte von Max entfernt. Fünf Schritte. Ihre Taschenlampe blitzt auf. Nicht auf die Erde, sondern direkt vorausgerichtet. Zwei Schritte, bevor sie auf Max getreten wäre, wendet sie sich nach links und läuft den Hügel hoch in Richtung Straße. Klar, dass sie abbiegt. Sie hätte sonst über den Steinbrocken steigen oder sich zwischen Stein und Baum durchquetschen müssen. Trotzdem … das war knapp. Wenn sie ihre Taschenlampe auf den Laubhaufen gerichtet hätte, bin ich sicher, dass sie Max' Gestalt unter den Blättern gesehen hätte.

»Wie lange willst du noch warten?«, frage ich, sobald Mrs Patterson weit genug entfernt ist, dass ich ihre Schritte im Laub nicht mehr höre.

»Heckenschützen warten oft Tage«, flüstert er.

»Tage?«

»Ich nicht. Aber Heckenschützen. Keine Ahnung. Ein Weilchen noch.«

»Okay«, sage ich.

Ich weiß nicht, ob es eine gute oder eine schlechte Idee ist, aber Max hat eine Entscheidung getroffen. Er ist dabei, das Problem zu lösen. Er flieht ganz selbstständig.

»Budo«, flüstert er. »Bist du real? Sag mir die Wahrheit.«

Ich zögere, bevor ich ihm antworte. Ich will Ja sagen, denn Ja ist die Wahrheit, und mit Ja kann ich weiter existieren. Aber Max ist nicht sicher, und er kann es sich jetzt nicht mehr leisten, an mich zu glauben. Er muss an sich selber glauben. Er hat sich schon zu lange auf mich verlassen. Er muss sich jetzt auf sich selber verlassen. Ich kann ihn nicht nach Hause bringen.

Hier geht es nicht um die Wahl zwischen Hühnernudelsuppe oder Gemüserindfleischsuppe. Zwischen blau oder grün. Hier ist auch nicht das Lernzentrum, der Spielplatz, der Schulbus oder gar Tommy Swinden. Hier ist der leibhaftige Teufel im leibhaftigen bleichen Mondlicht.

Max muss es selber bis nach Hause schaffen.

»Nein«, sage ich. »Großes Indianerehrenwort. Ich bin imaginär. Du hast dir mich ausgedacht, damit du es leichter hast. Damit du einen Freund hast.«

»Wirklich?«, fragt er.

»Wirklich.«

»Du bist ein guter Freund, Budo«, sagt Max.

Das hat Max noch nie zu mir gesagt. Ich will ewig existieren, aber wenn ich in genau diesem Moment aufgehört hätte zu existieren, dann wäre ich wenigstens noch glücklich gewesen. Überglücklich.

»Danke«, sage ich. »Ich bin aber bloß das, was du dir vorstellst. Ich bin ein guter Freund, weil du mich zu einem guten Freund gemacht hast.«

»Es ist Zeit«, sagt Max. Er sagt es so plötzlich, dass ich gar nicht weiß, ob er mir überhaupt zugehört hat.

Er steht auf, hält sich aber gebückt. Dann arbeitet er sich den Hügel hoch, aber links von der Stelle, wo Mrs Patterson gegangen ist.

Ich hinterher.

Als ich neben den Laubhaufen trete, unter dem Max gerade noch begraben war, sehe ich bei dem Steinbrocken die Lego-Lokomotive liegen. Max hat sie zurückgelassen.

Vor uns beginnt der Rasen des Nachbargrundstücks. Eine Kiesauffahrt teilt die Grasfläche. Auf der anderen Seite ist wieder ein Wäldchen. Kleiner, glaube ich. Die Lichter des nächsten Hauses schimmern ziemlich nah durch die Bäume.

»Du solltest hingehen und an die Tür klopfen. Die Leute da helfen bestimmt.«

Max sagt nichts.

»Die tun dir bestimmt nichts, Max.«

Er antwortet nicht.

Ich hatte auch nicht damit gerechnet, dass Max sich bei Mrs Pattersons Nachbarn oder sonst wem Hilfe holt. Max würde eher sämtliche Legosteine, Armeesoldaten und Videospiele der Welt zu einer zäh-klebrigen Plastikmasse verschmelzen, als je mit einem Fremden zu reden. Bei Fremden an die Tür zu klopfen, das wäre wie an die Tür eines außerirdischen Raumschiffs zu klopfen.

Max schaut rechts und links über den Rasen, als wollte er gleich die Straße überqueren, obwohl er noch nie im Leben allein eine Straße überquert hat. Dann stürzt er zwischen den Bäumen hervor und läuft quer über den Rasen. Er ist im Mondlicht zwar gut sichtbar, könnte es aber auf die andere Seite schaffen, ohne von Mrs Patterson bemerkt zu werden.

Als er die Auffahrt erreicht, gehen am Haus Scheinwerfer an und beleuchten den Vorgarten sonnenhell. Es sind diese Lichter, die sich bei Bewegung einschalten. Max' Eltern haben auch welche im Garten hinterm Haus, die manchmal angehen, wenn eine streunende Katze vorbeikommt oder ein Hirsch.

Max erstarrt, als die Lichter angehen. Er schaut hinter sich. Ich stehe bei den Bäumen. Ich habe Max beobachtet, bin ihm aber nicht gefolgt, sondern stehen geblieben, um diesen Jungen anzustaunen, der einmal Hilfe brauchte, um sich zu entscheiden, welches Paar Socken er anziehen sollte.

Max wendet sich zu den Bäumen auf der anderen Seite und will gerade wieder losrennen, als Mrs Patterson rechts von mir durch die Bäume bricht und blitzschnell über den Rasen läuft.

Weil Max sie erst gar nicht sieht, rufe ich laut: »Max! Pass auf! Sie ist hinter dir!«

Max schaut hinter sich, rennt aber weiter.

Ich laufe los. Mein Staunen schüttle ich ab und bin plötzlich voller Angst. Ich renne Mrs Patterson hinterher, die Max jetzt immer näher kommt. Sie ist schneller als Max. Sie ist schneller, als sie sein sollte.

Sie ist tatsächlich der Teufel.

Max erreicht die Bäume auf der anderen Rasenseite und springt über ein altes Steinmäuerchen. An einem Stein bleibt er mit dem Fuß hängen, stürzt und ist nicht mehr zu sehen. Eine Sekunde später schießt er hoch und läuft weiter.

Etwa zehn Sekunden später ist Mrs Patterson bei den Bäumen. Auch sie springt über das Mäuerchen, schafft es mühelos und läuft gleich weiter. Sie hebt die Arme, die Taschenlampe ist eingeschaltet, aber nicht mehr auf Max gerichtet. Jetzt kann sie ihn sehen. Sie kommt immer näher. Der Lichtstrahl der Taschenlampe fliegt wild durch die Bäume.

»Lauf, Max!«, schreie ich, während ich über das Mäuerchen springe.

Ich bin ganz dicht hinter Mrs Patterson, kann aber nichts ausrichten. Ich bin hilflos. Unnütz.

Wieder schreie ich: »Lauf!«

Max erreicht den Rasen vor dem nächsten Haus. Der ist nicht so breit wie der erste, und hier ist die Garagenzufahrt aus Straßenbelag statt aus Kies, aber sonst ist es gleich. Max sprintet über das Gras, diesmal gehen keine Scheinwerfer an, und er verschwindet zwischen den dunklen Bäumen auf der anderen Seite.

Allmählich gehen Max aber die Häuser, Bäume und Teiche aus. Noch zwei Häuser, dann gelangt er an eine Straße, die er überqueren muss. Eine Straße, die er noch nie allein überqueren konnte. Danach ist er in einer Gegend mit Häusern, Gehwegen, Straßenlampen und Stoppschildern. Keine Laubhaufen mehr, keine Steinmäuerchen und hohen Bäume. Keine Düsternis mehr. Keine Verstecke. Er wird sich Hilfe holen müssen, oder er wird geschnappt.

Das ist aber alles egal, wenn Mrs Patterson ihn vorher schnappt, und es sieht ganz danach aus.

Nur Sekunden nach Max erreicht Mrs Patterson das Wäldchen. Ich bin etwa zwanzig Schritte hinter ihr, als ich sehe, wie ein dicker, kahler Ast im Dunkeln hochschwingt und Mrs Patterson mitten ins Gesicht knallt. Sie schreit auf und plumpst wie ein Stein zu Boden. Gleich darauf sehe ich Max. Er hat die Richtung gewechselt, sich nach rechts gewandt. Zwischen den Bäumen hindurch läuft er auf die Straße zu anstatt in den Wald zum nächstgelegenen Haus.

An der Stelle, wo Mrs Patterson auf der Erde liegt, komme ich zum Stehen. Ihre Nase ist blutig. Sie drückt die Hände ganz fest auf ihr linkes Auge und stöhnt.

Max hat mit dem Teufel im bleichen Mondlicht getanzt – und gesiegt.

Ich mache kehrt und laufe in die gleiche Richtung wie Max, aber nicht ins Wäldchen hinein. Ich bin schneller, wenn ich auf dem Rasen bleibe. Als ich die Straße erreiche, bleibe ich stehen und schaue nach links und nach rechts.

Kein Max.

Ich laufe links weiter zur Hauptstraße und hoffe, dass Max auch in dieser Richtung unterwegs ist. Ein paar Sekunden später höre ich ihn meinen Namen rufen.

»Hier rüber!«, schreit er im Flüsterton. Er ist auf der anderen Straßenseite, bei einem Baumgrüppchen kauert er, wieder hinter einem Steinmäuerchen.

Es dauert einen Moment, bis ich begreife, dass er selbstständig eine Straße überquert hat.

»Was hast du gemacht?« Ich steige zu ihm hinter das Mäuerchen. »Mrs Patterson ist verletzt.«

»Ich hab eine Falle gestellt«, sagt er, keucht, zittert und schwitzt dabei, grinst aber auch. Es ist kein Lächeln, aber fast.

»Was?«

»Ich hab einen Ast ganz weit zurückgebogen und losgelassen, als sie nah dran war«, sagt er.

Ich starre ihn ungläubig an.

»Hab ich von Rambo gelernt«, sagt er. »*Rambo*. Der Film. Weißt du noch?«

Ich erinnere mich. Den Film hatte Max mit seinem Dad angeguckt, und danach musste Max seinem Dad versprechen, seiner Mom nichts zu verraten.

Max erzählte es seiner Mom, als die nach Hause kam, denn Max kann furchtbar schlecht lügen. In der Nacht schlief Max' Dad dann im Gästezimmer.

»Sie ist richtig schlimm verletzt«, sage ich. »Und blutet.«

»Es war gar keine richtige Rambo-Falle. Seine hatte Stacheln, die steckten dann bei dem Polizist in den Beinen. Ich hatte ja kein Seil und kein Messer, und selbst wenn, hätte ich gar keine Zeit gehabt. Aber daher habe ich die Idee.«

»Okay«, sage ich. Ich weiß nicht, was ich sonst sagen soll.

»Okay«, sagt Max. Er steht auf und schiebt sich gebückt am Steinmäuerchen entlang zur Hauptstraße hin.

Er wartet nicht darauf, dass ich ihn führe, fragt nicht mal nach einer Anweisung. Max bewegt sich ganz selbstständig.

Er rettet sich selber.

59. Kapitel

Max kommt ans Ende von Mrs Pattersons Straße und bleibt stehen. Er hat sich im Wald auf der gegenüberliegenden Straßenseite gehalten, langsam und leise ist er zwischen den Bäumen gelaufen, aber wenn er diese Straße hinter sich lässt, gibt es keine Wäldchen mehr, in denen er sich verstecken kann, keine Häuser mit langen Auffahrten und riesigen Grundstücken am Teich entlang. Dann ist er auf einer Straße mit kurzen Zufahrten, eng beieinanderstehenden Häusern, Straßenlaternen und Gehwegen.

Falls Mrs Patterson ihn noch verfolgt, ist Max jetzt leicht zu sehen.

»Geh nach rechts«, rate ich Max.

Er steht an der Ecke, drückt sich an einen Baum. Er wirkt unschlüssig, wohin er gehen soll.

»Rechts ist die Schule«, sage ich.

»Okay«, sagt Max, doch anstatt aus seinem Versteck hinter dem Baum hervorzutreten, steuert er auf den Garten hinter dem ersten Haus an der Straße zu.

»Wo gehst du denn hin?«, will ich wissen.

»Auf den Gehweg kann ich nicht«, sagt er. »Da sieht sie mich vielleicht.«

»Wo willst du denn dann hin?«

»Ich bleibe hinter den Häusern.«

Und das macht er. So laufen wir beinahe eine halbe Stunde, bewegen uns quer durch die Gärten. Wenn der Platz zwischen den Häusern nicht von Zäunen, Bäumen, Garagen oder Autos verstellt ist, rennt Max. Er hält sich tief gebückt, bewegt sich schnell. Wenn ein Garten umzäunt ist, läuft er außen herum und schlägt sich durch Gestrüpp und Gebüsch. Er zerkratzt sich Hände und Gesicht an Büschen, macht sich in Pfützen und Dreck die Füße nass, läuft aber immer weiter. Noch sechs Mal löst er unterwegs die Bewegungsmelder aus, aber niemand in den Häusern sieht ihn.

Max ist nicht wie der Rambo im Film. Er kann nicht durch stillgelegte Minen schwimmen, in Polizeireviere einbrechen oder auf Berge klettern, aber das liegt daran, dass es hier keine Minen, Polizeireviere und Berge gibt. Max hat Häuser, Gärten, Zäune, Bäume und Rosenbüsche, die er sich aber so zunutze macht, wie Rambo es täte.

Als wir die nächste Kreuzung erreichen, weiß Max wieder, wo er ist.

»Der Park ist auf der anderen Straßenseite«, sagt er. »Da drüben.«

Er deutet nach links in die Richtung. Hinter dem Park liegt die Schule. Doch anstatt nach links biegt er nach rechts ab.

»Wo gehst du hin?«, frage ich. Er läuft schon an einem Zaun entlang, wieder hinter ein Haus.

»Wir können da nicht über die Straße«, flüstert er. »Das denkt Mrs Patterson nämlich, dass ich da rübergehe.«

Max überquert die Straße erst zwei Häuserblocks weiter, wo es keinen Fußgängerüberweg gibt. Statt an einer Kreuzung wartet er hinter einem geparkten Auto ab, bis keiner mehr kommt, und läuft dann über die Straße.

Ich glaube, Max hat soeben sein erstes Gesetz gebrochen.

Außer es gibt ein Gesetz, das das Kacken auf die Köpfe von anderen Leuten verbietet.

Kaum ist Max auf der anderen Seite, rennt er einfach weiter. Diesmal nimmt er den Gehweg, statt hinter den Häusern zu schleichen. Er will so schnell wie möglich zum Park, glaube ich. Im Park fühle auch ich mich sicher. Der Park ist ein Ort für Kinder, sogar mitten in der Nacht.

Max überquert noch eine Seitenstraße, dann biegt er rechts in den Park ein und läuft neben den Fußwegen auf einen Fußballplatz zwischen zwei steilen Hängen zu. Auf diesen Hängen wollte Max' Dad mal mit ihm Schlitten fahren. Die Hänge sind dafür gemacht, dass sich Leute dort hinsetzen und die Fußballspiele anschauen können, man kann darauf aber auch toll Schlitten fahren. Nach jedem Schneesturm wimmelt es auf den Hängen vor Kindern. Max wollte sich aber partout nicht auf den Schlitten setzen und jammerte die ganze Zeit, er hätte eiskalte Hände. Am Ende fuhr ihn sein Vater ohne ein Wort nach Hause.

Und heute fliegt Max den Hang runter, schneller als ein Schlitten, und läuft einfach quer über den Fußballplatz. Am Torpfosten läuft er rechts in Richtung Baseballfeld, hält sich aber abseits der Fußwege im Gras und zwischen den Bäumen am Wegrand. Nachdem er am

Baseballfeld vorbei ist, steuert er auf die Bäume rechts hinter dem Spielplatz zu.

Zwischen Schule und Park befindet sich ein kleines Waldstück. Auf den mit Holzschnipseln bedeckten Wegen gehen die Lehrer im Frühjahr und im Herbst mit ihren Schülern manchmal spazieren. Vor ein paar Wochen war Mrs Gosk mit ihrer Klasse dort, und ihre Schüler sollten Naturgedichte schreiben. Max setzte sich auf einen Baumstumpf und machte eine Liste von sämtlichen Wörtern, die sich auf *Baum* reimten.

102 Wörter hatte er auf seiner Liste. Es war zwar kein Gedicht, aber Mrs Gosk war trotzdem beeindruckt.

Max steuert auf den Wald zu. Er läuft an einem kleinen Teich am Waldrand entlang und wagt sich sogar kurz auf den Weg, bevor er schließlich den Wald erreicht und in die Dunkelheit verschwindet.

Nachdem wir uns zweimal auf den Wegen verirrt haben, stehen wir eine Viertelstunde später auf der anderen Seite des Waldes. Ein Feld erstreckt sich zwischen uns und der Schule. Es ist dasselbe Feld, auf dem Max beim Sportfest nicht laufen, nicht springen und nicht Softball spielen wollte. Seitdem wir Mrs Pattersons Haus verlassen haben, ist der Mond am Himmel höher gestiegen. Wie ein riesiges blindes Auge hängt er über der Schule.

Ich will Max sagen, dass er es geschafft hat. Ich will ihm sagen, er soll ins Gebüsch am Waldrand kriechen und warten, bis der Morgen kommt. Ich will ihm sagen, sobald die Busse auf den Kreis vor der Schule fahren, muss er bloß noch über dieses Feld zur Schule laufen und wie an einem ganz normalen Schultag durch die Eingangstür treten. Sogar zu Mrs Gosks Klassenzimmer könnte er gehen, wenn er wollte. Wenn er erst mal in der Schule drin ist, ist er in Sicherheit.

Stattdessen frage ich: »Und was kommt jetzt?«

Ich frage, weil ich nicht mehr das Sagen habe. Ich glaube, nicht mal wenn ich wollte, könnte ich das Sagen haben.

»Ich will nach Hause«, sagt er. »Ich will zu Mom und Dad.«

»Weißt du den Weg von hier nach Hause?«, frage ich.

»Ja.«

»Wirklich?«

»Ja«, wiederholt er. »Klar.«

»Oh. Wann sollen wir gehen?«, frage ich und hoffe, dass er sagt, wir warten bis zum nächsten Morgen. Wir lassen ihn von Mrs Gosk oder Mrs Palmer oder der Polizei nach Hause bringen.

»Jetzt.« Er dreht sich um und läuft los, am Feldrand entlang. »Ich will nach Hause.«

60. Kapitel

Ich weiß nicht, wie lange wir schon gelaufen sind, als wir am Haus der Savoys vorbeikommen. Der Mond ist über den Himmel gewandert, hängt aber immer noch über unseren Köpfen. Max hat nicht viel geredet. Aber so ist er eben. Er hat sich vielleicht über Nacht in Rambo verwandelt, ist aber auch immer noch Max.

Wir laufen schon ziemlich lange und halten uns, wenn möglich, immer hinter Häusern, Büschen und Bäumen. Ich bin Max jetzt den ganzen Weg gefolgt, und er hat nicht ein einziges Mal gejammert.

Nicht zu glauben, dass Max in ein paar Minuten zu Hause sein wird. Ich habe aufgehört, mir den Gesichtsausdruck von Max' Eltern vorzustellen, wenn sie ihn auf der Veranda vorm Haus stehen sehen. Jetzt geschieht gleich in Wirklichkeit das, womit ich nie gerechnet habe.

Kurz vor unserer Auffahrt bleibe ich stehen und mustere meinen Freund. Zum ersten Mal im Leben begreife ich, wie es sich anfühlt, auf jemanden stolz zu sein. Ich bin zwar nicht Max' Mom oder Dad, aber ich bin sein Freund, und ich platze vor Stolz.

Und dann sehe ich ihn.

Mrs Pattersons Bus. Den Bus mit dem speziellen Zimmer für Max hinten drin.

Max will gerade die Auffahrt hoch und die letzten Schritte bis zu seinem Haus laufen, aber er weiß nicht, dass Mrs Patterson auf ihn wartet. Er weiß nicht, dass ein Stück weiter weg vom Haus, unten an der Straße, an der dunklen Stelle zwischen zwei Straßenlampen Mrs Patterson ihren Bus geparkt hat.

Er weiß ja nicht einmal, dass Mrs Patterson einen Bus hat.

Ich mache gerade den Mund auf und will einen Warnschrei ausstoßen, aber es ist zu spät. Max hat ein paar Schritte gemacht, die Auffahrt hoch, als Mrs Patterson hinter dem riesigen Eichenbaum hervortritt, an dem Max und ich seit dem Kindergarten jeden Tag auf den Schulbus gewartet haben. Dem Baum, den Max immer anfasst, bis der Bus kommt.

Max hört ihre Schritte, noch bevor er meine Stimme hört, doch beide Geräusche kommen zu spät. Er sieht Mrs Patterson auf sich zukommen und läuft los. Er ist schon auf halbem Weg zum Haus, als Mrs Pattersons Arm auf seiner Schulter landet und zupackt. Ihr Griff ist so heftig, dass er stolpert, stürzt und sich für einen kurzen Moment befreit. Auf allen vieren kriecht er auf das Haus zu, aber gleich hat Mrs Patterson ihn wieder, packt ihn beim Arm und hebt ihn hoch, als wäre er eine Puppe.

Max kreischt. »Mom! Dad! Hilfe!«

Mrs Patterson drückt Max ihre freie Hand auf den Mund, um ihn zum Schweigen zu bringen. Max' Eltern hätten ihn aber wahrscheinlich sowieso nicht gehört. Ihr Schlafzimmer liegt oben im rückwärtigen Teil des

Hauses, und es ist spät. Sie werden wohl schon schlafen. Das weiß sie aber nicht. Sie will, dass er still ist, damit sie auf Nimmerwiedersehen mit ihm abhauen kann.

Endlich kann ich mich wieder rühren, laufe die Auffahrt hoch, bleibe vor Max stehen. Er windet sich, versucht sich loszureißen. Seine Augen sind vor Schreck ganz weit aufgerissen. Ich kann das Entsetzen in seinem Gesicht sehen. Er versucht trotz Mrs Pattersons Hand zu schreien, doch es kommt bloß ein leises Brummen heraus. Er tritt Mrs Patterson gegen die Schienbeine, trifft auch manchmal, aber die zuckt nicht mal mit der Wimper.

Wie ein hilfloser Trottel stehe ich da, wenige Zentimeter entfernt von meinem Freund, sehe ihn um sein Leben kämpfen und kann nichts tun. Max schaut mir direkt in die Augen. Er fleht um Hilfe, doch ich kann überhaupt nichts machen, bloß zusehen, wie mein Freund auf Nimmerwiedersehen weggeschleppt wird.

»Wehr dich!«, schreie ich Max an. »Beiß sie in die Hand!«

Er macht es. Ich sehe, wie sein Unterkiefer auf- und dann zuklappt. Mrs Patterson zuckt zusammen, lässt aber nicht los.

Max schlägt mit den Armen wild um sich, tritt weiter mit den Füßen. Er packt die Hand, die auf seinen Mund gepresst ist, und versucht sie wegzuziehen. Seine Augen treten hervor vor lauter Anstrengung, aber er schafft es nicht. Mit der Faust trommelt er auf ihre Hand. Dann sehe ich, wie sich in seinem Blick etwas ändert. Nur für einen kurzen Augenblick weicht die Panik etwas anderem. Max greift in die Hosentasche und holt den Gegenstand hervor, der sie den ganzen Abend ausgebeult hat. Es ist das Sparschwein, das in seinem Zimmer auf dem Schreibtisch stand. Das fleckig angelaufene, bis obenhin mit Pennys angefüllte Schweinchen.

Ich hatte mich geirrt. Als Max ohne Fußgängerübergang die Straße überquerte, hatte er das Gesetz zum zweiten Mal übertreten.

Beim ersten Mal war er zum Dieb geworden.

Max hält das Sparschwein in der rechten Hand und haut es auf Mrs Pattersons Arm. Die winzigen metallenen Schweinefüße graben sich in ihre Haut. Diesmal zuckt sie zurück und schreit laut auf, doch ihr Griff bleibt fest.

Sie lässt nicht los. Das ist mir jetzt klar. Gebissen, geschlagen, von Schweinefüßen gepikst, weiß sie doch, dass sie Max bloß zu ihrem Bus schleifen muss, dann ist sie wieder in Sicherheit. Und das macht sie jetzt. Während Max mit dem Sparschwein auf ihren Arm eindrischt, zerrt sie ihn rückwärts die Auffahrt hinunter zur Eiche und zu ihrem Bus.

Ich will schreien, laut um Hilfe rufen, Max' Eltern aufwecken, der ganzen Welt mitteilen, dass mein Freund es den ganzen Weg zurück bis vor sein Haus geschafft hat und jetzt, auf dem letzten Stückchen, Hilfe braucht, um seine Flucht zu vollenden. Er hat diese Reise ganz allein gemacht und braucht jetzt bloß noch einen, der eingreift und ihn rettet.

Da kommt mir schlagartig eine Idee.

»Tommy Swinden!«, rufe ich Max zu.

Und während er Mrs Pattersons Arm weiter mit dem Sparschwein traktiert und sich ihr zu entwinden versucht, starrt Max mich verdutzt an.

»Nein, du sollst ihr nicht auf den Kopf kacken«, sage

ich. »Tommy Swinden. Der an Halloween dein Fenster zertrümmert hat. Schlag ein Fenster ein, Max!«

Max streckt den Arm aus und will das Sparschwein gerade wieder auf Mrs Pattersons Arm schmettern, da hält er plötzlich inne. Sein Blick sagt, er hat verstanden. Er hat bloß einen Wurf, doch er hat verstanden.

Er schaut zum Haus hinauf. Er ist schon fast unten an der Auffahrt und wird immer noch weitergezerrt, aber jetzt muss er werfen, sonst ist er zu weit entfernt. Das Wohnzimmer hat ein Panoramafenster. Es ist groß, genau in der Mitte des Hauses. Doch der Wurf wird schwierig. Es ist weit, und Max' Füße berühren kaum den Boden.

Und Max kann nicht werfen.

»Beiß sie erst«, sage ich. »Beiß *fest* zu. So fest du kannst.«

Max nickt. Während er gepackt und gezerrt wird, und seine Chancen schwinden, Mom und Dad jemals wiederzusehen, nickt er.

Und dann beißt er zu.

Diesmal offenbar fester als zuvor, denn Mrs Patterson schreit auf, zieht die Hand von seinem Mund weg und schüttelt sie, als würde sie brennen. Vor allem aber zerrt sie Max nicht weiter die Auffahrt hinunter. Sie hält ihn immer noch am Arm gepackt, aber jetzt hat Max die Füße auf der Erde. Jetzt hat er eine Chance.

»Und los!«, sage ich. »Zeig vollen Körpereinsatz! Gib dein Bestes!«

»Okay«, sagt Max zwischen zwei Atemzügen. In der Hand das Sparschwein, holt er aus und wirft es in die Nacht.

Mrs Patterson sieht das Sparschwein aus Max' Hand

fliegen und reißt erschrocken die Augen auf, als das Schwein erst Schnauze hoch, dann Schnauze hinunter auf das Panoramafenster zuschießt.

Und Wunder geschehen, denke ich.

Einen Augenblick ist es, als würde die ganze Welt plötzlich stehen bleiben. Sogar das blinde Auge des Mondes wendet sich, um das metallisch glänzende Schweinchen durch die Luft fliegen zu sehen.

Es trifft mitten ins Fenster. Ein Wurf, auf den Max' Dad bis in alle Ewigkeit stolz sein kann. Ein besserer Wurf, als Tommy Swinden ihn sich je erhoffen könnte. Die Scheibe explodiert, und Sekunden später schrillt der Alarm in die Nacht.

Mrs Patterson streckt die freie Hand aus, die an der Stelle blutet, wo Max zugebissen hat. Sie schlingt den Arm fest um Max und packt ihn am Kragen. Dann hebt sie ihn hoch und läuft, so schnell sie mit einem sich windenden, schreienden Jungen im Arm nur kann, quer über den Rasen vorm Haus auf ihren Bus zu.

Max hat den Wurf seines Lebens gelandet. Das Panoramafenster ist hin. Die Alarmglocke schrillt. Die Polizei ist unterwegs. Trotzdem kann Mrs Patterson mit Max entkommen. Nur noch Sekunden, und sie ist auf Nimmerwiedersehen mit ihm verschwunden.

Ich sehe bloß einen verschwommenen Schatten, als Max' Dad an mir vorbeirast und sich wie ein außer Kontrolle geratener Zug mit dem ganzen Körper von hinten auf Mrs Patterson schmeißt. Sie schreit laut auf, als er sie zu Boden reißt. Vor ihrem Aufprall lässt sie Max los, um den Sturz abzufangen. Max fällt vornüber und rollt zur Seite. Er keucht und japst, hält seinen Hals umklammert und ringt nach Luft.

Mrs Patterson hätte ihn beinahe erstickt.

Sie knallt hin, während Max' Dad immer noch auf ihr ist und die Arme wie Stahlseile um ihren Körper geschlungen hält. Er trägt Boxershorts und T-Shirt, und seine Arme sind aufgerissen und bluten. Lange, tiefe Fleischwunden ziehen sich an seinen Armen hoch und quer über die Schultern. Sein T-Shirt ist hinten zerrissen und auch schon voller Blut. Ich bin etwas durcheinander, aber dann werfe ich einen Blick zum Haus hinüber: Die Eingangstür ist immer noch geschlossen. Max' Dad ist durch das zerbrochene Panoramafenster gesprungen und hat sich an der kaputten Scheibe geschnitten.

»Max! Mein Gott! Alles okay?«, fragt er, ohne Mrs Patterson loszulassen. Er hält sie mit seinem ganzen Gewicht niedergedrückt. »Mein Gott, Max. Alles okay?«

»Alles okay«, sagt Max. Seine Stimme ist rau und heiser und schwach, aber er sagt die Wahrheit.

Mit Max ist alles okay.

»Max!«

Seine Mom. Sie steht im Panoramafenster und schaut hinaus auf die Szene in ihrem Vorgarten: ihren blutenden Mann, Max' Kidnapperin und Max, der neben seinem Vater sitzt und sich den Hals reibt.

»Max! Oh, mein Gott! Max!«

Sie verschwindet vom Panoramafenster. Sekunden später geht das Licht an, erhellt den ganzen Vorgarten. Die Haustür fliegt auf, und Max' Mom kommt aus dem Haus gelaufen, über die Veranda herunter auf den Rasen. In ihrem weißen Nachthemd sieht sie aus, als würde sie im Mondlicht leuchten. Sie fällt auf die Knie und rutscht das letzte Stück zu Max hinüber, schlingt die Arme um ihn und gibt ihm unzählige Küsse auf die Stirn. Ich kann ihm ansehen, dass ihm diese Küsserei nicht gefällt, aber diesmal beschwert er sich nicht. Seine Mom weint und küsst Max, alles gleichzeitig, und Max zuckt nicht mal mit der Wimper.

Ich sehe zu Max' Dad hinüber, der Mrs Patterson immer noch zu Boden gedrückt hält. Die rührt sich nicht, aber Max' Dad hat schon zu viele Krimis gesehen, als dass er sie jetzt loslässt. Er weiß: Genau in dem Moment, wenn man denkt, der Schurke ist weg oder tot, tritt er hinter einer Eiche hervor und packt einen.

Doch er lächelt.

In der Ferne höre ich Sirenen heulen. Die Polizisten kommen.

Seine Mom, die Max immer noch in den Armen hat, rutscht zu Max' Dad hinüber und umarmt ihn, obwohl der immer noch Mrs Patterson niedergedrückt hält. Max' Moms Tränen strömen nur so herunter.

Aus den Armen seiner Mutter schaut Max zu mir hoch. Er lächelt. Max schmunzelt nicht. Er lächelt.

Max Delaney lächelt!

Ich lächle auch. Und weine. Es sind die ersten Glückstränen meines Lebens. Ich recke den Daumen in die Höhe: gut gemacht, Max!

Durch meinen verblassenden Daumen hindurch sehe ich, wie Max seine Mom auf die tränennasse Wange küsst.

61. Kapitel

»Weißt du, dass du jetzt …«

»Ja, ich weiß«, sage ich. »Ich verschwinde allmählich, schon seit zwei Tagen.«

Teeny seufzt. Sie sagt ein Weilchen gar nichts, schaut mich bloß nachdenklich an. Wir sind allein im Aufenthaltsraum. Als ich ankam, waren noch andere imaginäre Freunde hier, aber nach einem kurzen Blick auf mich schickte Teeny die anderen weg.

Auf eine Fee hört anscheinend jeder.

»Fühlt es sich an, als ob …?«, fragt sie.

»Es fühlt sich wie gar nichts an«, erwidere ich. »Wenn ich blind wäre, hätte ich überhaupt keine Ahnung, dass ich verblasse.«

Das stimmt nicht. Max hat aufgehört, mit mir zu reden. Nicht, dass er sauer auf mich wäre. Er weiß einfach nicht, dass ich noch da bin. Wenn ich mich vor ihn hinstelle und etwas sage, bemerkt er mich und antwortet. Aber wenn ich nicht mit ihm rede, redet er auch nicht mit mir. Ganz schön traurig.

»Wo ist Oswald?«, fragt Teeny. Doch an der Art, wie sie auf ihre Füße hinunterschaut, merke ich, dass sie schon Bescheid weiß.

»Er ist weg«, sage ich.

»Wohin?«

»Gute Frage«, sage ich. »Ich weiß nicht. Da, wo ich auch hingehe, also wahrscheinlich nirgendwohin.«

Ich erzähle Teeny die Geschichte von Max' Flucht und wie Oswald der Riese Max' Kellergefängnis aufgebrochen und ein letztes Mal die reale Welt berührt hat, um Mrs Patterson zu stoppen und umzunieten, damit Max Zeit hatte, wegzurennen. Ich erzähle ihr von der Verfolgungsjagd durch den Wald und von Max' Falle am Waldrand und vom letzten Kampf auf dem Rasen vor seinem Haus. Ich erzähle ihr, wie sein Dad Mrs Patterson festgehalten hat, bis die Polizei kam, und dann vor den Polizisten damit geprahlt hat, sein Sohn hätte »im geistigen Wettstreit mit dieser Verrückten gesiegt«.

Und dann erzähle ich ihr, woher Oswald wusste, dass er am Sterben war, und von meinem Versuch, ihn wieder ins Krankenhaus zu bringen, um ihn zu retten.

»Er wollte aber nicht zurück«, sage ich. »Er hat sich geopfert, um Max zu retten. Er ist ein Held.«

»Du aber auch.« Teeny lächelt unter Tränen.

»Nicht so wie Oswald. Ich habe herumgestanden und habe Max gesagt, er soll losrennen und sich verstecken. Ich kann die reale Welt nicht berühren, wie Oswald es konnte.«

»Du hast Max doch gesagt, er soll das Sparschwein durchs Fenster schmeißen. Und du hast Max gesagt, du bist imaginär, damit er sich selber retten konnte. Du hast dich auch geopfert.«

»Ja.« Ich spüre, wie Wut in mir hochkocht. »Und deshalb kann ich jetzt nicht mehr weiterexistieren. Max ist frei und in Sicherheit, aber ich sterbe. Und wenn ich weg bin, wird er sich nicht mal mehr an mich erinnern. Dann werde ich bloß eine Geschichte sein, die ihm seine Mom irgendwann mal erzählt. Dass er mal einen imaginären Freund namens Budo hatte.«

»Ich glaube, er wird sich immer an dich erinnern«, meint Teeny. »Er wird bloß nicht glauben, dass du mal real warst. Ich aber schon.«

Doch Teeny wird eines Tages ebenfalls sterben. Wahrscheinlich bald. Ihre Menschfreundin ist vier Jahre alt. In einem Jahr oder noch weniger ist Teeny vermutlich weg. Die Vorschule wird ihr Tod sein, wie bei so vielen imaginären Freunden. Und wenn sie stirbt, dann war es das. Keine Erinnerung, dass Budo je existierte. Alles, was ich je gesagt oder getan habe, ist dann für immer und ewig weg.

Teeny schlägt leicht mit den Flügeln. Sie hebt von der Couch ab und schwebt mitten im Raum hoch in der Luft.

»Ich werde es auch anderen erzählen«, sagt sie, offenbar hat sie meine Gedanken gelesen. »Jedem imaginären Freund, dem ich begegne, werde ich es erzählen, und die sollen es allen imaginären Freunden erzählen, denen sie begegnen. Ich werde ihnen sagen, sie sollen die Geschichte von einem imaginären Freund zum nächsten weitertragen, damit die Welt nie vergisst, was Oswald der Riese und Budo der Große für Max Delaney getan haben, den tapfersten kleinen Jungen auf der Welt.«

»Das ist nett«, sage ich. »Danke, Teeny.«

Ich bringe es nicht übers Herz, ihr zu sagen, dass das Sterben dadurch nicht leichter wird. Oder dass ich den imaginären Freunden dieser Welt nicht zutraue, unsere

Geschichte weiterzutragen. Es gibt zu viele imaginäre Freunde wie Puppy und Chomp und Löffel.

Und nicht genügend Teenys und Oswalds, Summers und Grahams.

Bei Weitem nicht genügend.

»Wie geht es Max?«, erkundigt sich Teeny und landet wieder neben mir auf der Couch. Ich bin froh, dass sie das Thema wechseln will.

»Gut. Nach allem, was passiert ist, dachte ich, er wäre vielleicht anders. Ist er aber nicht. Ein bisschen anders vielleicht, aber nicht viel.«

»Was willst du damit sagen?«

»Da draußen im Wald war Max toll und auch bei sich vor dem Haus, denn mit so was kennt er sich aus. Er macht ja nichts anderes außer Bücher über Krieg und Waffen und Heckenschützen lesen. Mit seinen Armeesoldaten hat er schon tausend Schlachten geplant. Dort im Wald waren keine Leute, die ihn gestört hätten. Keiner, mit dem er reden oder Blickkontakt haben musste. Keiner, der ihm die Hand schütteln oder ihm den Reißverschluss am Mantel zumachen wollte. Er ist vor jemand weggelaufen, und das will Max ja immer: vor Leuten weglaufen. Er war toll da draußen, aber es war fast so, als würde er dorthin gehören.«

»Und jetzt?«, fragt Teeny.

»Gestern wieder zur Schule zu gehen, also, das war wirklich schwer für ihn. Alle wollten mit ihm reden. Es waren viel zu viele Leute, es ging alles viel zu schnell. Er hätte fast blockiert. Aber Mrs Gosk hat gemerkt, was los war, und hat all den anderen Lehrerinnen und älteren Kindern und sogar der Schulpsychologin gesagt, sie sollen Leine ziehen. Max ist immer noch Max. Vielleicht inzwischen ein bisschen tapferer, ein bisschen besser fähig, für sich selber zu sorgen. Aber immer noch Max. Immer noch besorgt wegen Bonus-Stinkerchen und Tommy Swinden.«

Teeny runzelt die Stelle in ihrem Gesicht, wo die Augenbrauen wären, wenn sie welche hätte.

»Schon gut«, sage ich. »Eine lange Geschichte.«

»Wie lange noch, bis …«

»Keine Ahnung. Morgen vielleicht.«

Teeny lächelt, aber es ist ein trauriges Lächeln. »Du wirst mir fehlen, Budo.«

»Du wirst mir auch fehlen«, sage ich. »Alles wird mir fehlen.«

62. Kapitel

Ich hatte recht. Heute passiert es. Als Max heute früh das Licht anmachte, konnte ich mich kaum sehen. Als ich Max begrüßte, gab er keine Antwort. Er schaute nicht mal in meine Richtung.

Und vor einer Weile bekam ich dann plötzlich dieses komische Gefühl. Ich sitze in Mrs Gosks Unterricht. Max sitzt mit den anderen Kindern auf dem Teppich, während Mrs Gosk ein Buch mit dem Titel *Despereaux – Von einem, der auszog das Fürchten zu verlernen* vorliest. Es ist ein Buch über eine Maus. Erst dachte ich, es wäre blöd, weil es um eine Maus geht, aber es ist überhaupt nicht blöd. Es ist toll. Es ist das beste Buch überhaupt. Es geht um eine Maus, die das Licht liebt und lesen kann und Prinzessin Erbse retten muss.

Mrs Gosk hat erst die Hälfte von dem Buch vorgelesen. Ich werde das Ende der Geschichte nie hören, nie erfahren, wie es mit Despereaux weitergeht.

In dem Sinn ist Despereaux ein bisschen wie ich. Ich werde Despereaux' Schicksal nie erfahren, und niemand wird je meines erfahren. Ich werde heute aufhören zu existieren, doch nur ich werde es wissen. Ich werde hinten in diesem Klassenzimmer einen stillen, unbemerkten Tod sterben und dabei der Geschichte über eine Maus lauschen, deren Schicksal ich nie erfahren werde.

Max und Mrs Gosk und alle anderen werden weitermachen, als ob nichts geschehen wäre, werden Despereaux bei seinem Abenteuer folgen.

Und ich kann nicht.

Ich spüre einen weichen, klebrigen Ballon in meinem Bauch. So einen von diesen Ballons, die ganz von alleine schweben. Es tut nicht weh. Ich habe bloß das Gefühl, ich werde nach oben gezogen, obwohl ich ja immer noch auf diesem Stuhl sitze. Ich betrachte meine Hände und kann sie bloß erkennen, wenn ich sie vor den Augen schwenke.

Ich bin froh, dass ich in Mrs Gosks Klassenzimmer bin, wenn ich sterbe. Auf der ganzen weiten Welt sind Max und Mrs Gosk meine beiden Lieblingsmenschen. Es ist ein schöner Gedanke, dass sie meine letzte Erinnerung sein werden.

Bloß werde ich ja gar keine Erinnerung haben. Es ist schön, bei Max und Mrs Gosk zu sterben, aber nur bis zu dem Moment, in dem ich sterbe. In dem Moment ist dann nichts mehr wichtig. Von dieser Sekunde an wird mir alles nichts mehr bedeuten. Aber nicht bloß alles, nachdem ich sterbe, sondern auch alles, bevor ich sterbe. Wenn ich sterbe, stirbt alles.

Was für ein Jammer!

Ich schaue Max an, der zu Mrs Gosks Füßen sitzt. Er liebt diese Geschichte genauso wie ich. Er lächelt. Jetzt lächelt er. Das ist der eine ganz große Unterschied zwischen dem Max, der an Budo glaubte, und dem

Max, der es nicht tut: Er lächelt. Nicht oft, aber manchmal.

Mrs Gosk lächelt auch. Sie lächelt, weil Max wieder da ist, aber auch, weil sie die Geschichte genauso gern hat wie alle anderen hier. Despereaux wurde zu den Ratten in ein Verlies geworfen, weil er anders war als die übrigen Mäuse, und irgendwie ist Max auch so wie Despereaux. Er ist anders als die anderen, und auch er war in einem Keller eingesperrt. Und genau wie Max wird wohl auch Despereaux der Dunkelheit entfliehen und die Lage retten.

Der Ballon in meinem Bauch wird jetzt immer größer. Er fühlt sich warm und gut an.

Ich gehe hinüber und setze mich zu Füßen von Mrs Gosk hin, direkt neben Max.

Ich denke an all die Leute, die ich im Lauf der letzten beiden Wochen verloren habe. Graham und Summer, Oswald und Dee. Ich stelle mir vor, wie sie alle vor mir stehen. Ich versuche, mir alle vorzustellen, als sie in Bestform waren.

Wie Graham neben Meghan saß und dabei langsam verging.

Wie Summer mir das Versprechen abnahm, Max zu retten.

Wie Oswald dort in der Tür auf ein Knie sank und mit seinen ausgestreckten Händen Mrs Patterson zu Fall brachte.

Wie Dee Sally laut anschrie, weil sie ihn wie einen Bruder liebte.

Ich hatte sie alle lieb.

Ich vermisse sie alle.

Ich schaue zu Mrs Gosk hoch. Wenn ich weg bin,

wird sie Max beschützen müssen. Sie wird ihm mit den Bonus-Stinkerchen helfen müssen, mit Tommy Swinden und all den anderen kleinen Dingen, die Max nicht kann, weil er so einen großen Teil seines Lebens im Innerlichen zubringt. In diesem großen, schönen Innerlichen, aus dem ich entstanden bin.

Und das wird sie auch. Oswald der Riese war ein Held, und vielleicht war ich ja auch ein bisschen ein Held. Aber Mrs Gosk ist eine immerwährende Alltagsheldin, obwohl nur Kinder wie Max wissen, dass sie eine Heldin ist. Lange, nachdem ich weg bin, wird sie immer noch eine Heldin sein, denn sie war schon immer eine.

Ich schaue zu Max hinüber. Meinem Freund. Dem Jungen, der mich gemacht hat. Ich will eigentlich wütend auf ihn sein, weil er mich vergisst, bin es aber nicht. Ich kann Max nicht böse sein. Ich liebe Max. Nichts wird mehr wichtig sein, wenn ich aufhöre zu existieren, aber irgendwie werde ich Max dann immer noch lieben.

Der Tod macht mir keine Angst mehr. Er ist bloß traurig. Ich werde Max nie mehr wiedersehen. Ich werde all die Tausende von Tagen in seiner Zukunft verpassen, wenn er aufwächst, zum Mann wird und selber einen kleinen Max hat. Ich glaube, wenn ich bloß irgendwo sitzen könnte, ganz still und leise, und dem kleinen Jungen, den ich so liebe, zuschauen könnte, wie er aufwächst und sein Leben lebt, dann wäre ich glücklich.

Für mich selber brauche ich nicht mehr zu existieren. Ich will bloß für Max existieren. Ich will Max' Geschichte erfahren.

Meine Tränen sind warm. Mein Körper ist warm. Ich kann mich selber zwar nicht sehen, aber Max sehe ich. Sein schönes Gesicht blickt nachdenklich zu der Lehrerin auf, die er liebt, der einzigen Lehrerin, die er je geliebt hat, und ich weiß, er wird glücklich sein. Er wird in Sicherheit sein. Und gut aufgehoben.

Ich werde den Rest von Max' Leben nicht sehen, doch ich weiß, es wird lang und glücklich und gut.

Ich schließe die Augen. Tränen strömen mir über die Wangen, und dann sind sie verschwunden. Die warmen, nassen Streifen sind nicht mehr da. Der klebrige Ballon in meinem Bauch wächst, bis er jedes Eckchen in meinem Innern ausfüllt, und dann spüre ich, wie ich mich langsam erhebe.

Ich bin nicht mehr ganz. Ich bin nicht mehr ich.

Ich steige in die Höhe.

Ich behalte den Anblick von Max' Gesicht im Gedächtnis, so lange ich kann. Bis ich nicht mehr bin.

»Ich liebe dich, Max«, flüstere ich, während sein Gesicht und alles andere auf der Welt zu Weiß verblasst.

Epilog

Ich schlage die Augen auf. Ich schaue in ein Augenpaar. Ich habe diese Augen schon mal gesehen. Sie sind dunkel und warm. Sie kennen mich.

Ich kann sie nicht zuordnen. Und dann doch.

Ich verstehe nicht.

Ich sage ihren Namen.

»Dee?«

Und dann weiß ich Bescheid.

Danksagungen

Stephen King schlägt vor, die erste Fassung eines Romans bei geschlossener Tür zu schreiben.

Ich nehme an, Mr King – den ich sehr schätze – hat seine Jugend nicht damit zugebracht, sich in den düsteren Gefilden einer Spielothek abzurackern oder mit dem Joystick einer Atari-Computerspielkonsole in der Hand vor dem Fernseher zu sitzen. Videospiel-Junkies werden süchtig nach unmittelbarem Feedback und brauchen es ständig. Und obwohl ich meine Sucht überwunden habe und heute nur noch selten spiele, ist mir das Bedürfnis nach unmittelbarem Feedback geblieben.

Folglich schreibe ich jeden Satz bei geöffneter Tür. Während ich an der Fertigstellung dieses Romans arbeitete, lud ich etwa ein Dutzend Freunde und Familienmitglieder zum Mitlesen ein. Ihre hilfreichen Anregungen, ihr großzügiges Lob und ihre diskreten Ratschläge waren entscheidend für meinen Erfolg, und am wichtigsten war für mich das Wissen, dass da jemand las und gespannt auf das nächste Kapitel wartete.

Dafür bin ich unendlich dankbar.

Von all diesen frühen Lesern war und ist die wichtigste meine Frau Elysha Dicks, der Mensch, für den ich jedes Wort schreibe. Schreiben ist für mich eigentlich bloß das ständige, nie endende Bemühen, dem hübschen Mädchen, das ich liebe, zu imponieren. Ich habe insofern Glück, als Elysha von dem, was ich schreibe, mehr gefällt als nicht gefällt, und sie mir Zeit lässt und Unterstützung bietet, damit ich meine Ziele verwirklichen kann. Sie ist der Grund dafür, dass ich gut schreiben will, und auch der Grund dafür, dass ich gut genug schreiben kann.

Mein besonderer Dank gilt Lindsay Heyer für die Anregung, mich vom imaginären Freund meiner Kindheit zu einem Roman inspirieren zu lassen. Ich hatte das Glück, im Lauf der letzten vier Jahre viel Zeit mit Lindsay verbringen zu dürfen, und wenn sie nicht so eine gute Zuhörerin, Vertraute und Freundin gewesen wäre, wäre dieses Buch nie zustande gekommen.

Dank auch meinen Schwiegereltern Barbara und Gerry Green für ihre beständige Unterstützung und Liebe. Sie sind manchmal ganz schön überwältigend, und ihre Hunde treiben meine Frau und mich meistens in den Wahnsinn. Doch dass es sie gibt, ist ein Segen in meinem Leben. Das Gefühl von Stolz, das Eltern für einen Sohn empfinden können, hatte ich zuvor nie begriffen und nie erfahren und schätze mich glücklich, dass mir dieses Geschenk so spät im Leben zuteilwurde.

Mein Dank geht an die echte Mrs Gosk, die sich nur wenig von ihrem literarischen Pendant unterscheidet. Von Donna betreut zu werden, als ich vor vierzehn Jahren den Lehrerberuf ergriff, war mein Glück, und wir waren gleich vom ersten Tag an eng befreundete Gleichgesinnte. Donna ist eine der ausgezeichnetsten

Lehrerinnen, die mir je begegnet sind, und ich konnte beobachten, wie sie im Lauf der Jahre das Leben unzähliger Kinder verändert hat. Mein Wunsch war es, Max und Budo die bestmögliche Lehrerin zu geben, und ich stellte schnell fest, dass die Wirklichkeit eine viel großartigere Figur bot, als ich sie mir je hätte ausdenken können.

Meine hohe Wertschätzung gilt Celia Levett, der Lektorin dieses Buches. Ich finde, Lektorennamen sollten bei jedem Buch auf dem Umschlag stehen, als Anerkennung für all die Arbeit, die sie leisten, um eine Geschichte bis zur Ziellinie voranzubringen. Celias Sachverstand hat mir zahllose grammatikalische Peinlichkeiten erspart. Ihr unsichtbarer und doch wesentlich prägender Einfluss verbirgt sich – ganz wie ein imaginärer Freund – auf jeder Seite dieses Buches.

Unendlich dankbar bin ich Daniel Mallory, den ich persönlich erst noch kennenlernen muss, für den ich aber schon jetzt tiefe Zuneigung empfinde, obwohl unsere Beziehung bisher nur aus einigen wenigen Telefonaten und einer Flut von E-Mails besteht. Würde Daniel hier in der Nähe wohnen, wären wir vermutlich schnell Freunde, weil uns aber ein Ozean trennt, muss ich mich mit seiner feinen Klugheit und seinem hochgeschätzten Rat begnügen. Mein Glück, einen so geschickten Helfer an der Seite zu haben, um Budo zum Leben zu erwecken.

Zu guter Letzt kommt meine unvergängliche Wertschätzung für Taryn Fagerness, meine Agentin und Freundin, die daran glaubte, dass ich diese Geschichte schreiben könnte, als ich selbst es nicht tat. Ohne ihre Beharrlichkeit wären Budo und seine Freunde auf dem

Stapel unerprobter Ideen liegen geblieben, die meine Festplatte zumüllen. Taryn ist schon lange die unsichtbare Freundin meiner Laufbahn als Schriftsteller. Sie ist es, die jede Unebenheit ein bisschen weniger holprig, jeden Erfolg ein bisschen freudiger und jeden Satz, den ich zu Papier bringe, ein bisschen weniger missglückt macht. Sie ist die Teeny meines Lebens. Mein Schutzengel.